中医诊疗慢性筋骨病

主　编　李西海

科学出版社

北　京

内 容 简 介

全书共分为八章，以筋骨中和为切入点，梳理国内外相关文献，理清筋骨之间的生理与病理关系，提出慢性筋骨病以筋骨失和为病理特点。第一至四章介绍慢性筋骨病的概述、分类、病因、病机、诊断、治疗，辨识筋骨失位之病因，矫正至其中；察知筋骨失和之病机，燮理达其和，旨在构建中和辨治慢性筋骨病的临床思维。第五至八章介绍脊柱、上肢、下肢、全身慢性筋骨病，建立"外调筋骨之位、以至其中，内调筋骨之本、以至其和"诊疗理念，旨在完善筋骨理论的科学内涵，丰富慢性筋骨病的病因病机，为慢性筋骨病的防治提供新策略。

本书可供中医临床医生和医学院校师生使用，也可供中医爱好者参考。

图书在版编目（CIP）数据

中医诊疗慢性筋骨病 / 李西海主编. —北京：科学出版社，2022.1
ISBN 978-7-03-070374-3

Ⅰ. ①中… Ⅱ. ①李… Ⅲ. ①慢性病–筋膜疾病–中医治疗法 ②慢性病–骨疾病–中医治疗法 Ⅳ. ①R274

中国版本图书馆 CIP 数据核字（2021）第 219683 号

责任编辑：刘 亚 / 责任校对：申晓焕
责任印制：赵 博 / 封面设计：蓝正设计

科学出版社 出版
北京东黄城根北街 16 号
邮政编码：100717
http://www.sciencep.com

北京富资园科技发展有限公司印刷
科学出版社发行 各地新华书店经销
*

2022 年 1 月第 一 版 开本：787×1092 1/16
2024 年 10 月第三次印刷 印张：17 3/4
字数：412 000

定价：98.00 元
（如有印装质量问题，我社负责调换）

编　委　会

前　言

  慢性筋骨病属于中医学"痹证""痿证"范畴，是中医骨伤科学的重要组成部分，经长期临床实践，其临床与基础研究日臻完善，并逐步形成了独具特色的理论体系。随着我国人口老龄化进程的加快，慢性筋骨病患病率呈逐年上升趋势，严重影响患者的生活质量，并带来沉重的经济负担，已成为重大的公共健康问题。目前，慢性筋骨病尚无特效疗法，主要以缓解临床症状、提高生活质量为主。中医防治慢性筋骨病历史悠久，文化底蕴深厚，临床疗效可靠，具有明显的优势与特色。

  中医骨伤科学在长期临床实践中，针对慢性筋骨病的治疗积累了丰富的原创技术，深受广大患者欢迎。为更好地解决慢性筋骨病诊疗的规范化与客观化问题，应与时俱进，采取开放包容的心态，借助现代科技，融合中医学的经典理论，构建中医诊疗慢性筋骨病的新策略，为健康中国战略贡献力量。为此，本着传承与创新的理念，编写了《中医诊疗慢性筋骨病》一书，以适应中医事业发展的新要求、新形势，旨在实现人人享有健康的美好愿景。

  全书围绕慢性筋骨病，分别从病因、病机、辨证、诊断、治疗、述评等方面，揭示慢性筋骨病的科学内涵，指出中医诊疗的关键点与注意事项，梳理本领域的最新研究动态，力求全面翔实、重点突出，为慢性筋骨病临床诊疗提供参考与借鉴。

  本书是全体编写人员齐心协力的结晶，竭诚期待能为中医诊疗慢性筋骨病的发展贡献微薄之力。本书初版，难免有疏漏之处，敬请各位专家与广大读者指正。

李西海

2020 年 5 月

目　　录

第一章 绪 论

第一节 慢性筋骨病概述

慢性筋骨病是指在生物学因素与生物力学因素共同作用下，因增龄衰老或创伤、劳损、感受外邪，引起脊柱、四肢骨关节退变及继发周围软组织病损，导致筋骨动、静力系统平衡失调，形成的一种全身或局部生理与病理变化相交杂的慢性、进展性骨关节疾病，属于中医学"骨枯""骨极""骨痹""痿证"的范畴。临床表现为全身和局部的疼痛、肿胀、麻木、肌肉萎缩、活动受限等症状、体征的综合征，包括颈椎病、腰椎病、骨关节病、骨质疏松症等。随着人口老龄化的进展与慢性劳损的增加，其患病率高、复发率高、危害性大，严重影响患者的生活质量。因此，随着疾病谱的变化，针对复杂多样的中医筋骨病的研究重点已由"外伤性"向"慢性、退变性"研究方向发展。

一、筋骨的理论渊源

筋骨理论以高度的概括性与前瞻性指明了慢性筋骨病的本质。筋膜、肌腱、韧带、软骨、滑膜、关节囊等组织属于中医学"筋"的范畴，为肝所主，筋系统是关节的稳定体系；骨为肾所主，骨系统是关节的支撑体系。关节运动时，力通过筋作用于骨，进而作用于关节，从而维持关节协调统一的运动模式，提示关节、筋、骨的结构密不可分、功能协调统一。

（一）筋骨系统的生理特点

筋骨系统是动、静力平衡系统的重要组成部分，是维持关节生物力学平衡的关键。静力平衡系统，由骨、半月板、软骨等组成；动力平衡系统，由周围肌群、软组织等组成。《灵枢·经脉》载"骨为干，脉为营，筋为刚，肉为墙"，指出了筋骨系统之间的生理关系。《类经》有云"筋有刚柔，刚者所以束骨，柔者所以相维，亦犹经之有络，纲之有纪。故手足项背，直行附骨之筋皆坚大；而胸腹头面，支别横络之筋皆柔细也。但手足十二经之筋，又各有不同者，如手足三阳行于外，其筋多刚；手足三阴行于内，其筋多柔。皆肝之所生，而经脉经筋之所以异也"，不仅指出了不同部位筋的刚柔特性与束骨的生理功能，也指出了手足部位外侧之筋多刚，内侧之筋多柔，从而形成内柔外刚、阴阳结合的特点，两者协调统一以束骨而利机关。

《说文解字》载"筋，肉之力也；腱，筋之本，附着于骨"，《杂病源流犀烛》载"筋也者，所以束节络骨……为一身之关纽，利全体之运动者也"，提出了筋是人体的重要组成部分，筋束节络骨、主司运动的生理功能，以及筋的生物力学性能。筋附骨，骨连筋，骨位移的运动功能依靠筋的伸展与收缩；筋协助各种运动依靠骨的支撑与承载，筋与骨相互连接与统一，主导运动。筋的生理功能，主要是筋束骨、筋利机关、筋为刚。筋束骨，连接与约束关节。《素问·五脏生成》载"诸筋者，皆属于节"，提示具有包裹约束功能的筋均结聚于关节周围，筋骨是一个整体，关系密切，筋骨相连，彼此影响，关节之连接主要依赖筋系统约束骨系统。筋利机关、束节络骨，为一身之关纽，主司运动的生理功能。《素问·痿论》载"阳明者，五脏六腑之海，主润宗筋，宗筋主束骨而利机关也"，筋约束、连接、控制骨关节，并附在骨节收缩与舒张，产生各种运动。"筋为刚"，五体之一，为肝所主，是维持关节外形的重要组成部分。《灵枢·经脉》载"筋为刚，肉为墙"，提出了筋具有刚强的生理特性。总之，筋骨互用是筋骨系统维持关节内在稳定与平衡的生理基础。

（二）筋骨系统的病理特点

中医学的整体观念认为，人是一个统一的有机整体，各部位之间密切相关，主要表现在生理上相互协调、病理上相互影响。生理情况下，筋与骨处于一种平衡状态，即"筋骨中和"，在各种内外界因素的作用下破坏了这种平衡，形成筋骨失和的病理状态，则出现生物力学与生物运动学特性的改变，如《素问·脉要精微论》载"膝者筋之府，屈伸不能，行则偻附，筋将惫矣"，提示筋骨失和的病理状态，筋的病变是首发因素与主要因素，其重要性不可忽视。

筋在外，骨在内，慢性筋骨病的病理特点为"筋骨失和，以筋为先"，随着疾病的进展，再伤及骨。外感六淫、七情内伤、饮食失宜、慢性劳损与跌仆闪挫等多种因素皆可致筋病变。《素问·痹论》载"风寒湿三气杂至，合而为痹也"，指出了痹证的内涵，认为痹证主要由风寒湿邪侵袭所致。《素问·阴阳应象大论》载"风伤筋"，肝主筋，风气通肝，风邪侵袭，常病于筋。《素问·皮部论》载"寒多则筋挛骨痛，热多则筋弛骨消"，《素问·生气通天论》载"因于湿，首如裹，湿热不攘，大筋软短，小筋弛长，软短为拘，弛长为痿"，《素问·玄机原病式》载"十月风病势甚而成筋缓者，燥之甚也"，指出了寒邪、热邪、湿邪与燥邪均可致筋的病变，但症状各异。寒性收引，则筋挛拘紧；热性开散，则弛纵不收；湿性重浊黏腻，则疼痛如裹；燥性干涩伤津，则筋弛缓无力。《素问·皮部论》载"皮者，脉之部也。邪客于皮则腠理开，开则邪入客于络脉，络脉满则注于经脉，经脉满则入舍于腑脏也"，指出了疾病由外至内的先后途径，即慢性筋骨病的发病是风寒湿邪由外到内，先入筋，再伤骨的病理过程。总之，筋骨失和是慢性筋骨病的核心病变，"筋-骨"病机演变在慢性筋骨病病理的发生发展中起关键作用。

二、筋骨的结构与功能

《圣济总录·伤折门》载"诸脉从肉，诸筋从骨，骨三百六十有五，连续缠固，手所以能摄，足所以能步，凡厥运动，罔不顺从"，《灵枢·经脉》载"人始生，先成精，精成而脑髓生，骨为干，脉为营，筋为刚，肉为墙"，详细论述了筋、骨、肉的功能，筋约束诸骨，骨支撑人体，肉如同墙垣保护脏腑组织，提示筋骨中和是以五体之骨、筋、肉的和谐统一为结构与功能基础。

（一）筋为刚的结构与功能基础

肌腱、韧带、软骨、滑膜与关节囊等组织，属于中医学"筋"的范畴。筋是联结肌肉、骨与关节的组织，由大筋、小筋、筋膜组成。《素问·宣明五气》载"肝主筋"，《素问·痿论》载"肝主身之筋膜"，《风劳臌膈四大证治》载"筋属肝木，得血以养之，则和柔而不拘急"，肝体阴而用阳，肝血充盛，筋得以濡养，以维持坚韧刚强之性，则关节运动自如。筋为刚，筋束骨，系于关节。《素问·五脏生成》载"诸筋者，皆属于节"，《风劳臌膈四大证治》载"筋者，周布四肢百节，联络而束缚之"，说明筋附于骨而聚于关节，联结骨节肌肉，加强关节稳定，保护与辅助肌肉活动。

《素问·痿论》载"宗筋主束骨而利机关也""宗筋弛缓，发为筋痿"，《圣济总录·诸风门》载"机关纵缓，筋脉不收，故四肢不用也"，肝血虚衰，筋失所养，则筋力疲惫，屈伸困难。脾胃为水谷之海，气血生化之源，《素问·经脉别论》载"食气入胃，散精于肝，淫气于筋"，脾胃健旺，化源充足，气血充盈，则肝有所滋，筋有所养；脾虚湿困，化源不足，则肝失所滋，筋失所养，故筋挛拘急、运动失灵，甚者痿废不用。

（二）骨为干的结构与功能基础

人体的骨骼，属于中医学"骨"的范畴。《素问·脉要精微论》载"骨者，髓之府"，骨有贮藏骨髓的功能。肾藏精，主骨生髓，通于脑，骨髓充盈，精生髓，髓养骨，则骨刚健坚固。骨为干，支持形体，保护脏腑，防卫外力损伤；主司运动，肌肉与筋的收缩弛张，以骨与关节为支点和支撑，发挥重要的作用。

肾精充足，则骨髓充盈，骨得以濡养，则强劲坚固；精髓亏损，骨失所养，则不能久立，行则振掉。督脉行脊里，《难经·二十八难》载"督脉者，起于下极之俞，并于脊里，上至风府，入属于脑"。《素问·骨空论》载"督脉为病，脊强反折"，《难经·二十九难》载"督脉之为病，脊强而厥"，说明奇经之督脉与骨的生理病理关系密切。

（三）肉为墙的结构与功能基础

肌肉、脂肪等组织，属于中医学"肉"的范畴。肌肉的纹理为肌腠，肌肉与骨节相连部位为肉节，肌肉之间的缝隙或凹陷部位为溪谷，是气血汇聚之所，也是经气所在之处，《素问·气穴论》载"肉之大会为谷，肉之小会为溪"。《黄帝内经素问集注·五脏生成》载"脾……主运化水谷之精，以生养肌肉，故合肉"，脾主肌肉，脾胃为气血生化之源，运化水谷精微以濡养肌肉，则肌肉发达丰满。《灵枢·天年》载"二十岁，血气始盛，肌肉方长，故好趋；三十岁，五脏大定，肌肉坚固，血脉盛满，故好步"，提示肌肉主司运动，需要筋膜与骨节的配合。肉为墙，肌肉分布于内脏及筋骨外围，具有屏障功能，保护内在脏器，缓冲外力损伤，抗拒外邪侵袭。

《灵枢·五变》载"肉不坚，腠理疏，则善病风""粗理而肉不坚者，善病痹"，提示肌腠致密者，则外邪不易侵犯；肌腠粗疏者，卫气易外泄，虚邪贼风易乘虚而入。《中藏经》

载"脾者，肉之本，脾气已失，则肉不荣，肌肤不泽，则纹理粗，凡风寒暑湿之邪易为人，故不早治为肉痿"，《脾胃论·脾胃胜衰论》载"脾胃俱旺，则能食而肥，脾胃俱虚，则不能食而瘦"，提示脾气健运，气血生化有源，则四肢轻劲，灵活有力；脾失健运，气血生化乏源，则四肢倦怠乏力，甚者痿弱不用。《素问·痿论》载"治痿独取阳明"，即调理脾胃是痿证治疗的基本法则。

三、筋骨的生物力学因素

筋骨中和是人体力学平衡的基础，受内力（肌力、韧带张力、软骨应力、骨应力）与外力（重力、摩擦力、弹性力、支撑反作用力、流体作用力）共同调控，其中内力是维持力学平衡的关键因素。《素问·生气通天论》载"谨和五味，骨正筋柔，气血以流，腠理以密，如是则骨气以精。谨道如法，长有天命"，提示骨正筋柔、气血以流是筋骨中和的生理基础。

（一）骨正筋柔是筋骨中和的生理基础

骨正筋柔即骨架端正、筋脉柔和。筋束骨、骨张筋致中和，从而维持人体的力学平衡，平均分配全身重力，保持人体的形态和姿势。筋肉充实于体表与四肢，形成抗御外邪、保护人体的经脉和脏腑的屏障。筋、骨与肉通过约束和连缀骨与关节，控制肢体运动，维持日常的各种活动。

筋膜包绕筋、骨与肉，是胶原蛋白、蛋白质和基质组成的结缔组织，网络周布全身，包裹人体的每一个部分，为人体提供支撑。筋膜分为浅层筋膜和深层筋膜，浅层筋膜可感知痛觉、触觉和温觉，而深筋膜感知的是张力感、位置感和速度感。筋膜的弹性，为行走或运动提供势能和动能的转化。行走激活体内感受器，在筋膜拉长后回缩的过程中，筋膜弹性消耗大部分能量，肌肉则处于等长收缩的状态。人体进行节律性活动时，筋膜弹性会提高能量利用率，减少耗能。

肌肉和筋膜是不可分离的，筋膜分为肌外膜、肌束膜和肌内膜，筋膜是信息中心，其中神经和血管分别为肌肉提供力量的调节和营养的输送。传统的解剖学认为，每块肌肉均有起止点，而实质上肌肉无明确的分离起止点，通过自身与筋膜连接在一起，形成肌筋膜链。肌筋膜链是指肌肉、韧带与其相关软组织，按照特定的层次和方向以筋膜直接相连或以力学形式间接相连，由后表链、前表链、侧表链、螺旋链、功能链与前深链六条组成，是维持筋骨中和的核心力线，以及参与维持身体姿态和产生运动的关键连续体。

（二）骨歪筋挛是筋骨失和的病理基础

《中藏经》载"骨为筋之本""诸筋从骨"，提示筋骨关系密切。筋出槽、骨错缝是引起骨架歪斜的关键因素，也是慢性筋骨病的重要病因。筋出槽是指筋偏离正常的运行轨道，骨错缝是指骨关节位置轻度偏位致骨缝错离。如果长期姿势不正或慢性劳损，骨架歪斜，则筋骨失和，脏腑也可能会随之出现位置异常，久而久之则经脉堵塞，最终导致脏腑功能异常。骨不正，筋不柔，则筋先受伤，逐渐会引起骨小关节与椎间盘的移位、变形；同时，又会引起气血瘀滞，筋骨得不到濡养，进而发展为慢性筋骨病。

慢性筋骨病，主要临床表现为久治不愈的顽固性疼痛、麻木、酸软等，筋结主要由于筋骨失和所致，久聚不散，可引起骨关节僵硬板结。宗筋主束骨而利机关也，筋肉的基本功能是维持关节活动。筋柔，则筋柔性与弹性良好；筋结，则筋纤维化与粘连，卡压神经、压迫血管，引起筋骨失养，则出现僵硬、痉挛、疼痛、肿胀、活动受限。

年轻或经常运动者的筋膜弹性储备大，呈典型的双向清晰交叉的网络排列，胶原纤维卷曲程度很大；老年或缺乏运动者的筋膜弹性储备小，胶原纤维走行多向，回弹能力明显减少，易发损伤。肌筋膜在异常张力下出现粘连，可引起疼痛、水肿、淋巴水肿、神经敏化、皮肤老化、下肢无力等症状。筋膜粘连，卡压神经导致疼痛，如头半棘肌、斜方肌末端的肌肉与筋膜卡压枕大神经、枕小神经，产生偏头痛与后脑勺痛；浅筋膜包裹血管，粘连时压迫静脉，使回流变差，出现下肢水肿、无力等症状。骨架歪斜引起人体力学的改变，是筋膜粘连的关键原因。

综上所述，筋骨中和是人体筋骨中和的基本态势，骨正筋柔是人体健康的首要条件，"正其骨、活其肉、营其血、调其气、养其神"是筋骨养生的基本方法，"调筋骨，致中和"是筋骨养生的终极目标。在日常生活中，应注意保持正确的行走坐卧姿势与运动方式，"立如松、坐如钟、行如风、卧如弓"，提示坐有坐相、站有站相是维持筋骨中和的关键要素。不同部位的骨歪筋挛，会引起相应的肌筋膜链力学异常，产生不同的病理变化：颈肩部筋的变化，则出现头晕、头痛、颈肩疼痛等症状；胸背部筋的变化，则出现胸闷、背痛、乏力等症状；腰、臀、大腿部筋的变化，则出现腰膝酸软、下肢疼痛麻木等症状。因此，柔筋正骨，解除肌筋膜的痉挛、挛缩或粘连，恢复力的平衡状态，恢复人体的正常力线，是治疗慢性筋骨病的根本法则。

（李西海）

第二节　慢性筋骨病中医防治策略

慢性筋骨病是由退变、劳损、外伤、外感等多种因素引起的筋骨动、静力系统失衡的全身和局部综合征，以疼痛、肌肉萎缩、活动功能受限等为临床表现。其病位在肝肾，病在筋骨，生物力学失衡是肝肾亏虚、筋骨失和的关键病因。基于筋骨的结构特性，以筋骨力学平衡为切入点，结合中医骨伤科学"筋-骨"病机的演变规律，归纳总结慢性筋骨病筋骨失和的病理特点，指出"筋骨互用"是指导慢性筋骨病治疗的核心理念，并以此为基础，形成治筋、治骨与筋骨同治的新策略。

一、筋骨失和的病理基础

慢性筋骨病病在筋骨，以动力失衡为先，过度的载荷和应力引起筋膜间室内压力，肌肉代偿性的增生与肥厚，组织张力发生改变，损伤的部位可通过张拉结构沿力线或肌筋膜经线影响到整体的结构，以及引起筋不束骨的一系列表现。动力失衡是慢性筋骨病发生发展的主要原因，骨为筋本，筋病及骨，骨性咬合发生变化，导致骨与骨间的压应力发生偏移，继而表现为筋出槽、骨错缝。

（一）关节解剖结构与筋骨失和的关系

筋骨系统在力学传导中发挥着关键的作用，保持关节的动静力平衡，确保关节运动时处于稳态与平衡。增龄衰老，筋骨退变，加上长期反复承受集中或超限的循环载荷，均可引起筋骨系统结构与功能的改变，筋骨失和，导致关节内外应力平衡失调，发生软骨退变。无论是关节筋的痉挛与挛缩，还是骨的增生、囊变与硬化，均会引起关节的力学稳态失衡，从而引发慢性筋骨病。因此，关节解剖结构是筋骨失和的结构基础。

基于慢性筋骨病的中医病理特点，总结出筋骨失和的病机特点：外邪侵袭，致筋骨稳态失衡而为病；正气不足而生内邪，即无形之虚邪，同气相求，合并侵犯，激发机体反应，从而正邪相搏而为病。慢性筋骨病"筋-骨"病机演变是一个由浅入深、由表及里、由局部至整体的渐进性病理过程。早期以筋病为主，以疼痛、肿胀、僵硬为主要表现；中期以骨病为主，以骨赘形成为主要表现；晚期则筋骨同病，以筋骨系统稳态失衡为主要表现，出现关节畸形、功能障碍。根据关节的解剖结构，从筋骨的角度，提出慢性筋骨病发病的基础是增龄劳损、肝肾亏虚、筋骨失养，其病机是邪犯肢节筋、久病伤骨及肾，病变的核心是筋骨失和。

（二）关节生物力学与筋骨失和的关系

基于生物力学的角度，关节周围的肌肉、筋膜构成动力平衡系统，关节的骨、软骨、半月板等构成静力平衡系统，关节的正常运动依靠动静力平衡系统的稳定，一旦出现力学失衡则致关节筋骨失和。慢性筋骨病的发生，或因静力平衡系统失稳所致，或因动力平衡系统失稳所致。从中医学角度讲，慢性筋骨病或因风寒湿邪侵袭筋骨，或因增龄衰老，肝肾亏虚，筋骨失养，或因特殊职业与姿势的劳损引起关节筋骨系统的病变，改变了筋束骨而利关节的作用，出现筋不束骨的病理变化，则关节的内外应力平衡失调，筋骨结构与功能发生退变，导致慢性筋骨病的发生。因此，慢性筋骨病治疗的目的是恢复"筋为骨用"的生理状态，维持筋系统平衡，矫正关节负重力线的异常，实现筋骨力学平衡，达到"筋柔骨正"。

慢性筋骨病临床多从痿痹论治，《素问·痹论》叙述了五体痹的传变与不同病理表现，痹在肉、脉、筋、骨分别表现为"不仁""血凝而不流""屈不伸""重"；以膝骨关节炎为例，《张氏医通》载"无有不因肝肾虚者，虚则风寒湿邪袭之相关，膝关节肿痛日久，可发展鹤膝风"，《证治准绳》载"上下腿细，唯膝为大，形如鹤膝"，指出了膝骨关节炎的症状之一"形如鹤膝"，病因是肝肾亏虚，风寒湿邪侵袭筋骨，产生肿痛，日久所致。外形上以筋痿为主，表现为膝骨凸显的鹤膝，症状上屈伸困难，功能上行走不便，是筋骨衰退的迹象。

在临床上，慢性筋骨病早期以筋的症状为主，主要表现为晨僵、麻木、酸胀、疼痛、重滞、萎缩、乏力、功能受限，而骨的症状主要在疾病中晚期，筋为刚的束缚作用与筋利机关作用下降，或筋退变萎缩致弹性缓冲垫作用下降，引发骨的退变之后才表现出骨的症状。肾主骨，肾虚则骨髓失充，出现骨失作强，骨质不坚。肝主筋，肝虚则筋失养，出现筋不束骨、关节活动不利。脾主肌肉，脾虚则肌肉失养，出现骨骼肌能量代谢失衡、四肢倦怠乏力。骨为干，筋为刚，肉为墙；肾主骨，肝主筋，脾主肉，指出肉筋骨与脾肝肾的生理所属、相互作用的功能关系。内调脾肝肾，外调肉筋骨，是防治因增龄过程中机体内外功能减退所致的慢性积累性筋骨病损的主线，符合中医学整体观念、动静结合的原则。因此，慢性筋骨病的治疗不仅要关注肾主骨，还要重视肝主筋、脾主肌肉的理论，根据临床不同病变阶段进行治疗，筋病为主，则通过调理肝脾强筋健肉以束骨，骨病为主，则以补肾为主兼调肝脾。

二、筋骨失和的防治策略

筋骨互用，恢复筋骨力学平衡是治疗慢性筋骨病的核心。关节负载时，力学传导模式是关节内部靠软骨、半月板、软骨下骨吸收应力，关节外部靠骨骼肌、韧带吸收应力，两者一起稳定关节，提示生物力学因素在慢性筋骨病的发生发展过程中发挥着重要作用，为临床治疗慢性筋骨病筋骨失和提供新的切入点。

（一）筋骨失和的治疗现状

关节活动与稳定的维持主要依靠肌肉收缩，从而牵拉关节运动，着力点在韧带、肌腱与骨的结合部，即筋的结聚点，也是肌肉收缩牵拉关节运动的应力集中点。通过对症处理筋骨之间的结聚点，可改善软组织的张力平衡，从而恢复关节的筋骨力学平衡。中药熏洗、贴敷与拔罐，可通过缓解筋的紧张，改善筋骨失和。手法操作既可缓解肌筋挛缩压迫的周围组织，又可降低骨内压与松解关节，起到理筋整复的作用。小针刀松解病变软组织，阻断"筋-骨"传变病程的进展，通过恢复关节应力平衡，矫正筋骨失衡。中药熏洗、贴敷、拔罐、手法、小针刀等方法，以筋骨互用为原则，强调矫正筋骨贯穿治疗的全过程，达到提升筋骨功能以实现力学平衡的目的。

（二）从筋骨互用论治筋骨失和

筋骨失和是慢性筋骨病的根本病理特征，增龄劳损、肝肾亏虚是慢性筋骨病的病理基础，提示调整筋骨系统生物力学因素与生物学因素，以改变筋骨力学平衡失调是治疗慢性筋骨病的有效途径。基于慢性筋骨病的中医病理特点，针对慢性筋骨病肌肉挛缩、软骨退变、滑膜炎症等筋病病理特点，治则以柔肝舒筋为主，以祛邪止痹为辅；针对慢性筋骨病骨赘形成、软骨下骨囊变与硬化等骨病病理特点，治则以补肾壮骨为主，以祛瘀散结为辅；针对慢性筋骨病晚期之筋骨同病特点，治则以柔肝舒筋、补肾壮骨为主，以祛邪止痹、祛瘀散结为辅，治疗的目标是矫正关节力线的异常，恢复筋骨中和状态。

综上所述，"慢性筋骨病"的概念，将一系列增龄性、劳损性、系统性的慢性进展性骨与关节疾病纳入该范畴，根据其相似的病因病机建立更为系统整体的中医治法，提出"气虚血瘀，本虚标实"是筋骨退变的重要病理基础，而防治的关键是"调和气血，补肝益肾"，并由此创立"和气血、补肝肾、调筋骨、致中和防治慢性筋骨病"的学术观点，体现了中医药理论在生命科学研究中的科研学术价值及临床转化能力。"动力失衡为先，静力失衡为主"是脊柱、骨与关节退行性病变发生、发展的力学生物学基础，建立了"恢复筋骨中和"的预防与治疗学思想体系，解决了慢性筋骨病研究的瓶颈。

（李西海　许云腾）

第二章 慢性筋骨病分类与病因病机

第一节 慢性筋骨病分类

慢性筋骨病是指由退变、创伤、劳损、感受外邪等引起，导致全身或局部脊柱、关节等部位筋骨"动、静力平衡失调"的骨关节疾病。关节运动，是分别产生于骨骼和筋的两种力作用的结果。《素问·五脏生成》中"诸筋者，皆属于节"，说明筋对关节具有稳定作用和动力作用。如果筋病，则关节运动发生障碍，《素问·痹论》中"痹……在于筋，则屈不伸"及"病在筋，筋挛结痛，不可以行，名曰筋痹"，均说明关节的运动依赖筋为动力。肢体的运动，虽有赖于筋骨，但筋骨离不开气血的温煦濡养，气血化生，濡养充足，筋骨功能才可劲强；而且筋骨又是肝肾的外合，肝血充盈，肾精充足，则筋骨劲强。同时，通过经络周而复始地将气血输布全身，使人体的皮肉筋骨、四肢百骸得到气血的濡养，以维持其正常的生理活动，因此，肝肾气血盛衰、经络通畅与否，关系到筋骨的生长与衰退。

筋，是筋络、筋膜、肌腱、韧带、肌肉、关节囊、关节软骨等的总称。古代文献有十二经筋的名称。十二经筋多起于四肢爪甲之间，终于头面，内行胸腹外廓。《灵枢·经脉》中"筋为刚"及《素问·五脏生成》中"诸筋骨皆属于节"，说明筋坚劲刚强，附着于骨上，约束骨骼人体，主要功用是连属关节、络缀形体，主司关节运动。骨，包括骨骼与关节。《灵枢·经脉》中"骨为干"、《素问·痿论》中"肾主身之骨髓"、《素问·脉要精微论》中"骨者髓之府，不能久立，行则振掉，骨将惫矣"，以及《素问·生气通天论》中"因而强力，肾气乃伤，高骨乃坏"，均说明骨不但为立身之主干，还内藏精髓，与肾气有密切关系，肾藏精、精生髓、髓养骨，合骨者肾也；肾气的充盈与否能影响骨的生长、壮健与再生，反之，骨受损，则累及肾，两者相互影响。因此，筋位于骨外，骨居于筋内；筋为机体活动的动力、联络之纽带，骨为全身之支架；筋络骨，骨连筋；筋病影响肢体活动，骨病则引起负重及支架功能障碍；伤筋可影响到骨，伤骨必伴有不同程度的伤筋。

一、按病变部位分类

（一）筋伤

筋伤，皆因慢性劳损所造成的筋络、筋脉损伤，以及骨失约束、关节不利，俗称伤筋。"筋"是中医藏象学说中的概念，属于"五体"之一。筋由肝所主，依赖于肝血的濡养，主束骨而利关节，性柔韧而忌刚僵，病则为痉为痿。

关于"筋"的概念，《说文解字》从"筋，肉之力也。从力、从肉、从竹。竹，物之多筋者。凡筋之属皆从筋"方面诠释"筋"的内涵，这里表达了三层含义：从力，则指功能方面，筋表现出柔韧而又有弹性的一种力学特征；从肉，是说属性方面，筋当归属于肌肉这一大类组织；从竹，是言结构特点，筋是指肌肉等组织中纤细而又极具韧性的那部分纤维组织。

《杂病源流犀烛》中"筋也者，所以束节络骨，绊肉绷皮，为一身之关纽，利全体之运动者也，其主则属于肝。故曰，筋者，肝之合。按人身之筋，到处皆有，纵横无算。而又有力诸筋之主者曰宗筋""筋之总聚处，则在于膝"，《灵枢》中"诸筋者，皆属于节""所有屈伸行动，皆筋为之"，说明筋病多影响肢体的活动，且对四肢关节影响较大，属于中医学"痹证"的范畴。隋代巢元方《诸病源候论》中"夫金疮始伤之时，半伤其筋，荣卫不通，其疮虽愈合，仍令痹不仁也"，强调若只治疗"金疮"，而忽略"其筋"，则会导致"痹不仁"。

急性筋伤多表现为拘挛，常伴有发热、口干、心烦、尿赤、便秘、夜寐不安等全身症状。慢性筋伤则筋弛，表现为痿弱不用。不管是急性筋伤还是慢性筋伤，都有疼痛、肿胀、活动不利、肌肉萎缩等临床表现。慢性筋伤疼痛较缓和，呈钝痛、胀痛、酸痛、隐痛等；肿胀有水肿和血肿，肿胀程度随筋伤程度的加重而加重。慢性筋骨病的筋伤可用专业术语——筋出槽概括。筋出槽，是指因慢性累积性外力作用下引起筋的形态结构、功能状态和位置关系发生异常，临床以局部疼痛、活动不利，触诊发现筋的张力增高，触及结节或条索，伴见明显压痛等为特征的一类病症。筋出槽往往表现为筋强、筋歪、筋缩等形态改变。

临床上慢性筋骨病中筋伤较为常见，其证候多样、病理变化复杂，如筋急，筋脉紧急不柔，屈伸不利。此病多由体虚受风寒及血虚津耗，筋脉失养所致，《张氏医通·诸风门》曰："经所谓肝气热则筋膜干，筋膜干则筋急而挛，六味丸加牛膝、当归之类；……虚邪搏筋则筋急，五积散；血虚则筋急，增损四物汤。"古文中早已记载其症状、病机及治疗方法。如筋缓，筋脉弛缓，不能随意运动，多由肝肾亏虚或肝经受风、血热等因素所致，《杂病源流犀烛》曰："筋缓之原血热……宜五加皮散。"又如筋缩、筋挛、筋痿、筋结、筋惕等，诸多证候，表现不一，宜细审察之。

（二）骨病

生理上，骨居于筋内，筋位于骨外。筋为机体活动的动力、联络之纽带，骨为全身之支架。筋络骨，骨连筋。病理状态下筋病影响肢体活动，骨病则引起负重及支架功能障碍，如在伤科疾病中所见的"骨伤"病证，包括骨折、脱位，多因间接暴力或直接暴力所引起。凡伤后出现疼痛、肿胀、活动功能障碍，并可因骨折断端位置的改变而有畸形、骨擦音、异常活动，或因关节脱位，骨的位置不正常，可使附着之筋紧张而出现弹性固定情况。如上所述，损骨能伤筋，伤筋亦能损骨。

张从正《儒门事亲》曰："皮痹不已，而成肉痹；肉痹不已，而成脉痹；脉痹不已，而成筋痹；筋痹不已，而成骨痹。"指出了骨痹自筋痹发展而来的病理过程。从临床实践来看，慢性筋骨病病损往往先从筋的损伤和病变开始，进而累及到骨与关节。在临床上，扭伤、挫伤后常引起筋肉损伤，局部肿痛、青紫、关节屈伸不利；而骨折、脱位时，附着于骨表面的筋往往先受伤，关节脱位时其周围的筋膜亦常损伤。临床常见疾病早期患者已出现疼痛、僵硬及功能障碍等筋的症状，但是X线检查或CT均无骨的异常，随着疾病的发展才会出现增生、错位等骨的异常。据此，伤筋可影响到骨，伤骨必伴有不同程度的伤筋。所以，在治疗骨折、脱位等骨伤病变时，都应考虑到筋伤。慢性的劳损，亦可导致筋的损伤。

慢性筋骨病的骨伤表现可以用专业术语——骨错缝概括。骨错缝是指因间接暴力或慢性积累性外力的作用，引起骨关节细微移位所致，临床以局部疼痛、活动不利，触诊发现关节运动单元终末感增强和松动度下降，伴见明显压痛等为特征的一类病症。

慢性筋骨病的病理改变即先发生筋出槽，筋伤之后其约束功能下降，可诱发和加剧骨关节发生细微移位，而后致骨错缝，错缝又进一步加剧筋出槽，二者互相影响，在失代偿的情况下，筋骨关系失和，则出现更多临床症状。但是，骨错缝的病理损伤往往仅发生在一个或少数几个运动单元，以脊柱部位为例，多见于相邻的两个椎体之间短小肌肉的肌纤维（筋膜）发生挛缩、交锁，限制了该小关节运动单元的活动范围，并被固定在某一"不正常的位置"上面，形成骨错缝。

二、按病变性质分类

骨病是骨科疾病中最常见的疾病，它又可分为脊柱退行性病变、骨关节疾病、骨代谢相关疾病等内容。

（一）脊柱退行性疾病

脊柱退行性疾病，是指由于各种因素引起的脊柱局部生理曲线改变和椎间盘、椎间关节等退行性变化，导致脊柱椎体或小关节骨质及相关组织的增生，出现一系列症状、体征的疾病。主要包括颈椎病、腰椎间盘突出症、腰椎管狭窄症及其继发脊髓或神经损伤等。脊柱退变主要有椎间盘退变、椎体退变、关节突关节退变、肌腱和韧带的退变等，其中椎间盘退变与其他复杂疾病一样，受到外界环境和遗传作用的双重影响。这些概念挑战了认为年龄、职业、吸烟、肥胖和椎间盘磨损、撕裂是椎间盘退化来源的传统观点。

（二）骨关节疾病

骨关节疾病，是以关节软骨退行性病变和继发性骨质增生为特征的慢性关节疾病，包括因筋肉软组织的劳损而发生的退行性疾病（如肩周炎、网球肘等软组织疾病）与因关节的劳损而发生的退行性疾病（如膝、髋等骨关节炎）等，多见于中老年人，好发于负重较大的膝关节、髋关节、脊柱及远侧指间关节部位，临床上主要表现为关节疼痛和不同程度的功能障碍。骨关节疾病根据发病因素分为原发性骨关节疾病和继发性骨关节疾病。原发性骨关节疾病的发病机制迄今未完全明了。有学者认为，过量的基质金属蛋白酶的表达可以引起软骨的破坏，导致骨关节疾病。年龄、性别、种族、体质量、遗传、性激素、过劳或过用关节、免疫、自由基和基质金属蛋白酶等在其发病过程中有着重要作用。继发性骨关节疾病是由先天性畸形、创伤、关节面后天性不平整、关节不稳定等病理变化，引起关节面对合不良，在关节局部原有病变的基础上发生的骨关节病。

（三）骨代谢相关疾病

骨代谢相关疾病，是机体因先天或后天性因素破坏或干扰了正常的骨代谢和生化状态，导致骨生化代谢障碍而发生的疾病。骨代谢相关疾病一般包括骨质疏松症、内分泌骨病、肾性骨病、变形性骨炎及遗传性骨病等，其中骨质疏松症是最常见的代谢性骨病。美国国立卫生研究院（NIH）把骨质疏松症定义为"以骨强度下降而易于骨折为特征的骨骼系统疾病"。该病是全身性的骨骼疾病，其特征是骨量减少、骨组织显微结构退化，致骨脆性增加，极易发生骨折。

（郑春松　王圣杰　许丽梅　谭　雪）

第二节　慢性筋骨病病因病机

慢性筋骨病是运动系统中骨、筋肉、韧带、关节囊、关节软骨等组织发生的病损，长期慢性劳损累及气血，增龄虚衰内合肝肾，伤损传变循于经络，其病在筋骨，病位在肝肾，病性为本虚标实、本痿标痹。

一、病　因

损伤的病因，即造成人体损伤发生的原因，也称为损伤的致病因素。损伤是在一定条件下人体对外界众多损害因素作用的反应。人体有其固有规律，但由于受到损伤时人体所处的环境、生理特点和病理反应等内在因素不同，加之种类、强度不一的外界致伤因素，由此形成多种多样的伤病。中医学对损伤病因的论述文献有很多，《内经》即有"坠堕""击仆""举重用力""五劳所伤"等损伤致病因素的记载。历代大多数医家认为损伤的致病原因分为内因和外因两种，唐代《外台秘要》有载，将损伤分为外损和内伤。导致慢性筋骨病的病因比较复杂，《金匮要略·脏腑经络先后病脉证》中指出，"千般疢难，不越三条"，即"一者，经络受邪，入脏腑，为内所因也；二者，四肢九窍，血脉相传，壅塞不通，为外皮肤所中也；三者，房室、金刃、虫兽所伤"，说明其病因归纳起来，分为外因和内因两大类。

（一）外因

外因指外界因素作用于人体导致的损伤，主要指外力伤害，但损伤的发生与发展也与外感六淫及邪毒感染等有密切关系。

1. 外力因素

各种外力作用于人体导致机体的组织结构、生理功能失常，从而引起一系列证候。轻则皮肉损伤，出现如肿痛瘀斑等症，重则皮肉开裂，出现如出血或筋断骨错，甚则危及生命的内脏损害等。常见外力因素的形式有平地跌倒、高处坠堕、钝器击伤、机器压轧、车辆撞击、火器伤害及台风、地震等所致损伤。但无论是何种形式的外力，根据其性质分析，均可归纳为以下四类。

（1）**直接暴力**：所致的损伤发生于外力直接作用的部位，如创伤、挫伤、骨折、脱位等，可由坠堕、跌仆、压砸、撞击、穿凿、击杀、挤压等引起（图 2-1）。直接暴力所致的骨折部位，常见其局部软组织被暴力碾挫致伤，骨折线的形态多为横行，骨折多为粉碎性。若发生在前臂或小腿，两骨骨折部位多在同一平面；如开放性骨折，若因暴力由外向内穿破皮肤，感染率较高。直接暴力所致的筋伤大多数为钝性挫伤，但暴力严重时，

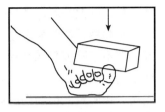

图 2-1　直接暴力（打击）作用形式

会造成严重挫裂伤，形成开放性损伤，甚至毁损伤、挫灭伤。直接暴力造成的脱位，大多并发筋伤断裂和骨端骨折。直接暴力导致内伤时，易出现体内脏器损伤。

（2）**间接暴力**：所致的损伤发生于远离外力作用的部位，如传达暴力、扭转暴力可引起骨折、脱位等。间接暴力所致的骨折大多发生在应力集中的部位，其骨折线的形态多为螺旋形、斜行，骨折多为撕脱性和压缩性。若间接暴力所致的骨折发生在前臂或小腿，则两骨骨折的部位多不在同一平面；如开放性骨折，若骨折断端由内向外穿破皮肤，则感染率较低；如韧带、关节囊等损伤断裂，当间接暴力的强度超过关节所能承受的应力时，关节的正常结构和稳定关节的因素被破坏，使关节的骨端运动超过正常范围从而导致脱位；如扭转牵拉所致的筋腱损伤、内脏损伤，则多为震荡伤所致。依据间接暴力的性质不同，可将间接暴力分为传达暴力、扭转暴力和杠杆暴力。

1）传达暴力：大多由大小相等、方向相反的纵向轴心作用力形成，易发生在四肢和脊柱。坠堕和跌仆时多造成此种损伤，损伤部位多在骨质结构薄弱处、松质骨与密质骨交界处、运动与静止交界处等力的作用中心，导致骨及关节的损伤，如若发生骨折，则多发生斜行压缩性骨折（图 2-2）。

2）扭转暴力：是指大小相等、作用方向相反绕骨干纵轴轴心旋转的作用力。其所致的损伤多发生在关节、筋腱结构薄弱处或骨干细弱处。扭转暴力多形成关节囊、韧带的撕裂伤，重者会形成脱位，若为骨折，大多为撕脱性和螺旋形骨折。

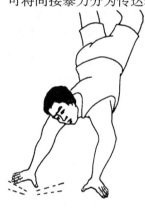

图 2-2　传达暴力作用形式

3）杠杆暴力：易造成筋腱断裂或骨折脱位，其原因为杠杆暴力易在关节和关节附近形成支点，因支撬作用导致筋腱断裂或骨折脱位，如跌仆时上肢高度外展外旋而发生肩关节脱位、膝关节急骤屈曲发生的髌骨骨折等，均属此类损伤。

（3）**肌肉收缩力**：在损伤中由于机体的防御反应或劳作时用力过猛，致肌肉强烈收缩产生较大牵拉力，或韧带受外力被动牵拉，造成筋腱断裂、肌腱韧带附着处骨折，如杂技演员翻跟斗时小腿三头肌的强烈收缩造成跟腱断裂，以及运动员股四头肌强烈收缩致股四头肌断裂。跪跌时股四头肌强烈收缩引起髌骨骨折，亦可造成撕脱性骨折，如冈上肌牵拉引起肱骨大结节骨折、肱三头肌牵拉导致尺骨鹰嘴骨折、前臂屈肌群牵拉致肱骨内上髁骨折及第 3 腓骨肌牵拉引起的第 5 跖骨基底部骨折等。

（4）**持续劳损力**：由于长时间劳作过度或操作姿势不正确，易形成肌肉、骨关节积累性劳损导致的组织变性，甚至断裂。如长时间伏案工作，颈项部肌肉极易形成劳损；长期

负重劳作，易引起腰肌劳损；长期长途跋涉或远距离持续跑步，可形成第 2、3 跖骨的疲劳性骨折。以上均属此类损伤。

引起慢性筋骨病的主要原因之一是慢性劳损。慢性劳损多因久行、久坐、久卧、久立或长期不正确姿势的劳动、工作或生活习惯而使人体某一部位长时间过度用力，造成积累性损伤，引起筋伤。如反复的伸腕用力发生的网球肘、长期的弯腰工作发生的腰肌劳损等疾病，皆属于此类筋伤。

持续劳损力致病多由轻到重、由表到里、由筋到骨、由气血到脏腑，或复加外伤而成急性损伤，但其本质还是劳损。因此，持续劳损力所致疾病病势缠绵，反复发作。若导致局部气血持续不足，瘀血内停，经脉受阻，风、寒、湿等外邪入侵从而发生痹证，具有逢阴雨天易发作、缠绵难愈的特点。劳损损伤筋骨及内伤气血，亦可累及脏腑，肾尤为明显，肾主腰足，腰为肾之府，腰腿长期劳累，耗伤气血，气虚精亏则肾更虚。

2. 外感六淫

外感六淫可引起筋骨、关节疾病，导致关节或筋骨疼痛、活动不利。外感六淫诸邪对损伤疾病均有一定的影响，人体四肢百骸遭受外伤后，气血、筋骨、脏腑、经络受损，尤其对于年老体弱或久病体虚人群，六淫之邪常常乘虚而入。若损伤后，受风、寒、湿邪的侵袭，会导致腰部和四肢关节痹痛及宿伤外合风湿等形成陈伤旧患，经久难愈。正如《诸病源候论·卒腰痛候》所记载的"夫劳伤之人，肾气虚损，而肾主腰脚，其经贯肾络脊，风邪乘虚，卒入肾经，故卒然而患腰痛"，《仙授理伤续断秘方》所记载的"损后中风，手足痿痹，不能举动，筋骨乖张，挛缩不伸"，说明各种损伤可以因风、寒、湿邪乘虚侵袭，经络阻塞，气机不得宣通，引起肌肉挛缩或松弛无力，从而致关节活动不利、肢体功能障碍。风、寒、湿邪是慢性筋骨病的常见诱因，但单独以风、寒、湿邪等外邪侵袭而致的慢性筋骨病，临床上比较少见，多数是因外伤、劳损后又复感风、寒、湿邪而引起。

（二）内因

内因指影响人体内部伤病发生、发展的诸多因素。损伤的发生无论是急性的外力损伤还是慢性的劳损，或兼六淫侵袭及邪毒感染，均是由外界伤害因素所致，但是，伤病的发生又往往与相对应的各种内在因素和发病规律（如患者的年龄、体质、局部解剖结构、职业性质、病理因素等）有关。《素问·评热病论》指出"邪之所凑，其气必虚"，说明了外在因素若导致发病，必须通过内在因素方可起作用，且许多伤病的发病与人体的生理特点、病理反应等内在因素密切相关。因此，在认识病因的过程中，切忌忽视内在因素。

1. 年龄

年龄不同，其慢性筋骨病的好发部位和发生率也不相同，这是因为在不同的年龄段有各自不同的生理特点，如颈椎病在中老年人中的发病率远远高于青壮年人。

2. 先天禀赋及体质

先天禀赋不足，或胎儿发育过程中出现异常，可造成先天性筋骨关节疾病。体质的好坏与慢性筋骨病的发生、发展有密切的关系。若体质强壮，气血旺盛，肝肾充实，筋骨则强盛，筋骨关节不易发生疾病；若体弱多病，气血虚弱，肝肾不足，则筋骨痿软，易发生慢性筋骨病。

3. 解剖结构

解剖结构对慢性筋骨病的影响主要体现在两个方面。一是解剖结构是否正常对慢性筋骨病的影响。若解剖结构正常，承受外力的能力就强；若解剖结构异常，承受外力的能力随之减弱，易发生慢性筋骨病，例如，腰骶部如果有先天性的畸形，更容易发生腰部扭伤。二是人体解剖结构本身的特点对慢性筋骨病的影响，如股骨颈、距骨、腕舟骨等骨折后，破坏血供，容易造成股骨头、距骨、腕舟骨等坏死。

4. 职业工种

虽然职业工种不属于人体本身的内在因素，但它对内因的影响及与慢性筋骨病的关系都较密切。如运动员常常需要进行激烈的对抗活动、体力劳动者在劳动时未做到规范保护措施等，均易发生损伤。缺乏必要防护设备的机械工人容易发生手部损伤；网球运动员、砖瓦工、木工等容易发生肱骨外上髁炎；青少年田径、足球运动员容易发生胫骨结节骨骺炎；经常弯腰的体力劳动者，其腰部极易造成劳损；高空作业的建筑工人，常因跌伤形成脊柱骨折；需长期或经常低头伏案工作的劳动者，极易患颈部劳损和颈椎病；运动员、杂技演员等相关从业人员则易发生各种运动性损伤。因此，从某种意义上讲，职业工种也是一种致病的因素。

5. 病理因素

伤病的形成与诸多病理因素存在相关性，如骨组织结构会受到某些先天性疾病（如成骨不全等）的影响，骨组织的强度和刚度被削弱，使骨组织在轻微外力作用下发生病理性骨折。另外，关节脱位的发生受病理因素的影响（先天性关节发育不良、体质虚弱、关节囊和关节周围韧带松弛等），均较易发生关节脱位；关节内或近关节的病变，可引起骨端或关节面损坏，导致病理性关节脱位，如骨髓炎、骨关节结核和化脓性关节炎等疾病中、后期，可并发关节脱位等症状。某些关节脱位，仅仅是某种全身性疾病的局部表现，如脊髓前角灰质炎后遗症、小儿脑性瘫痪、中老年人中风引起的半身不遂等，会因广泛性的肌肉萎缩导致患肢关节周围韧带松弛，从而无力承受肢体下垂的重量，形成关节半脱位、脱位，临床上多见于肩关节。

二、病　　机

人体是由脏腑、经络、皮肉、筋骨、气血与津液等共同组成的一个整体。人体生命活动主要是脏腑功能的反映，脏腑功能活动的物质基础是气、血、津液。脏腑的生理功能各有不同，通过经络联系全身的皮、肉、筋、骨等组织，共同构成复杂的生命活动，它们之间保持相对平衡，相互联系、相互依存、相互制约，在生理活动及病理变化上都有着密不可分的关系。因此，伤病的发生和发展与气血筋骨、脏腑经络等都有密切的关系。人体的损伤，分为外伤与内损，仅从表面上看，外伤似乎主要是局部皮肉筋骨的损伤，然则人体受外力影响而遭受的局部损伤，可导致脏腑、经络、气血的功能紊乱进而产生一系列症状。而内损可由里及表引起经络、气血、津液病变进而导致皮肉筋骨病损。因此，在整个诊治过程中，既需辨治局部皮、肉、筋、骨的外伤，又需研究探讨气血、筋骨、脏腑、经络等之间的病理生理关系，只有从整体观念出发，综合分析，才能认识损伤的本质与病理现象的因果关系。

外伤疾病常因皮、肉、筋、骨损伤而引起气血瘀阻、经络阻塞、津血亏损，或瘀血邪毒由表入里等状况，进而导致脏腑不和；亦可因脏腑不和由里达表引起经络、气血、津液病变，产生皮肉筋骨病损。

（一）皮肉筋骨病机

骨伤科疾病最常见为皮肉筋骨的损伤，此种损伤一般分为"伤皮肉""伤筋""伤骨"，三者既相互区别又互有联系。

1. 伤皮肉

伤病的发生，或破其皮肉，或气血瘀滞逆于肉理。破其皮肉，犹壁之有穴、墙之有窦，无异门户洞开，易使外邪侵入；气血瘀滞逆于肉理，则因营气不从，郁而化热，有如闭门留寇，以致瘀热为毒；亦可由皮肉失养，导致肢体痿弱或功能障碍。

皮肉受营卫气血濡养，皮肉的消长和病变与营卫气血的生理、病理变化息息相关。伤病之后，如果肺气不固，脾虚不运，引起卫外阳气不能熏泽皮毛，脾不能为胃运行津液，从而皮肉濡养缺乏，引起肢体痿弱或功能障碍的证候。损伤引起血脉受压，营卫运行滞涩，从而筋肉得不到气血濡养，引起肢体出现麻木不仁、挛缩畸形等缺血性肌挛缩的表现；局部皮肉组织感染邪毒，营卫运行功能受阻，气血凝滞，从而郁热化火，酿而成脓，遂出现局部红、肿、热、痛等症状；如果皮肉破损引起破伤风，可导致肝风内动而出现张口困难、牙关紧闭、角弓反张、强直性阵发性抽搐等症状。

2. 伤筋

在临床上，扭伤和挫伤后，可致筋肉损伤，出现局部肿痛、青紫，关节屈伸不利。在伤骨的病证中，如骨折，由于骨的表面附着筋，故筋亦往往先于骨受伤，关节脱位，关节四周筋膜亦多有破损。所以，在治疗骨折、脱位时，都应考虑伤筋这一重要因素。此外，筋损伤亦可由慢性劳损导致，如"久行伤筋"，即过度行走，可致筋损伤。临床上筋伤现象普遍易见，且其证候表现、病理变化复杂多端，如筋急、筋缓、筋缩、筋挛、筋痿、筋结、筋惕等，宜仔细审查。

3. 伤骨

在伤科疾病中所见的伤骨病证，多因间接暴力或直接暴力所引起，包括骨折、脱位。凡伤后出现肿胀、疼痛、活动功能障碍等症状者，可因骨折断端位置的改变而出现畸形、骨擦音、异常活动，或因关节脱位，骨的位置不正常，导致附着之筋紧张而出现弹性固定情况。而伤骨并不是单纯性的、孤立的损伤。损骨与伤筋相辅相成，损骨能伤筋，伤筋亦能损骨，筋骨损伤必引起气血伤于内，因脉络受损，气滞血瘀，而为肿为痛。因此，治疗伤骨时，必须行气消瘀从而纠正气滞血瘀的病理变化。

伤筋损骨还可累及肝肾精气，《备急千金要方》载"肾应骨，骨与肾合""肝应筋，筋与肝合"，说明肝肾精气充足，可促使肢体骨骼强壮有力。因此，伤后如果能注意调补肝肾，充分发挥精生骨髓的作用，就能加快筋骨的修复。

（二）气血精津病机

1. 损伤与气血的关系

损伤与气血的关系非常密切。当人体受到外力损伤后，常常会引起气血运行紊乱而产生一系列的病理变化。人体一切伤病的发生、发展都与气血有关，气血运行于全身，周流不息，外而充养皮肉筋骨，内则灌溉五脏六腑，气血调和能使阳气温煦，阴精滋养，气血失和，便百病丛生。《素问·调经论》指出："五脏之道，皆出于经隧，以行血气，血气不和，百病乃变化而生，是故守经隧焉。"又如《杂病源流犀烛》中所载："跌仆闪挫，卒然身受，由外及内，气血俱伤病也。"损伤后气血循行不能流畅，体表的皮肉筋骨与体内的五脏六腑失去濡养，导致脏器组织的功能活动发生异常，从而产生一系列的病理变化。因此，损伤与气血的关系是损伤病机的核心内容。现将伤气、伤血分述如下。

（1）伤气：由于用力过度、举重呼吸失调、跌仆闪挫、撞击胸部等因素，引起人体气机运行失常，皮肉筋骨乃至脏腑发生病变，即可出现"气"的功能失常及相应的病理现象。一般可分为气滞、气虚，损伤严重者可出现气闭、气脱等证。

1）气滞：正常情况下，气运行于全身，流通顺畅，但人体某一部位、某一脏腑发生病变或受外伤，气机不利，均会使气的流通发生障碍，出现气滞的病理现象。《素问·阴阳应象大论》曰："气伤痛，形伤肿。"气本无形，故郁滞则气聚，聚则似有形而实无质，气机不通之处，即为伤病所在之处，常会出现胀闷疼痛，因此，气滞的主要证候是痛。如气滞发生于胸胁，则胸胁胀痛，呼吸、咳嗽时均可牵掣作痛。损伤气滞的特点为外无肿形，自觉疼痛范围较广，痛无定处，体表无明显压痛点。气滞在伤科中多见于胸胁损伤，如胸胁屏伤、挫伤后，出现胸胁部的疼痛、胀闷等气滞证候。

2）气闭：主要表现为出现一时性的昏厥、昏迷不省人事、窒息、烦躁妄动，或昏睡困顿等。常为损伤严重而骤然导致气血错乱，气为血壅，闭而不宣。《医宗金鉴·正骨心法要旨》有"或昏迷目闭，身软而不能起，声气短少，语言不出，心中忙乱，睡卧喘促，饮食少进"等描述。气闭常发生于损伤严重的患者。

3）气虚：这一病理现象，由全身或某一脏腑、器官、组织出现功能减弱和衰退导致，在伤科疾病中，某些慢性损伤患者、严重损伤后期患者、体质虚弱和老年患者等均可见到。其主要证候为语声低微、呼吸气短、自汗、脉细软无力、胃纳欠佳等。

4）气脱：严重损伤可造成本元不固而出现气脱，损伤后大出血可导致气随血脱。本元不固产生的气脱，是气虚最为严重的表现。气脱者多有突然昏迷，或醒后又昏迷，临床表现为脉微弱、目闭口开、面色苍白、呼吸浅促、四肢厥冷、二便失禁等证候。常见于开放性损伤失血过多、头部外伤等严重损伤中。

（2）伤血：为经络血脉受损，以致损伤出血，或瘀血停积，可由跌仆坠堕、碾轧挤压、拳击挫撞，以及各种机械冲击等造成。损伤后血的生理功能失常会出现各种病理现象，主要有血瘀、血虚和血热，这三种情况与伤气又互为因果。

1）血瘀：可由局部损伤出血、各种内脏和组织发生病变所形成。血液循行于脉管之中，流布全身，环周不休，运行不息。如全身血流不畅或因血溢脉外，局部有离经之血停滞，便出现血瘀的病理现象。在骨伤科疾病中，血瘀多由局部损伤出血所致。血有形，形伤肿，瘀血阻滞，不通则痛，故血瘀会出现局部肿胀疼痛。血瘀最突出的特点为疼痛如针刺刀割，痛点固定不移。瘀血痛与气滞痛性质有所不同，瘀血痛表现部位固定，常随瘀血所在之处表现疼痛。血瘀时还可在伤处出现肿胀青紫，同时由于瘀血不去，可使血不循经，出现出血不止。全身证候多为面色晦暗、皮肤青紫、舌暗或有瘀斑、脉细或涩等。

因为气、血之间密不可分，所以在骨伤科疾病中，气滞血瘀常同时并见。《素问·阴阳应象大论》记载"气伤痛，形伤肿""故先痛而后肿者，气伤形也；先肿而后痛者，形伤气也"，这里的"形伤肿"指瘀血造成肿胀。马莳注解："然其为肿为痛，复有相因之机，先有是痛而后发肿者，盖以气先受伤而形亦受伤，谓之气伤形也；先有肿而后为痛者，盖以形先受伤，而气亦受伤，谓之形伤气也。形非气不充，气非形不生，形气相为依附，而病之相因者又如此。"说明伤气者，常兼有血瘀；血伤瘀凝，必阻碍气机流通。《杂病源流犀烛》记载"跌仆闪挫，卒然身受，由外及内，气血俱伤病也"。故临床上常气血两伤，肿痛并见，但具有不同情况，如有所偏胜，或偏重伤气，或偏重伤血，以及先痛后肿，或先肿后痛等，在治疗上常需理气活血同时并进。

2）血虚：是体内血液不足导致的病变，主要是由失血过多或生血不足等所致。在骨伤科疾病中，多见于失血过多，未能及时补充新血，或因筋骨严重损伤，累及肝肾，肝血肾精不充，或因瘀血不去，新血不生，均会导致血虚。

血虚常表现为面色不华、萎黄、头晕、目眩、心悸、手足发麻、心烦失眠、爪甲色淡、唇舌淡白、脉细无力等。另外，在骨伤科疾病中，可表现为局部损伤之处久延不愈，更甚者可出现血虚筋挛、皮肤干燥、头发枯焦，或关节因缺少血液滋养而僵硬、活动不利。

血虚患者，常常因全身功能衰退而出现气虚证候。在骨伤科疾病中，气血俱虚表现为损伤局部愈合缓慢，长期不能恢复功能等。在创伤导致失血严重时，往往会表现出四肢厥冷、大汗淋漓、烦躁不安，甚至昏厥等虚脱症状。血虽以气为帅，但气需血濡养以宁谧温煦。失血过多时，出现因气浮越于外而耗散、脱亡，导致的气随血脱、血脱气散的虚脱证候。

3）血热：可由损伤后积瘀化热或肝火炽盛、血分有热等引起。可见口渴、心烦、发热、舌红绛、脉数等临床证候，严重者可出现高热昏迷。积瘀化热、邪毒感染，还可致局部血肉腐败，酝酿液化成脓。《正体类要·正体主治大法》记载"若患处或诸窍出血者，肝火炽盛，血热错经而妄行也"，若血热妄行，则可见出血不止等。

2. 损伤与精津的关系

气血津液主要来源于水谷之精气，它们共同组成人体生命活动的基本物质。气血与精津相互辅助，密切联系，贯穿于人体的整个生理活动。

《灵枢·营卫生会》中"夺血者无汗，夺汗者无血"，说明了血液盈亏与津液盛衰互相作用，如在损伤大出血之后，常出现口干烦渴、皮肤干燥、尿少等津液不足之证候，因此，

《伤寒论》中有"衄家不可发汗"和"亡血家不可发汗"之戒。

损伤致血瘀时，可出现因积瘀生热，热邪灼伤津液，导致津液出现一时性消耗过多，从而不能很好地发挥其滋润作用，表现出口渴、咽燥、大便干结、小便短少、舌苔黄而干糙等症状。阴液常因重伤久病而严重损耗，除可见较重的伤津证候外，亦可见全身性状况较差、舌色红绛而干燥、舌体瘦瘪、舌苔光剥、口干而不甚欲饮等症。

津液与气密切相关，损伤导致津液亏损时，气也随之受损。大量丢失津液严重者可导致"气随液脱"。而且，气虚不能固摄，又可致津液损伤。损伤后如若有关脏腑气机失调，会影响"三焦气化"，妨碍津液的正常运行而导致病变。虽然人体水液代谢调节是肺、脾、肾、三焦等共同的职能，但由于三焦气化生于肾气，脾阳根源于肾阳，膀胱的排尿功能依赖于肾的气化作用，因此，起主要作用的是肾。肾气虚衰时，可表现为小溲清长，或水液潴留，如局部或下肢浮肿。关节滑液停积时，可积聚出现肿胀。

（三）脏腑经络病机

1. 脏腑病机

脏腑病机是探讨疾病发生演变过程中脏腑功能活动的病理变化机制。脏腑的生理各有所主，由此其主病可见不同之症。

《灵枢·邪气脏腑病形》曰："有所堕坠，恶血留内，若有所大怒，气上而不下，积于胁下，则伤肝。有所击仆，若醉入房，汗出当风，则伤脾。有所用力举重，若入房过度，汗出浴水，则伤肾。"《活法机要》曰："夫从高坠下，恶血留内，不分十二经络，医人俱作风中肝经，留于胁下，以风疗之。血者，皆肝之所主，恶血必归于肝，不问何经之所伤，必留于胁下，盖肝主血故也。"均揭示了损伤与脏腑之间的联系。所以，《血证论》强调"业医不知脏腑，则病原莫辨，用药无方"。

（1）肝、肾：《素问·宣明五气》指出五脏因其功能各不相同而各有所主。"肝主筋""肾主骨"的理论在骨伤科辨证治疗中亦被广泛运用。损伤与肝、肾的关系十分密切。

1）肝主筋：《素问·五脏生成》曰："肝之合筋也，其荣爪也。"《素问·六节藏象论》曰："其华在爪，其充在筋。"《素问·痿论》曰："肝主身之筋膜。"又如《素问·上古天真论》曰："丈夫……七八肝气衰，筋不能动；八八天癸竭，精少，肾脏衰，形体皆极。"说明五十多岁后，人会出现衰老状态，表现为筋的运动不灵活，其与肝肾虚弱有关。"肝主筋"指出全身筋肉的运动与肝有着密切关系。运动属于筋，筋属于肝，肝血充盈方能使肢体的筋得到充分濡养，才可维持正常的活动。若肝血不足，则血不养筋，会出现手足拘挛、肢体麻木、屈伸不利等症。

2）肝藏血：《灵枢·本神》载"肝藏血"，《素问·五脏生成》载"故人卧血归于肝。肝受血而能视，足受血而能步，掌受血而能握，指受血而能摄"，说明肝具有贮藏血液和调节血量的功能。人静则血归于肝，即人体在休息时，部分血液可归藏于肝；人动则血运于诸经，即当劳动或工作时，血液分布于全身各处。所以，凡跌打损伤之证，有恶血留内者，不分何经，皆以肝为主，因肝主血，败血凝滞，及其所属，故必归于肝；又如跌仆闪挫屏伤的疼痛多发生在胁肋少腹部位，皆因肝在胁下，肝经起于大趾，循少腹，布两胁的缘故。

所以，肝藏血主筋，肝血充盈，筋得所养，若肝血不足，筋的功能就会发生异常。

3）肾主骨，生髓：《灵枢·本神》载"肾藏精"，《素问·宣明五气》载"肾主骨"，《素问·六节藏象论》载"肾者……其充在骨"，《素问·五脏生成》载"肾之合骨也"，《素问·阴阳应象大论》载"肾生骨髓""在体为骨"，说明肾主骨生髓，骨是支持人体的支架。因为肾藏精，精生髓，髓养骨，临床上小儿骨软无力、囟门迟闭，以及某些骨骼的发育畸形，由肾的精气不足所致；肾精不足，骨髓空虚，可致腿足痿弱而不能行动。所以，骨的生长、发育、修复，均依赖肾脏精气的滋养和推动。

《诸病源候论·腰痛不得俯仰候》中"肾主腰脚""劳损于肾，动伤经络，又为风冷所侵，血气搏击，故腰痛也"。《医宗必读》认为腰痛的病因为"有寒有湿，有风热，有挫闪，有瘀血，有滞气，有积痰，皆标也，肾虚其本也"，说明肾虚者常出现腰酸背痛、腰脊不能俯仰等证，易致腰部扭闪和劳损等。又如因肾生精髓，骨折必内动于肾，故骨折后如肾生养精髓不足，则无以养骨，说明在治疗时，要用补肾续骨之法，常采用入肾经的药物。筋骨相连，骨折必伤筋，筋伤内动于肝，若肝血不充，筋无所养，进而影响恢复。肝血肾精不足，亦可影响骨折的愈合，说明补肾须同时配合养肝、壮筋，应选用入肝经的药物。由于肝肾与筋骨关系密切，因此，即使为了促进筋骨的愈合，素无肝肾亏损的患者，也有必要调养肝肾。治疗需要有整体观念，并注重将肝、肾二脏的关系共同运用于骨折与腰痛的治疗中。

（2）脾、胃：脾主肌肉、四肢；脾为仓廪之官，主消化吸收。《素问·灵兰秘典论》曰："脾胃者，仓廪之官，五味出焉。"后人解释说：脾胃受纳五谷，所以称为"仓廪"；五味入于胃，脾转输以养五脏气，所以称"五味出焉"。说明胃主受纳水谷，脾主运化水谷，输布精微，在气血的生成、维持正常生命活动所必需的营养方面起着主要的作用，即脾为气血生化之源。此外，脾具有统摄血液之功能，对损伤后的修复起着重要的作用。

《素问·痿论》曰："脾主身之肌肉。"《素问·阴阳应象大论》曰："脾生肉……在体为肉，在脏为脾。"《灵枢·本神》曰："脾气虚则四肢不用。"说明全身的肌肉营养，依赖脾胃的健运。人体营养充足，则肌肉壮实，为四肢活动提供坚实有力的保障，此状态下受伤后痊愈较快；反之，人体营养不足，则肌肉消瘦、四肢疲惫、举动无力，伤后不易恢复。所以，发生损伤后须注意气血的濡养，注意调理脾胃功能。胃气强，则五脏俱盛，脾胃运化功能正常，则消化吸收旺盛，水谷精微得以生气化血，输布全身，伤后也容易修复；若脾胃失于健运，则化源不足，无以滋养，必然将影响气血的生化和损伤筋骨的恢复，这与"胃气一败，百药难施"观点一致。若伤后脾胃功能减退，则产生生化和转输功能障碍，日久则导致肢体软疲乏力、肌肉消瘦等现象。这就是由于脾主肌肉、四肢，四肢皆禀气于胃的缘故。

（3）心、肺：心主血，肺主气，说明气血的周流循环，有赖于心肺功能的健全。心肺调和，气血循环才能得以正常，才能发挥煦濡的作用，筋骨损伤方能得到痊愈。肺主一身之气，肺气不足，既影响呼吸功能又影响真气生成，从而导致全身性气虚，出现体倦无力、气短、自汗等症状。心气可推动血液循环。心气的推动及血液充盈共同保证血液正常行于脉中。气为血之帅，而又依附于血，因此，损伤后出血太多，血液不足导致心血虚损时，心气亦随之产生不足现象，进而出现心悸、胸闷、眩晕等症。

2. 经络病机

《灵枢·本脏》曰："经脉者，所以行血气而营阴阳，濡筋骨，利关节者也。"说明经络有运行气血、营运阴阳、濡养筋骨、滑利关节的作用。《灵枢·经别》曰："夫十二经脉者，人之所以生，病之所以成，人之所以治，病之所以起。"说明经络在人体的生命活动、疾病的变化和治疗方面均具有重要功能。经络的病候可表现在两个主要方面：一是脏腑伤病累及经络，经络伤病内传脏腑，从而出现症状；二是经络运行阻滞，影响它循行所过的组织器官的功能，出现相应部位的证候。正如《杂病源流犀烛》所记载的"损伤之患，必由外侵内，而经络脏腑并与俱伤"，在医治伤科疾病时，应灵活运用经络、脏腑学说，调整其内脏的活动和体表组织、器官的功能。经脉外络肢节，内联脏腑，布满全身，乃营卫气血循行的通路，故经脉一旦受伤就可阻滞营卫气血的通路。

三、病理特点

（一）中医病理特点

1. 慢性劳损累及气血

《灵枢·本脏》曰："是故血和则经脉流行，营复阴阳，筋骨劲强、关节清利矣。"从生理角度而言，血和则经脉流行，为筋骨劲强、关节清利的主要因素。从病理角度而言，痹证者，风盛经气盈满，寒盛经气凝结，湿盛遏滞气机，三气杂合，经络闭塞，气血运行受阻，形成气滞血瘀。瘀血阻脉，不通则痛；瘀血之不除，新血不可生，气虚无援，血运不畅，荣养失职，引起了不荣则痛，久成痿证。气虚血瘀是慢性筋骨病劳损内伤、本虚标实证候的原因。慢性筋骨病多因风寒湿侵袭、气滞血瘀或体虚感邪导致气血周流不畅，同时痰瘀互结在慢性筋骨病当中有非常重要的作用，中医学认为，"痰"为兼邪，既为病理产物，又是致病因素，痰与瘀常常相互关联，可合而为一共同致病。痰瘀同源是基于"津血同源"的理论，气虚气滞，津停久聚成痰，血滞久积成瘀，痰瘀互结，则血和经脉流行受阻，元气不能运化，越虚则痰越盛。痰瘀互结是痰证或血证病理发展的必然结果，也是慢性筋骨病的主要病理因素之一。在对慢性筋骨病中骨与关节炎症相关疾病的辨证治疗中，除需考虑气血虚衰或瘀滞以外，仍要兼顾痰饮与血气间的相互作用。

2. 增龄虚衰，内合肝肾

《素问·宣明五气》曰"五脏所主"及"五劳所伤"，慢性筋骨病的产生多与肝肾相关，"久行伤筋""久立伤骨"，均证明了慢性筋骨损伤常来自过度疲劳所造成的劳损。肝主筋，藏血，正如《素问·六节藏象论》所述"其华在爪，其充在筋"。肝主筋，指出了全身筋肉的运动能力与肝之精气密切相关。《素问·上古天真论》男子"七八肝气衰，筋不能动，八八天癸竭，精少，肾脏衰，形体皆极"，提示随着年龄增长会出现衰老状态，肝精血虚弱表现为筋的运动不灵活。《灵枢·本神》载"肝藏血"，运动属于筋，而筋又属于肝，肝血充盈才能使肢体的筋得到充分的濡养，以维持正常的活动。若肝血不足，血不养筋，则出现手足拘挛、肢体麻木、屈伸不利等症。肾生髓、主骨，为先天之本。《素问·宣明五气》载

"肾主骨",《素问·六节藏象论》载"肾者……其充在骨",《素问·五脏生成》载"肾之合骨也",皆说明肾具有生髓和主骨的功能。肾髓充则骨髓生化有源,骨得髓充养而强壮有力。反之,肾精不足,髓海空虚,骨不得髓充养,可致腿足痿弱而不能行动等症状。

慢性筋骨病中的腰痛与肾的关系甚为密切。腰为肾之府,《济阳纲目》载"夫腰者,肾之外候,一身所恃以转移阖辟者也。盖诸经皆贯于肾,而络于腰合肾,气一虚腰必痛矣",《景岳全书》载"凡病腰痛者,多由真阴不足,最宜以培补肾气为主",表明了肾虚者易致腰部劳损,表现为腰酸背痛、腰脊不能俯仰等症。《医宗必读》载"有寒有湿,有风热,有挫闪,有瘀血,有滞气,有积痰,皆标也,肾虚其本也",指出了在慢性筋骨病整个发展过程中,肾虚是本虚的病因,提示颈腰背痹阻而引起的疼痛,大多由劳损所致的肾气不足而引起。慢性骨病迁延日久,退变不断加重,也必然累及于肾,致肾精虚亏,继之则导致全身脏腑病变。在临床上常采用补肾填精的方法治疗以脊柱退变为主的"项痹"和"腰痹"。肝肾同源,分主筋骨,筋骨相连,伤筋必动骨,损骨必伤筋。因此,在对慢性筋骨病的治疗中,必须要有整体观点,注意慢性筋骨病与肝、肾两脏的关系。

3. 伤损传变循于经络

经络纵横交错,以沟通人体上下内外使人体成为上下相连、内外相通的有机整体。同时通过经络周而复始将气血输布全身,使人体的皮肉筋骨、四肢百骸得到气血的濡养,以维持其正常的生理活动,正如《灵枢·本脏》所言"经脉者,所以行气血而营阴阳,濡筋骨,利关节者也",《诸病源候论·卒腰痛候》所言"劳伤之人,肾气虚损,而肾主腰脚,其经贯肾络脊,风邪乘虚卒入肾经,故卒然而腰痛"。可见,经络不通则其所行之处已有相应的病症。其中督脉与脊柱退行性病变的关系尤为重要,督脉在外贯穿脊柱,在内联系胸腹诸脏腑,其别络挟腰而行。《灵枢·经脉》中所言督脉之别"入贯膂",揭示了督脉与脊柱的密切关系。督脉循行之处正是脊神经分布的区域,凡腰背膝寒痛等诸疾,皆属督脉病变,正如《素问·骨空论》所言"督脉为病,脊强反折,腰痛不可以转摇"。人体发生伤病时,局部皮肉筋骨受损,必然会由表及里,内伤气血、经络,引起脏腑功能失调而产生一系列症状,正如《正体类要》所言"肢体损于外,则气血伤于内,营卫有所不贯,脏腑由之不和"。因此,慢性筋骨病以肝肾气血亏虚,风寒湿邪气外袭,痰湿互结,痹阻经络为主要的病因病机。慢性劳损累及气血,增龄虚衰内合肝肾,伤损传变循于经络为其传变相连。

(二)西医病理特点

慢性筋骨病的致病机制,与基因、衰老、生物力学、炎症与免疫等因素密切相关。

1. 慢性筋骨病的易感基因

慢性筋骨病的临床表现(表型)大多数是由遗传因素和环境因素的相互作用和自身变异引起的。多基因疾病是指一系列易感性基因上存在的单核苷酸多态性(single nucleotide polymorphism,SNP)群的共同作用,以及受环境因素的影响,决定某一个体是否患某种疾病。

骨关节疾病与双血管性假血友病因子 A 区(double von Willebrand factor A domains,

DVWA）、生长分化因子-5（growth differentiation factor-5，GDF-5）、Asporin 基因、蛋白水解酶激活受体基因（proteinase activated receptor-2，PAR-2）、β-1,4-半乳糖基转移酶、白介素-1β、血管内皮生长因子（vascular endothelial growth factor，VEGF）、胰岛素样生长因子（insulin-like growth factor，IGF）、尿激酶型纤溶酶原激活物（urokinase-type plas minogen activator，u-PA）等有关。DVWA 位于染色体 3p24.3 上，是骨关节炎易感基因，其编码氨基酸长链的为 L-DVWA，编码短链的为 S-DVWA。GDF-5 基因 5′非翻译区域+104T/C 位点 SNP 和 Asporin 基因天冬氨酸重复序列与中国汉族人群的膝骨关节炎发病显著相关。其中 +104T/C 位点 C 等位基因型有显著性意义，即此位点 T 到 C 的突变可明显降低骨关节炎的发病风险。Asporin 基因 D 重复序列的多态性与汉族人群膝骨关节炎发病有关。D14 与骨关节炎的发病年龄有显著相关性，携带 D14 的膝骨关节炎患者较非 D14 的患者发病早。

在切除部分半月板的小鼠模型上研究 PAR-2 的作用，发现该基因的表达产物对关节软骨可能有破坏作用。而胰岛素样生长因子（insulin-like growth factor，IGF）的长期缺乏可加重骨关节炎大鼠的关节软骨损坏。骨关节滑膜组织中的 VEGF 表达上调有助于滑膜的修复。u-PA 介导的细胞外基质蛋白裂解程度与骨关节炎的关节软骨破坏程度密切相关。基质金属蛋白酶（matrix metalloproteinase，MMP）是另一类广泛存在于结缔组织的结构相似、酶活性依赖于 Zn^{2+} 的蛋白酶超家族，u-PA 可能是关节软骨降解的始动因子，对软骨的降解起着重要的病理作用，并促使软骨降解病变逐步加重。

椎间盘退变性疾病与 rs2073711、维生素 D 受体（vitamine D receptor，VDR）、转化生长因子-β1（transforming growth factor-beta1，TGF-β1）、基质金属蛋白酶 3（matrix metalloproteinase3，MMP3）等易感基因有关。Ⅸ型胶原基因 COL9A3 链 Trp2 位点突变与椎间盘疾病的关系密切。对汉族人群中白介素-6（IL-6）基因启动子区域的基因多态性与腰椎间盘疾病关系进行研究，发现汉族人群中仅存有 G572 多态性。组织金属蛋白酶抑制物 1（tissue inhibitor of metalloproteinase1，TIMP-1）基因多态性 666C＞T（rs11551797），与椎间盘退变的发生有关，携带 TT 型基因的人群患病率增加，但是未发现其与椎间盘退变程度等的相关性。VDR 基因 Apa1 的等位基因 A 在病例组中的分布明显高于对照组，而 Taq1 的等位基因 T 在两组间分布没有统计学差异。可见遗传基础在椎间盘疾病发病中起着非常重要的作用。

骨代谢疾病一般包括骨质疏松症、内分泌骨病、变形性骨炎、遗传性骨病等，其中骨质疏松症是最常见的全身性代谢性骨病。骨质疏松症经典的易感基因包括脑源性神经营养因子（brain-derived neurotrophic factor，BDNF）基因、维生素 D 受体基因、Ⅰ型胶原 α1 基因、雌激素受体基因（estrogen receptor alpha，ERα）、转移生长因子 β（transforming growth factor-beta，TGF-β）基因，IL-6 基因等。有研究选取 1300 例汉族人群样本，进行 BDNF 基因与髋部骨密度（bone mineral density，BMD）的关联研究，鉴定 BDNF 基因内 6 个与髋部骨密度显著关联的 SNP，3 个（rs7124442，rs11030121，rs2883187）与脊椎 BMD 显著关联的 SNP，表明 BDNF 基因是一个影响中国人群骨质疏松症风险的新易感基因。ERα 同样是骨质疏松症的易感基因，雌激素通过 ERα 介导直接刺激成骨细胞，抑制破骨细胞，调控骨再建周期中骨形成和骨吸收的平衡。而在雌激素减少的人群中 ERα 在骨组织的表达也减少，促进了骨质疏松症的发生。但至今无法明确哪些是影响骨质疏松症的主要基因，这与骨代谢受多种因素的复杂调控和可能受多种基因的联合影响有关。随着分子遗传学的发展，可能会对发生骨质疏松症的易感基因有进一步的认识。

2. 退行性变学说

人体颈椎在 20～25 岁便开始出现退变，学术界普遍认为，颈椎骨关节结构退行性病变可引起一系列病变：一是椎间盘退化髓核脱水、椎间隙狭窄、韧带松弛、椎体半滑脱；二是椎体缘、小关节、钩椎关节由于外伤出血，形成骨赘；三是颈椎生理前凸消失或后径变窄，引起神经根及脊髓的压迫而产生症状。腰椎退变主要包括腰椎间盘退变、腰椎骨退变、腰椎关节突关节退变、肌腱和韧带的退变。其中腰椎间盘代谢更多地依赖于间断性的压力负荷，且与压力负荷的频率和强度相关。当髓核的血液循环较差时，最先与老化有关的改变发生于髓核内。突出椎间盘样本出现了细胞类聚和肥厚，这些是髓核退变的典型改变。腰椎关节突关节退行性变在 40 岁以上人群中普遍存在，小关节的退变容易导致关节失稳，最终致腰椎间盘突出。而腰椎间盘退变和椎间小关节骨关节炎程度加重又均可增加腰椎的不稳定性和腰椎滑脱。

腰椎间盘退变与骨质疏松症之间存在相关性，骨质疏松症可能对腰椎间盘退变产生影响。骨质疏松症以骨量减少和骨的微细结构破坏为主要特征，并伴随骨质脆性增加和骨折危险性升高。骨的结构破坏可引发脊柱退行性变，尤其是腰椎小关节退变，使椎体高度丢失，应力改变及使人体成骨细胞、破骨细胞代谢紊乱。

骨关节炎是多种生物因素与机械损伤因素相互作用所致生物力学紊乱而引起的病理改变，并以软骨退变为其根本病理变化。膝关节作为人体最大的负重关节，膝关节软骨也是最易发生退行性变的部位，其退行性变的关键为软骨基质变化。软骨细胞外基质的稳定性是软骨细胞存活的重要因素。软骨基质由胶原纤维、蛋白聚糖、水等组成。软骨的破坏是由于 MMP 的异常所致。MMP 数量在骨关节炎中明显上升，基质 Ⅱ 型胶原的降解导致 MMP 的破坏，而 MMP13 是典型的 MMP。

3. 动、静力学平衡失调

正常脊柱平衡通过外源性稳定及内源性稳定两个方面来维持，脊柱退变或损伤导致脊柱动、静力学平衡失调，出现异位压迫或化学刺激或免疫反应，进一步破坏动、静力平衡。因此，"失稳"引起的动、静力学平衡失调是颈腰椎病的关键发病机制。且动力性失衡往往先于静力性失衡，但静力性失衡是慢性筋骨病发生与发展的主要原因。

正常椎间盘富有一定的弹性和韧性，具有强大的抗外界压力的能力，椎间盘是人体脊柱当中重要的"缓冲装置器"，纤维化具有弹性缓冲作用，可以吸收振荡及平均分布椎体外压力，避免椎体受到机械性压迫。但随着年龄的增长，髓核的含水量也随之减少，椎间隙变狭窄，椎间盘厚度变薄，从而改变相邻节段脊柱的力学结构，易致腰部疼痛及下肢的放射痛。正常情况下，椎间盘髓核活性细胞外基质转换率极低，即使在高氧环境下软骨细胞能耗亦主要通过乳酸途径进行。随着年龄的增长，腰椎间盘逐渐损伤与退化，使脊柱的内外力学平衡失调，从而引起纤维环部分甚至全部破裂，导致髓核组织自破裂口突出刺激和压迫相应水平的单侧或双侧神经根。

骨关节炎的发生、发展与膝关节周围肌力的动、静态失衡相关，与关节内的应力异常关系密切。关节软骨是主要病变部位，软骨厚度为 1～5mm，附着于运动关节的骨性关节面，是组成活动关节面的弹性负重组织。当软骨生物力学特性改变，负重能力持续下降，最终出现软骨侵蚀、断裂，甚至软骨下骨硬化。虽然关节软骨是主要病变部位，但膝关节周围力的失衡所导致的关节内应力分布不均，则是致使关节软骨受到破坏的重要原因。而这种应力失衡，来源于膝关节周围肌肉群、肌腱、筋膜、韧带和滑膜等的病变，属于中医学的"筋病"。《素问·脉要精微论》曰："膝者筋之府，屈伸不能，行则偻附，筋将惫矣。"说明膝关节中筋、骨的关系密切，筋的功能异常将会影响膝关节的正常屈伸。《杂病源流犀烛》指出，"筋也者，所以束节络骨，为一身之关纽，利全体之运动者也"，进一步说明筋具有联络组织关节、调节和控制运动的作用。可见，膝骨关节炎不是单纯的骨病，而是筋骨相互作用的结果。

4. 炎症、免疫及激素调节

原发性骨质疏松症多与人体的激素调节、钙磷失衡有关。白介素 1（IL-1）、肿瘤坏死因子（tumor necrosis factor，TNF）、IL-6、克隆刺激因子（colony stimulating factors，CSFs）、TGF-β、IGF 等多种因子调节骨形成和骨吸收平衡，其中 IL-1、TNF、IL-6 等促进破骨细胞骨吸收的因子增多，与绝经后骨质疏松症的发病有密切关系，而 TGF-β、IGF 缺乏是老年性和特发性骨质疏松症的重要因素。VDR 基因、雌激素受体基因、甲状旁腺素基因、降钙素受体（calcitonin receptor，CTR）基因、TGF-β 基因、Ⅰ型胶原基因、IL-1 受体拮抗基因、IL-6 基因突变及 cfos 原癌基因等在不同程度上与骨质疏松症的发生有一定关联，这些基因与骨质疏松症的关系为防治骨质疏松症提供了理论依据。

炎症因子是介导骨关节炎软骨退变的主要因素，IL-1β 是影响骨关节炎发生的主要炎症因子，在骨关节炎病理过程中是促进关节软骨破坏和软骨基质降解的主要细胞因子，它们的作用机制是：增强下游 MMP 的表达，抑制软骨基质主要成分的合成，促进软骨细胞终末分化，最终引起软骨基质稳态失衡。TNF-α 还能调节 IL-1β 的表达，启动骨关节炎细胞因子的级联反应，刺激滑膜细胞与软骨细胞产生 MMP，加速软骨基质降解。

骨关节炎还与脂肪细胞因子（如瘦素、内脂素、脂联素、抵抗素等）有密切关系。脂肪组织所分泌的脂肪细胞因子可进入全身循环系统，在参与调节葡萄糖和脂肪细胞的代谢的同时，还能调控关节局部的炎症和软骨代谢。激素代谢对骨关节炎发生及进展的作用显著且复杂多样，其中就包括维生素 D、饥饿激素、性激素等。雌激素与骨关节炎关系密切，其影响机制极其复杂，可能是通过相当复杂的过程对关节软骨、软骨下骨及骨骼肌产生作用，受到雌激素的刺激而发生一系列改变的关节软骨、软骨下骨、骨骼肌之间也会彼此相互影响，最终影响到骨关节炎的发病及病程进展。

炎症反应同样是腰椎间盘突出症的发病原因之一，腰部损伤可以引起并增加机体释放神经肽类及化学物质（如前列腺素、血栓素、一氧化氮、肿瘤坏死因子、IL-6、IL-8 等），这些物质会造成和促进局部炎症的发生，引起疼痛的产生和加剧。临床发现突出物对神经根的压迫程度及腰椎间盘突出程度与患者的临床表现并不总是一致，表明炎症反应是椎间盘突出症致痛的主要原因之一。

　　自体免疫性炎症反应是引起疼痛的另一个重要原因，腰椎间盘突出是在退变的基础上伴有损伤，激活自身免疫系统，产生自身抗体（主要为 IgG、IgM）和效应 T 细胞，在椎间盘局部发生浸润或沉积。机体免疫系统对异物或抗原的反应是一个整体的过程，因此，髓核组织作为"隐蔽"自身抗原激活免疫系统暴露后，除在局部表现为免疫细胞的浸润和免疫分子的沉积外，对全身的免疫状况亦有所影响。T 细胞可能通过迟发超敏反应或者细胞毒性作用进一步损伤椎间盘组织；免疫复合物或抗体也可能通过激活补体系统或抗体依赖性细胞介导的细胞毒作用（antibody-dependent cell-mediated cytotoxicity，ADCC），使椎间盘组织破坏溶解。同时，由于大量免疫活性细胞在局部的浸润，会产生各种炎性物质及相关细胞因子，这些炎性物质的成分有强烈的致炎作用，可引起神经根炎症和水肿等症状。

（郑春松　王圣杰　许丽梅　谭　雪）

第三章　慢性筋骨病诊断

第一节　四　　诊

一、望　　诊

望诊是诊察的最直观步骤。对筋骨病患者进行诊察时，首先应检查患者的全身情况，对损伤局部及其邻近部位应特别注意察看。如《伤科补要·跌打损伤内治证》中就明确指出"凡视重伤，先解开衣服，遍观伤之轻重"，以初步确定损伤的部位、性质和轻重。

（一）望全身

1. 望神色

神是人体生命活动的体现，亦是对人体精神意识、思维活动及气血、脏腑功能外在表现的高度概括。《素问·移精变气论》指出："得神者昌，失神者亡。"说明神色状况是判断正气盛衰和损伤中情况转化的依据。若患者神态自如，面色清润，则正气未伤；若患者精神颓唐萎靡又见面色晦暗，则正气已伤；患者损伤后若出现神志不清、面色㿠白、胡言乱语、双目无神、瞳孔散大或缩小、四肢厥冷、汗出如油、形羸色败者，则为危候，多见于重度创伤、严重感染或大失血等。

2. 望姿态

从患者姿态可以了解损伤所在的部位及病情的轻重。如肩、肘部位损伤时，患者多以健手扶托患侧前臂（图 3-1）；颞颌关节脱位时，下颌部位需以手托住；腰部急性扭伤时，身体多向患侧倾斜，且扶腰慢行；下肢骨折，大多不能直立行走；下肢骨关节疾病则常出现步态的改变。

3. 望舌

望舌亦称为舌诊，是中医学诊断的特色之一，包括观察舌质及舌苔。《世医得效方》载"心之本脉系于舌根，脾之络脉系于舌旁，肝脉循阴器络于舌本，肾之津液出于舌端"，指出舌质、舌苔的表现与各脏腑情况密切相关。通过察舌，观察机体状态变化，可看出精气血

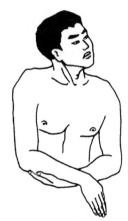

图 3-1　肩、肘部位损伤的姿态

津液的变化，了解病位、病邪性质，判断病情的进退，预估机体的变化。因此望舌是慢性筋骨病中医辨证的重要部分。

舌质指舌体，舌的肌肉脉络组织，为脏腑气血之所荣。舌苔指舌面上附着的一层苔状

物，由胃气上蒸所生。望舌时察舌质的神、色、形、态和舌下脉络，舌苔则要注意苔质及苔色两部分。《医门棒喝》载"观舌本可验其阴阳虚实，审苔垢即知其邪之寒热深浅也"，说明舌质舌苔所反映人体情况各有侧重，舌质以脏腑气血之变化为主，舌苔以脾胃之气变化为主，综合分析才能准确把握患者的病情。正常舌象应为"淡红舌，薄白苔"，即舌色淡红，舌质滋润，舌体柔软，舌苔薄白均匀。慢性筋骨病常与气血肝肾相关，故患者常气血、肝肾不足，体有血瘀。若患者舌淡白，苔少，多提示气血虚弱、阳气不足，若见患者青紫舌或局部呈斑点，苔色青黑，提示血瘀；若患者舌绛紫、苔灰黑，多见于严重创伤伴感染或恶性骨肿瘤。

（二）望局部

1. 望肿胀、瘀斑

慢性筋骨病患者伤后患处可能有肿胀瘀斑，为患处络脉损伤，营血滞于脉外阻塞络道，故见肿胀。离经之血过多，一时难以消散，滞于皮下则见瘀斑。肿胀程度和色泽变化与损伤性质有关。肿胀较轻，青紫不明显者多属轻伤；肿胀严重，瘀斑青紫明显，可能有骨折。新伤者，伤处色青紫，肿胀较重；旧伤部位多青紫带黄，轻度肿胀。伤处青紫见黑色，有大面积肿胀，多见于严重的挤压伤；肿胀紫黑者应考虑组织坏死。

2. 望创口

若局部有创口，需注意创口的大小、深浅，创缘是否整齐，创面污染程度，色泽鲜红还是紫暗，以及出血的多少等。若创口感染，应注意保持伤口引流通畅。伤口肉芽组织以红活柔润为佳，提示脓毒已尽；若苍白晦暗说明脓毒未尽。根据脓液的稀稠辨阴阳，若稠厚则为阳证、热证；清稀则为阴证、逆证。此外，应警惕伤口出现周边紫黑、散发臭味的情况，此现象提示可能为气性坏疽。

3. 望肢体功能

慢性筋骨病常影响患者的肢体功能，应注意观察上、下肢功能是否正常，抬、举等活动是否有阻碍，患者能否行走等。此外还应进一步检查关节各方向的活动是否正常。

二、闻　诊

闻诊是通过听声音和嗅气味来诊察疾病的方法。人体的各种声音和气味，都是在脏腑的生理活动和病理变化过程中产生的，所以通过鉴别声音和气味的变化可以为疾病的诊断提供依据。如《素问·脉要精微论》中就以声音、语言、呼吸等来判断疾病过程中的正邪盛衰状态。

（一）一般闻诊

1. 听声音

与患者沟通交流时注意听其语言。若患者嗓音洪亮，呼吸声平稳、均匀，多为阳证、实证、热证；若患者声低气虚则为气血不足，多为阴证、虚证、寒证。严重创伤或手术患者，失血过多，出现声低语少，言语无力而断续，呼吸微弱，此为虚脱或休克表现。

2. 嗅气味

患者体热，或消化不良，或有口腔疾病等，常可闻其口气臭秽。痰液、脓液、二便质地黏稠而气味恶臭，多属湿热、热毒；若局部伤处分泌物带有腥味，多为虚寒。

（二）局部闻诊

1. 听伤筋或关节声

部分慢性筋骨病在检查时可有特殊的摩擦音或弹响声。

关节摩擦音：移动关节远端肢体，一些慢性或亚急性关节疾病可出现柔和的关节摩擦音，骨关节炎患者可闻及粗糙的关节摩擦音。

肌腱弹响声与捻发音：肌腱狭窄性腱鞘炎患者在做伸屈手指的检查时可听到弹响声，肌腱周围炎患者腱鞘周围有炎性渗出液时可听到好似捻干燥头发时发出的声音，即"捻发音"。

关节弹响声：膝关节屈伸旋转活动时可发生清脆的弹响声，多见于膝关节半月板损伤或关节内有游离体存在。

2. 听啼哭声

检查患儿时触摸患处听小儿的啼哭声，辨别其是否疼痛受伤。若啼哭或哭声更剧烈提示该处存在损伤。患儿难以准确说明病情，家属提供病史常常不可靠，则根据啼哭声可相对准确辨别。

3. 听创伤皮下气肿音

创伤处皮下组织可能有弥漫性肿起，大小不相称，此时应检查有无皮下气肿。检查时把手指呈扇形分开，轻轻揉按患部，当皮下组织中有气体存在时，可听闻患处发出特殊的捻发音或触摸到患处捻发感。

4. 嗅气味

开放性出血伤口，局部可闻及血腥味；若创口有细菌性感染或者局部出现坏死，则散发有腐肉气味；若创口周边发黑，臭味特殊，有气逆出者，多考虑气性坏疽。

三、问　诊

问诊是疾病诊断过程中的一个重要环节，在四诊中占有重要地位，历代医家都非常重视问诊。《素问·征四失论》曰："诊病不问其始，忧患饮食之失节，起居之过度，或伤于毒，不先言此，卒持寸口，何病能中？"问诊时应抓住患者的主要症状，确定主诉，判定病位，准确掌握病性，为辨证治疗提供可靠的依据。问诊除遵循诊断学的一般原则和注意事项外，还需要结合慢性筋骨病的特点，重点询问以下几个方面。

（一）一般情况

详细了解患者的一般情况，如详细询问患者的姓名、性别、年龄、职业、婚姻、籍贯、住址、就诊日期、节气，建立完整的病案记录，以利于查阅、联系和随访。对交通意外、涉及刑事纠纷的伤者，这些记录尤为重要。

（二）发病情况

1. 主诉

主诉即患者的主要症状及其发生的时间。主诉是促使患者前来就医的原因，可以提示病变的性质。慢性筋骨病患者的主诉有疼痛、肿胀、功能障碍及挛缩等。记录主诉应简明扼要。

2. 发病过程

应详细询问患者的发病情况和变化的急缓，受伤的过程，有无昏厥，昏厥持续的时间，以及醒后有无再昏迷，经过何种方法治疗，效果如何，目前症状怎样，是否减轻或加重。生活损伤一般较轻，工业损伤、农业损伤、交通事故伤或战伤往往比较严重，常为复合性创伤或严重的挤压伤等。应尽可能问清楚受伤的原因，如跌仆、闪挫、坠堕等，询问打击物的大小、重量、硬度，暴力的性质、方向和强度，以及损伤时患者所处的体位、情绪等。

3. 伤情

问损伤的部位和各种症状，包括创口情况。

（1）**疼痛**：详细询问疼痛的起始日期、部位、性质、程度。应问清患者是剧痛、酸痛还是麻木；疼痛是否为持续性，有无间歇及间歇情况；麻木的范围有无变化；痛点固定不移抑或游走，有无放射痛，放射到何处；疼痛是否可以通过服用镇痛药缓解；各种不同的动作（负重、咳嗽、喷嚏等）对疼痛有无影响；劳累、休息、昼夜及气候变化对疼痛的程度有无影响等。

（2）**肿胀**：应询问肿胀出现的时间、部位、范围、程度。如系增生性肿物，应了解是先出现肿物还是先有疼痛，以及肿物出现的时间和增长速度等。

（3）**肢体功能**：如有功能障碍，应问明是受伤后立即发生的，还是受伤后经过一段时间才发生的。骨关节病则往往是得病后经过一段时间才影响到肢体的功能。如果病情许可，应在询问的同时，由患者以动作显示其肢体的功能。

（4）**畸形**：应询问畸形发生的时间及其演变过程。外伤引起的肢体畸形，可在伤后立即出现，亦可经过若干年后才出现。与生俱来或无外伤者应考虑为先天性畸形或发育畸形。

（5）**创口**：应询问创口的形成时间、污染的情况、处理经过、出血情况，以及是否使用过破伤风抗毒血清等。

（三）全身情况

1. 问寒热

恶寒与发热是慢性筋骨病临床上的常见症状，除体温的高低外，还有患者的主观感觉。仔细询问寒热程度与时间是否有关，恶寒与发热是否单独发生或是并见。寒热情况可能与患者感染、血瘀化热或虚损有关，应警惕部分疾病的特殊发热情况，如骨关节结核午后潮热、恶性骨肿瘤持续低热等。

2. 问汗

问汗液的排泄情况，可了解脏腑气血津液的状况。严重损伤或严重感染，可出现四肢厥冷、汗出如油的险象；邪毒感染可出现大热大汗；自汗常见于损伤初期或手术后；盗汗常见于慢性骨关节疾病、阴疽等证。

3. 问饮食

应询问饮食的时间、食欲、食量、味觉、饮水情况等。

4. 问二便

伤后便秘或大便燥结，为瘀血内热。老年患者伤后阴液不足，失于濡润而致便秘。大便溏薄为阳气不足，或伤后机体失调。对脊柱、骨盆、腹部损伤者尤应注意询问二便的次数、量、颜色。

5. 问睡眠

伤后不能入睡，或彻底不寐，多见于严重创伤，心烦内热；昏沉而嗜睡，呼之即醒，闭眼又睡，多属气衰神疲；昏睡不醒或醒后再度昏睡，不省人事，为颅内损伤。

（四）其他情况

1. 既往史

应自出生起详细询问，按发病的年月顺序记录。对可能与目前的损伤有关的过去疾病的内容，应记录主要的病情经过，当时诊断、治疗的情况，以及有无并发症或后遗症。例如，对于先天性斜颈、新生儿臂丛神经损伤，要了解有无难产或产伤史；对骨关节结核要了解有无肺结核史。

2. 个人史

应询问患者从事的职业或工种的年限，劳动的性质、条件和常处体位，以及家务劳动、个人嗜好等。对女性要询问月经、妊娠、哺乳史等。

3. 家族史

询问家族内成员的健康状况。如已死亡，则应详询其死亡的原因、年龄，以及有无可能影响后代的疾病。这对骨肿瘤、先天性畸形的诊断尤有参考价值。

四、切　诊

伤科的切诊包括脉诊和摸诊两个方面。脉诊主要是掌握内部气血、虚实、寒热等变化；摸诊主要是鉴别外伤的轻重深浅和性质的不同。

（一）脉诊

脉诊也称切脉，是指医师用手指对患者身体某些部位的动脉（桡动脉最常见）进行切按，依据血脉搏动的特点来了解病情的一种诊察方法。常见的脉象有浮脉、沉脉、迟脉、数脉、滑脉、涩脉、弦脉、濡脉、洪脉、细脉、芤脉、结脉、代脉等。

（二）摸诊

摸诊也称触诊，是伤科诊断中的重要方法之一。关于摸法的重要性及其使用方法，历代医学文献中有许多记载，如《医宗金鉴·正骨心法要旨》载"摸者，用手细细摸其所伤之处，或骨断、骨碎、骨歪、骨软、骨硬、筋强、筋柔、筋歪、筋正、筋断、筋走……以及表里虚实，并所患之新旧也"，指出通过医者的手对损伤局部的认真触摸，可帮助了解损伤的性质，有无骨折、脱位，以及骨折、脱位的移位方向等。

1. 意义

（1）摸压痛：根据压痛的部位、范围、程度来鉴别损伤的性质、种类，直接压痛可能是局部有骨折或伤筋，而间接压痛（如纵轴叩击痛）常提示骨折的存在。

（2）摸畸形：当望诊发现畸形时，结合触摸体表骨突变化，可以判断骨折和脱位的性质、移位方向及呈现的重叠、成角或旋转畸形等变化。

（3）摸肤温：从局部皮肤冷热的程度，可以辨别是热证还是寒证，了解患肢的血运情况。热肿一般提示新伤或局部瘀热和感染；冷肿，提示寒性疾病；伤肢远端冰凉、麻木、动脉搏动减弱或消失，则提示血运障碍。摸肤温时一般用手背测试，并要与健侧对比。

（4）摸异常活动：在肢体没有关节处出现了类似关节的活动，或关节原来不能活动的方向出现了活动，多见于骨折和韧带断裂。但检查时注意不可主动寻找异常活动，以免增加患者的痛苦和加重局部的损伤。

（5）摸弹性固定：脱位的关节保持特殊的畸形位置，在摸诊时手中有弹力感。这是关节脱位的特征之一。

（6）摸肿块：首先应区别肿块的解剖层次，是骨性的还是囊性的，是在骨骼还是在肌腱、肌肉等组织中，还需触摸其大小、形态、硬度，观察边界是否清楚及其表面的光滑度等，推之是否可以移动。

2. 常用手法

（1）触摸法：以拇、食、中三指置于伤处，稍加按压之力，细细触摸（图3-2①）。范围先由远端开始，逐渐移向伤处，用力大小视部位而定。触摸时仔细体验指下感觉，古人有"手摸心会"的要领。通过触摸可了解损伤和病变的确切部位，病损处有无畸形、摩擦征，皮肤温度、软硬度有无改变，有无波动感等。触摸法往往在检查时最先使用，然后在此基础上根据情况选用其他手法。

（2）**挤压法**：用手掌或手指挤压患处上下、左右、前后，根据力的传导作用来诊断骨骼是否折断（图 3-2②）。如检查肋骨骨折时，常用手掌挤按胸骨及相应的脊骨，进行前后挤压；检查骨盆骨折时，常用两手挤压两侧髂骨翼；检查四肢骨折时，常用手指挤捏骨干。此法有助于鉴别是骨折还是挫伤。但检查骨肿瘤或感染患者，不宜在局部过多或用力挤压。

（3）**叩击法**：本法是以掌根或拳头对肢体远端的纵向叩击所产生的冲击力，来检查有无骨折的一种方法（图 3-2③）。检查股骨、胫腓骨骨折，有时采用叩击足跟的方法；检查脊椎损伤时可采用叩击头顶的方法；检查四肢骨折是否愈合，亦常用纵向叩击法。

（4）**旋转法**：用手握住伤肢下端，做轻轻的旋转动作，以观察伤处有无疼痛、活动障碍及特殊的响声（图 3-2④）。旋转法常与屈伸关节的手法配合应用。

（5）**屈伸法**：一手握关节部，另一手握伤肢远端，做缓慢的屈伸活动（图 3-2⑤）。若关节部出现剧痛，说明有骨关节损伤。关节内骨折者，可出现骨摩擦音。此外，患者主动的屈伸与旋转活动常与被动活动进行对比，以此作为测量关节活动功能的依据。

（6）**摇晃法**：一手握于伤处，另一手握伤肢远端，做轻轻摇晃，结合问诊与望诊，根据患部疼痛的性质、异常活动、摩擦音的有无，判断是否有骨与关节损伤。

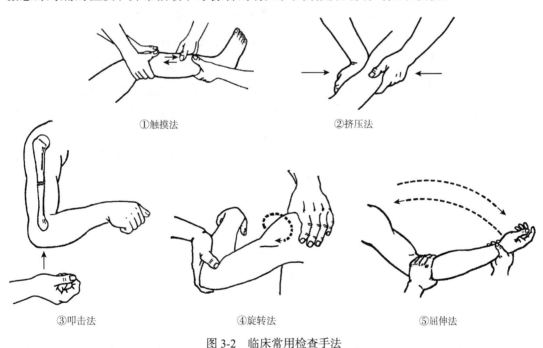

①触摸法　　　　　　　　　　　②挤压法

③叩击法　　　　　④旋转法　　　　　⑤屈伸法

图 3-2　临床常用检查手法

临床运用摸诊时非常重视对比，并注意"望、比、摸"的综合应用。只有这样，才能正确分析通过摸诊所获资料的临床意义。

（付长龙　谢新宇）

第二节　骨与关节检查

一、测　量

（一）测量的常用方法

测量的常用方法有肢体长短测量法和肢体周径测量法（图3-3）。

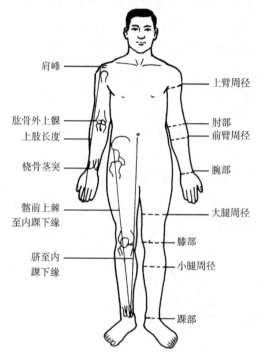

图3-3　肢体长度及周径测量法

肩峰
上臂周径
肱骨外上髁
上肢长度
肘部
前臂周径
桡骨茎突
腕部
髂前上棘
至内踝下缘
大腿周径
脐至内
踝下缘
膝部
小腿周径
踝部

1. 肢体长短测量法

（1）上肢长度：从肩峰至桡骨茎突（或中指尖）。

（2）上臂长度：肩峰至肱骨外上髁。

（3）前臂长度：肱骨外上髁至桡骨茎突，或尺骨鹰嘴至尺骨茎突。

（4）下肢长度：髂前上棘至内踝下缘，或脐至内踝下缘（骨盆骨折或髋部病变时用之）。

（5）大腿长度：髂前上棘至膝关节内缘。

（6）小腿长度：膝关节内缘至内踝，或者腓骨头至外踝下缘。

2. 肢体周径测量法

两肢体取相应的同一水平测量，测量肿胀时取最肿处，测量肌肉萎缩时取肌腹部。如上臂取肱三头肌止点处环绕肱二头肌测定上臂周径，前臂最粗处测最大周径，最细处测最小周径，下肢常在髌上 10～15cm 处测量大腿周径，在小腿最粗处测定小腿周径等。通过肢体周径的测量，以了解其肿胀程度或有无肌肉萎缩等。

（二）临床意义

1. 长于健侧

伤肢明显增长者，常为脱位的标志，多见于肩、髋等关节向前或向下脱位，亦可见于骨折过度牵引等。

2. 短于健侧

伤在肢体，多系有短缩畸形之骨折；伤在关节，则因脱位而引起，如髋关节、肘关节之向后脱位等。

3. 粗于健侧

有畸形且量之较健侧显著增粗者，多属骨折、关节脱位等重证。如无畸形而量之较健侧粗者，多系伤筋肿胀等。

4. 细于健侧

细于健侧可为陈伤误治而成筋肉萎缩，或因神经疾病而致肢体瘫痪。

二、理学检查法

（一）骨关节运动检查法

1. 关节功能活动范围检查法

关节的功能活动范围是指各关节从中立位运动到各方位最大角度的范围。目前临床上常用的关节活动度的记录方法有中立位 0°法（即以每个关节的中立位为 0°计算）和邻肢夹角法（以关节相邻肢段所构成的夹角计算）两种。国际上通用的方法为中立位 0°法，本书亦采用中立位 0°法记录。全身各关节都有其正常的生理活动范围，在肢体发生疾病或损伤时，其活动范围可发生变化，活动度减小或增大，也可出现超越生理活动范围的异常活动度。在测量时应注意除外关节周围的附加活动。如测量肱盂关节活动时，应固定肩胛骨；测量髋关节活动时，应固定骨盆等。还应注意正常人关节活动的范围差异，必要时要进行双侧关节活动的对比。人体各关节活动的正常范围见图 3-4 至图 3-12，表 3-1。

（1）脊柱关节

1）颈部：中立位为身体直立且目视前方。活动范围（图 3-4）：前屈、后伸各 35°～45°，左右侧屈各 45°，左右旋转各 60°～80°。

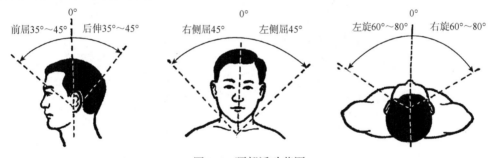

图 3-4　颈部活动范围

2）腰部：中立位为直立，腰伸直自然体位。活动范围（图 3-5）：前屈 90°，后伸 30°，左右侧屈各 20°～30°，左右旋转各 30°（固定骨盆，以两肩连线与骨盆横径的角度计算）。

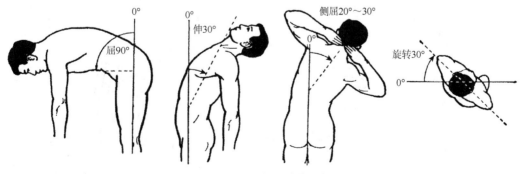

图 3-5　腰部活动范围

（2）上肢关节

1）肩关节：中立位为上肢自然下垂紧靠胸壁屈肘90°且前臂指向前。活动范围（图3-6）：前屈90°，后伸45°，外展90°，内收20°～40°，肘尖达腹中线，内旋80°，外旋30°，上举90°。

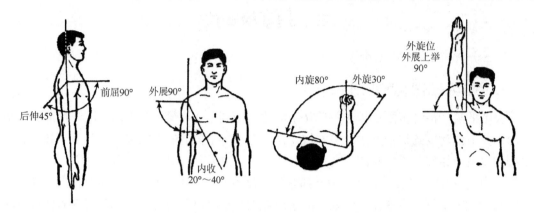

图3-6　肩关节活动范围

2）肘关节及前臂：中立位为肘关节伸直。活动范围（图3-7）：屈曲140°，过伸5°～10°，旋前（掌心向下）80°～90°，旋后（掌心向上）80°～90°。

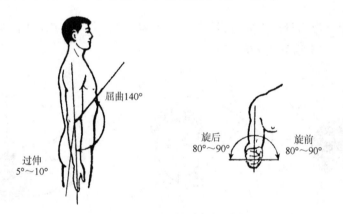

图3-7　肘关节及前臂部活动范围

3）腕关节：中立位为以第3掌骨与前臂纵轴成直线，掌心向下。活动范围（图3-8）：背伸35°～60°，掌屈50°～60°，桡偏25°～30°，尺偏30°～40°。

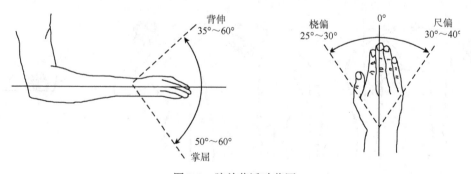

图3-8　腕关节活动范围

4）手部关节：中立位是手指各节完全伸直。掌指关节屈曲 60°~90°，近侧指间关节屈曲 90°，远侧指间关节屈曲 60°~90°；手指外展或内收≥20°，拇指外展活动 50°~70°，拇指屈曲活动度可达 20°~50°（图 3-9）。

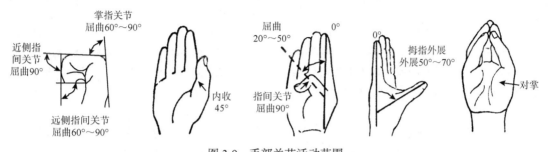

图 3-9 手部关节活动范围

（3）下肢关节

1）髋关节：中立位为髋关节伸直，髌骨向上。活动范围（图 3-10）：屈曲 145°，后伸 40°，外展 30°~45°，内收 20°~30°，外旋、内旋各 40°~50°。

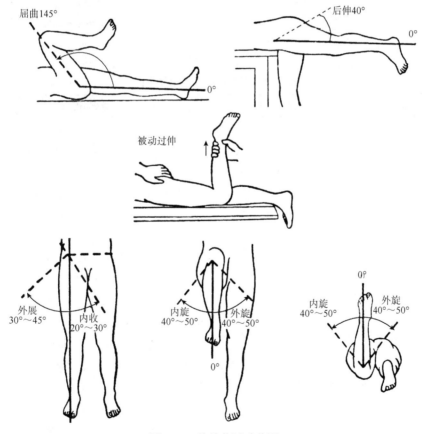

图 3-10 髋关节活动范围

2）膝关节：中立位为膝关节伸直。活动范围（图 3-11）：屈曲 120°~150°，过伸 5°~10°。

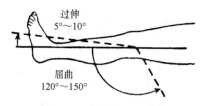

图 3-11　膝关节活动范围

3）踝关节：中立位为足外缘与小腿呈 90°。活动范围（图 3-12）：背伸 20°～30°，跖屈 40°～50°，外翻 30°～35°，内翻 30°。

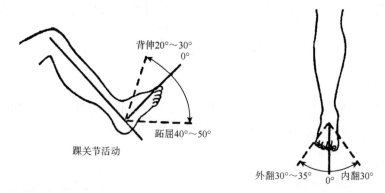

图 3-12　踝足部活动范围

表 3-1　人体各关节活动的范围

	部位	中立位	活动范围			
脊柱关节	颈部	身体直立且目视前方	前屈	35°～45°	后伸	35°～45°
			左右侧屈	45°	左右旋转	60°～80°
	腰部	直立，腰伸直自然体位	前屈	90°	后伸	30°
			左右侧屈	20°～30°	左右旋转	30°
上肢关节	肩关节	上肢自然下垂紧靠胸壁屈肘 90°且前臂指向前	前屈	90°	后伸	45°
			外展	90°	内收	20°～40°
				肘尖达腹中线		
			外旋	30°	上举	90°
			内旋	80°		
	肘关节	肘关节伸直	屈曲	140°	过伸	5°～10°
			旋前（掌心向下）	80°～90°	旋后（掌心向上）	80°～90°
	腕关节	以第 3 掌骨与前臂纵轴成直线，掌心向下	背伸	35°～60°	掌屈	50°～60°
			桡偏	25°～30°	尺偏	30°～40°
手部关节		手指各节完全伸直	掌指关节屈曲	60°～90°	近侧指间关节屈曲	90°
			远侧指间关节屈曲	60°～90°	手指外展或内收	≥20°
			拇指外展活动	50°～70°	拇指屈曲活动度	可达 20°～50°

续表

部位		中立位	活动范围			
下肢关节	髋关节	髋关节伸直，髌骨向上	屈曲	145°	后伸	40°
			外展	30°~45°	内收	20°~30°
			外旋、内旋	各40°~50°		
	膝关节	膝关节伸直	屈曲	120°~150°	过伸	5°~10°
	踝关节	足外缘与小腿成90°角	背伸	20°~30°	跖屈	40°~50°
			外翻	30°~35°	内翻	30°

2. 特殊检查法

（1）颈部特殊检查

1）前屈旋颈试验（Fenz 征）。操作：先令患者头颈部前屈，再左右旋转活动。结果：若颈椎处出现疼痛即为阳性，提示有颈椎骨关节病，表明颈椎有退行性变。

2）头顶叩击试验。操作：患者正坐，检查者以一手平置于患者头部，掌心朝下接触头顶，另一手握拳叩击放置于头顶部的手背。结果：若患者感觉颈部疼痛，或疼痛向上肢放射，则为阳性。本试验多用于颈椎病或颈部损伤的检查。

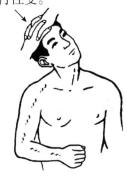

3）椎间孔挤压试验（Spurling 征）。操作：将患者的头转向患侧并略屈曲，检查者双手手指互相嵌夹相扣，以手掌面压于患者头顶部，同时向左右或前后屈伸颈椎（图3-13）。结果：当出现颈部或肢体放射性疼痛或麻木感时，即为阳性。阳性者提示有神经性损害，常见于神经根型颈椎病或颈椎间盘突出症。

图3-13　椎间孔挤压试验

4）屏气收腹试验。操作：患者取平卧位，屏住呼吸，持续用力收缩腹部肌肉以增加腹压。结果：若颈部出现疼痛或者原有症状加重则为阳性，提示椎管内压增高，颈神经根刺激加重，如椎管内占位性病变等。

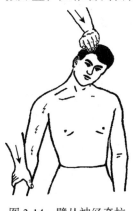

5）臂丛神经牵拉试验（Eaton 征）。操作：患者端坐，头微屈，检查者一手握住患者病侧手腕，另一手放在患者病侧头部，双手向相反方向推拉（图 3-14）。结果：若患者感到疼痛并向上肢放射，即为阳性。本试验用于颈椎病检查。但应注意，除颈椎病根性压迫外，臂丛损伤、前斜角肌综合征者均可呈阳性。

6）深呼吸试验（Adson 征）。操作：患者取坐位，昂首转向患侧，深呼吸后屏住呼吸，检查者一手抵患侧下颌，给以阻力，一手摸患侧桡动脉，同时将其上肢外展后伸并外旋。结果：桡动脉搏动减弱或消失并出现颈、肩、背疼痛，则为阳性。提示血管受挤压，常见于前斜角肌综合征等。

图3-14　臂丛神经牵拉试验

（2）腰骶部特殊检查

1）托马斯征（Thomas 征）。患者仰卧，大腿伸直，则腰部前凸；屈曲健侧髋关节，迫使脊椎代偿性前凸消失，则患侧大腿被迫抬起，不能接触床面。常见于腰椎疾病和髋关节疾病等。

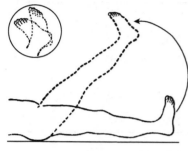

图 3-15 直腿抬高及加强试验

2）直腿抬高及加强试验。操作：患者仰卧、伸膝，检查者一手扶患膝并保持下肢伸直，一手握住患者踝部，抬高肢体致患者疼痛不能继续抬高为止，记录角度。结果：记录角度 30°～70° 为直腿抬高试验阳性。直腿抬高至痛时，下降 5° 左右，再突然使足背伸，若引起大腿后侧疼痛则为加强试验阳性，均提示腰椎间盘突出症（图 3-15）。若突出物较大或者中央型腰椎间盘突出，对侧直腿抬高试验也可出现阳性。

3）拾物试验。操作：患儿取坐位，将一物置于地面，嘱患儿拾起，观察其姿势。结果：如直立弯腰则为正常，若患儿腰部挺直，双髋和膝关节尽量弯曲，一手扶膝，一手拾物则为阳性，提示小儿脊柱病变。

4）屈髋伸膝试验（Laseque 征）。操作：患者仰卧，双腿靠拢，嘱其尽量屈髋、膝关节。结果：于屈髋位伸膝时，引起患肢痛或肌肉痉挛者为阳性。这也是腰椎间盘突出症的表现之一。

5）屈颈试验（又称 Linder 试验）。操作：患者仰卧，双下肢伸直，检查者一手按其胸前，一手托其枕后，屈其颈部。结果：若出现腰部及患肢后侧放射性疼痛则为阳性。提示坐骨神经受压。

6）股神经牵拉试验。操作：患者俯卧、屈膝，检查者将其小腿上提或尽力屈膝。结果：出现大腿前侧放射性疼痛者为阳性。见于股神经受压，多为腰 3、4 椎间盘突出症。

7）骨盆回旋摇摆试验。操作：患者仰卧，双手抱膝，极度屈髋、屈膝。检查者一手扶膝，一手托臀，使臀部离开床面，腰部极度屈曲，摇摆膝部。结果：腰痛者则为阳性。多见于腰部软组织劳损或腰椎结核。

（3）骨盆部特殊检查

1）骨盆分离与挤压试验。操作：患者取仰卧位，检查者用双手向外下方挤压患者两侧髂嵴，称为骨盆分离试验；反之，用双手向中线方向相对挤压患者两侧髂骨翼，称为骨盆挤压试验。结果：能诱发疼痛者为阳性，多见于骨盆环骨折（图 3-16）。

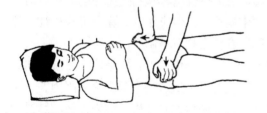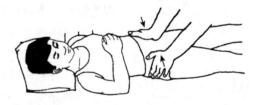

图 3-16 骨盆分离及挤压试验

2）"4"字试验（又称 Fabere 或 Patrick 征）。操作：患者取仰卧位，患肢屈髋、屈膝，并外展、外旋，外踝置于对侧伸直下肢的近膝关节处，两腿相交成"4"字。检查者一手固定骨盆，一手置于患肢膝内侧向下压（图 3-17）。结果：若骶髂关节疼痛，则为阳性。阳性者提示骶髂关节劳损、类风湿关节炎、结核、致密性骨炎等。

3）床边试验（又称 Gaenslen 征）。操作：患者取仰卧位，患侧靠床边使臀部略微突出，大腿能垂下为宜。对侧下肢屈髋、屈膝，并将双手抱于膝前。检查者一手扶住患者膝关节，固定其骨盆，另一手将垂下床旁的大腿朝地面方向加压（图 3-18）。结果：若能诱发骶髂关节处疼痛则为阳性，说明患有骶髂关节疾病。

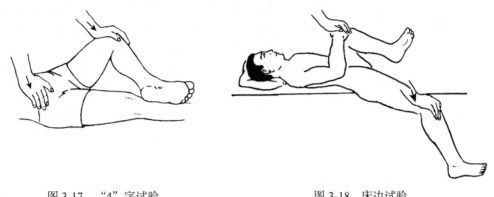

图 3-17　"4"字试验 　　　　　　　　　　　　　　　图 3-18　床边试验

4）伸髋试验（又称 Yeoman 试验）。操作：患者取俯卧位，屈膝至 90°，检查者一手压住患侧骶髂关节并用另一只手向上提起患侧小腿。结果：如能诱发骶髂关节部位疼痛，则为阳性，其意义与"4"字试验相同。

（4）肩部特殊检查

1）杜加征（Dugas 征）：又称搭肩试验。操作：患肢肘关节屈曲，并将手放在对侧肩关节，弯曲的肘关节贴向胸部。结果：若肘关节不能与胸壁贴紧则为阳性，表示肩关节脱位（图 3-19）。

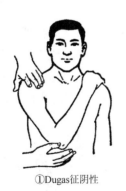

①Dugas征阴性　　　　　　　②Dugas征阳性（右肘不能贴住胸壁）

图 3-19　搭肩试验

2）落臂实验。操作：患者取站立位，患肢被动充分外展，然后嘱其缓慢放低。结果：若患肢从外展 90° 的位置直落至身体侧面，则为阳性，多提示肩袖撕裂损伤。

3）肱二头肌长头紧张试验（Yergason 征，又称肱二头肌抗阻力试验）。操作：患者用力弯曲肘部，前臂向后旋转，检查者施加阻力。结果：如出现肱二头肌肌腱滑出或结节间

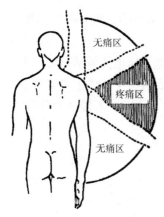

图 3-20　肩关节外展上举试验

沟区处产生疼痛则为阳性，前者提示为肱二头肌长头肌腱炎。

4）肩关节外展上举试验（又称"疼痛弧"试验）。操作：嘱患者肩外展或被动外展其上肢。结果：上肢外展 0°～60°未感疼痛或疼痛较轻，60°～120°感疼痛，再上举 120°～180°反而不痛，即为阳性，提示冈上肌肌腱炎（图 3-20）。

5）冈上肌肌腱断裂试验。操作：嘱患者肩外展或被动外展其上肢。结果：当肩外展 30°～60°时，可以看到患侧三角肌明显用力收缩，但不能外展上举上臂，越用力，肩越高耸，但如果帮助患者外展越过 60°，患者则能主动上举上臂，三角肌也能单独完成其余的外展幅度（图 3-21）。30°～60°范围内的主动外展障碍，为阳性征，提示冈上肌肌腱断裂或撕裂。

（5）肘部特殊检查

1）腕伸肌紧张试验（又称 Mill 征）。操作：患者伸直患侧肘关节，前臂旋前位，检查者将患侧腕关节屈曲。结果：若此时患者肱骨外上髁区发生疼痛则为阳性，提示肱骨外上髁炎。

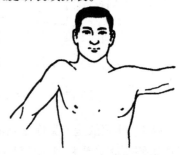

图 3-21　冈上肌肌腱断裂试验

2）肘三角（又称 Hüter 线与 Hüter 三角）。正常情况下，当肘关节伸直时，肱骨外上髁、肱骨内上髁和尺骨鹰嘴在一条直线上；当肘关节屈曲时，三者围成一等腰三角形。肱骨髁上骨折时，三者关系仍保持不变；肘关节后脱位时，三者关系改变。

3）肘关节外展内收试验。操作：患者肘关节置伸直位，检查者一手握住其肘关节上方，一手外展或内收其前臂。结果：若肘关节被动外展内收，出现异常侧方运动，提示侧副韧带撕裂、肱骨外上髁骨折、肱骨内上髁骨折或桡骨小头骨折。

（6）腕部特殊检查

1）握拳尺偏试验（Finkel-Stein 试验）。操作：患者握拳（拇指埋于拳内），并使腕部尺侧偏。结果：若桡骨茎突处出现疼痛为阳性（图 3-22），提示桡骨茎突狭窄性腱鞘炎。

2）腕关节尺侧挤压试验。操作：患者腕关节置于中立位，检查者将其腕关节尺偏并挤压。结果：若下尺桡关节处发生疼痛则为阳性（图 3-23），提示三角软骨盘损伤、尺骨茎突骨折。

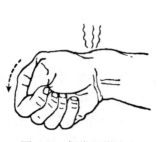

图 3-22　握拳尺偏试验

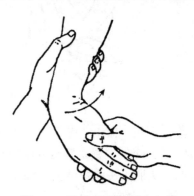

图 3-23　腕关节尺侧挤压试验

（7）髋部特殊检查

1）大腿滚动试验（Gavain 征）。操作：患者取仰卧位，双下肢自然伸直，检查者以手掌轻搓患者大腿，使大腿来回滚动。结果：若髋关节周围肌肉发生痉挛，活动受限，疼痛，即为阳性，常见于髋关节脱位、股骨颈骨折、股骨粗隆间骨折、髋关节炎症、结核等。

2）髋关节承重功能试验（Trendelenburg 试验）。操作：患者裸露臀部，两下肢交替持重和抬高，注意骨盆的动作。结果：若抬腿侧骨盆不上升反下降，则为阳性（图 3-24）。轻度时只能看出上身摇摆。阳性者提示：持重侧不稳定，臀中肌、臀小肌麻痹和松弛，如小儿麻痹后遗症或高度髋内翻；骨盆与股骨之间的支持性不稳，如先天性不稳（先天性髋关节脱位）、股骨颈骨折。

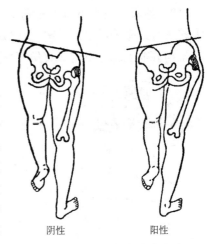

阴性 阳性

图 3-24 髋关节承重功能试验

3）下肢短缩试验（Allis 征）。操作：患者取仰卧位，屈髋、屈膝，两足平行置于床面，比较其两膝高度。结果：若两膝高度不同则为阳性（图 3-25），提示较低一侧股骨或胫骨短缩，或髋关节后脱位。

4）望远镜试验（Dupuytren 征）。操作：患者取仰卧位，检查者一手握住膝盖，一手固定骨盆，然后上下推动股骨干。结果：若检查到抽动和声响即为阳性，提示小儿先天性髋关节脱位。

5）髂胫束试验（Ober 征）。操作：患者取健侧卧位，健侧屈髋、屈膝。检查者一手固定骨盆，一手握患肢踝关节上方，屈患肢膝达 90°后，外展大腿并伸直患肢膝，此时检查者除去外力，使其自然下落。结果：若大腿不能自然下落，并可于大腿外侧触及条索样物，或患侧主动内收，足尖不能触及床面，则为阳性，提示髂胫束挛缩（图 3-26）。

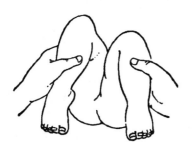

图 3-25 下肢短缩试验

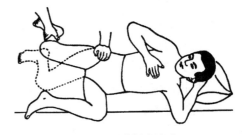

图 3-26 髂胫束试验

6）蛙式试验（Ortolani 征）：见于小儿先天性髋关节脱位。操作：小儿取仰卧位，双髋外展，双下肢分开。结果：患侧膝关节不能接触床面；若能，则先有一滑动声响，此为暂时复位标志（图 3-27）。

7）髂坐线（Nelaton 线）。操作：患者取仰卧位，观察其髂前上棘到坐骨结节的连线。结果：髂前上棘到坐骨结节的连线正通过大转子的最高点为正常，否则为阳性，提示髋关节脱位或股骨颈骨折（图 3-28）。

8）髂股三角（Bryant 三角）。操作：患者取仰卧位，自髂前上棘向床面作垂线，测量大转子与此垂线的最短距离，比较两侧的这一距离。结果：两侧距离相等则正常。连接大转子与髂前上棘，将构成直角三角形（图 3-28）。

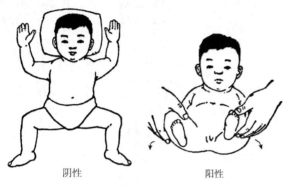

阴性　　　　　　　阳性

图 3-27　蛙式试验

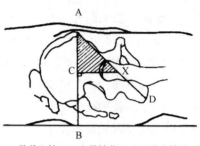

A. 髂前上棘；D. 坐骨结节；X. 股骨大转子；AB线垂直于床面；CX线垂直于AB线

图 3-28　髂坐连线与髂股三角

9）大转子髂前上棘连线（Shoemaker 线）。两侧大转子的顶点各与同侧的髂前上棘作连线，其延长线相交于腹正中线上。若患侧大转子上移，则两线交于中线旁的健侧（图 3-29）。

（8）膝部特殊检查

1）浮髌试验。操作：患者取仰卧位，伸膝关节，放松股四头肌，检查者一手虎口对着髌上囊，压迫膝部，将膝内液体压入髌骨下，一手轻压髌骨后快速松开。结果：若髌骨浮起，则为阳性（图 3-30）。正常人体膝内液体约为 5ml，当膝内液

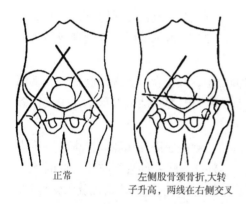

正常　　　　　　左侧股骨颈骨折，大转子升高，两线在右侧交叉

图 3-29　大转子髂前上棘连线

体达 50ml 时，即为阳性。

2）髌骨摩擦试验。操作：患者取仰卧位并伸膝，检查者一手按压髌骨处，使其在股骨髁关节面上下活动。结果：若察觉到摩擦音或疼痛者为阳性，见于髌骨软化症。

3）半月板回旋挤压试验（Me Murray 试验）。操作：患者取仰卧位，检查者一手拇指与四指分别按住膝关节内外间隙，另一手握住足，极度屈膝。结果：在伸屈膝的过程中，当小腿内收、外旋时出现弹响或合并疼痛，提示内

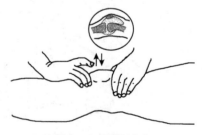

图 3-30　浮髌试验

侧半月板有病变；当小腿外展、内旋时有弹响或合并疼痛，提示外侧半月板有病变（图 3-31）。

4）旋转提拉或旋转挤压试验（Apley 征）。操作：患者取俯卧位，检查者双手握住患肢足部，使患膝屈曲 90°。结果：若左腿压住患腿，旋转提起患膝，出现疼痛，则为侧副韧带损伤；若膝下压，再旋转，出现疼痛，则为半月板损伤；轻微屈曲时痛，则为半月板前角损伤（图 3-32）。

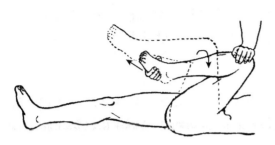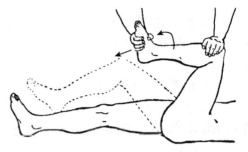

检查内侧半月板，于膝屈曲位将小腿内收外旋，
然后徐徐伸直膝关节

检查外侧半月板，于膝屈曲位将小腿外展内旋，
然后徐徐伸直膝关节

图 3-31　半月板回旋挤压试验

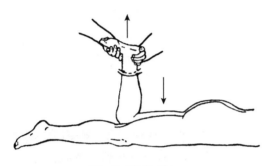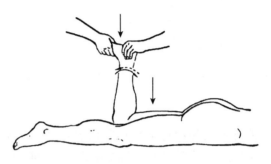

提拉（检查侧副韧带）　　　　加压（检查半月板）

图 3-32　旋转提拉或旋转挤压试验

5）膝关节侧向挤压试验（Bochler 征）。操作：患者取仰卧位，膝关节伸直，肌肉放松，检查者一手握住踝关节并向外拉，一手按住其股骨下端外侧。结果：若内侧副韧带承受外展张力，有疼痛感或出现侧方活动，说明内侧副韧带损伤；若使膝关节外侧副韧带承受内收张力有疼痛感或出现侧方活动，说明外侧副韧带损伤（图 3-33）。

6）抽屉试验。操作：患者取仰卧位，屈膝并固定踝部，检查者握住膝部胫骨的上端。结果：向后施压，若胫骨发生后移，则提示后交叉韧带断裂；向前施压，胫骨前移，则提示前交叉韧带断裂（图 3-34）。

7）膝关节过伸试验（又称 Jones 试验）。操作：患者取仰卧位，伸膝，检查者一手按膝部，一手托起小腿，使膝过度伸展。结果：出现疼痛者可能是半月板前角损伤、髌下脂肪垫肥厚或损伤、股骨髁软骨损伤。

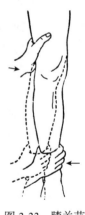

图 3-33　膝关节侧向挤压试验

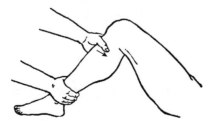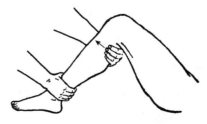

后交叉韧带检查方法　　　　前交叉韧带检查方法

图 3-34　抽屉试验

8）挺髌实验。操作：患者取仰卧位并伸直下肢，检查者一手拇指与示指置于髌骨上方，紧推髌骨，嘱患者伸直抬膝。结果：若发生疼痛，则为阳性，多为髌上囊病变、髌骨软化症等。

（9）足踝部特殊检查

1）前足横向挤压试验。操作：检查者双手从两侧挤压患者前足。结果：若引起疼痛，提示跖骨骨折、跖间肌损伤。趾底总神经卡压综合征（Morton 病）除了出现放射痛外，还会出现足趾麻木。

2）捏小腿三头肌试验（Thompson 征）。操作：患者取仰卧位，检查者以手捏其三角肌腹，足屈曲为正常；若无，则提示跟腱断裂。

（二）肌肉检查法

1. 肌容积

观察肌肉有无萎缩及肥大，测量肢体周径，判断肌肉的营养状况。

2. 肌张力

肌张力指静息状态下的肌肉紧张度。检查方法：嘱患者肌肉放松，用手触摸肌肉硬度，并测定其被动运动时的阻力及关节运动幅度，亦可叩击肌腱听声音，声音高者肌张力高，声音低者肌张力低。

3. 肌力

肌力指肌肉主动收缩的力量。

（1）肌力的评级标准： 目前通用的是 Code 六级分法。

0 级：肌力完全消失，无活动。

Ⅰ级：肌肉能收缩，关节不活动。

Ⅱ级：肌肉能收缩，关节稍有活动，但不能对抗肢体重力。

Ⅲ级：能对抗肢体重力使关节活动，但不能抗拒外来阻力。

Ⅳ级：能对抗外来阻力使关节活动，但肌力较弱。

Ⅴ级：肌力正常。

（2）肌力检查法： 在关节主动运动时施加阻力与之对抗，测量其肌力，并进行双侧对比。

（三）神经检查法

慢性筋骨病常常合并有神经系统的损伤。神经功能的检查在诊断中具有相当重要的作用。神经系统检查对伤病的诊断、治疗、疗效观察等具有重要意义。

1. 感觉检查

检查时室内温度舒适并保持安静，检查部位充分暴露，说服患者耐心合作。检查内容包括浅感觉、深感觉、综合感觉。

感觉检查的临床意义如下。

（1）神经干损伤： 受损伤的神经感觉分布区浅、深感觉均有障碍，常伴有该神经支配的肌肉瘫痪、萎缩和自主神经功能障碍。

（2）**神经丛损伤**：该神经丛分布区的浅、深感觉减弱甚至消失，常伴有疼痛。感觉障碍的分布范围较神经干型的要大，包括受损神经丛在各神经干内的感觉纤维所支配的皮肤区域。

（3）**神经根损伤**：浅、深感觉均受影响，其范围与脊髓神经节段分布相一致，并伴有损伤部位的疼痛，称为"根性疼痛"。

（4）**半侧脊髓损伤**：称为半侧脊髓损伤综合征，又称 Brown-Sequard 综合征，指损伤节段以下同侧运动障碍及深感觉障碍，对侧痛觉、温度觉障碍，双侧触觉往往不受影响。

（5）**脊髓横断性损伤**：损伤节段以下浅、深感觉均受影响。

2. 反射检查

反射检查有助于判断神经系统损害的部位和性质。检查时必须两侧对比，一侧反射增强或减弱、消失，是神经系统损害的重要体征。若两侧反射为对称性的减弱或增强，其诊断意义不大。

（1）**深反射**：是刺激肌腱、骨膜和关节内的本体感受器所引起的反射。一般常用下列方法表示反射程度：消失（−）、减退（＋）、正常（＋＋）、增强（＋＋＋）、亢进，甚至出现阵挛（＋＋＋＋）。常检查的深反射有肱二头肌肌腱反射、肱三头肌肌腱反射、桡骨膜反射、膝腱反射及跟腱反射。

（2）**浅反射**：是刺激体表感受器所引起的反射。一般的记录方法为消失（−）、迟钝（＋）、活跃（＋＋）、亢进（＋＋＋）。常检查的浅反射有腹壁反射、提睾反射、肛门反射。

3. 病理反射

病理反射是中枢神经损害时才出现的异常反射，正常人不能引出。常检查的病理反射有霍夫曼（Hoffmann）征、巴宾斯基（Babinski）征、夏道克（Chaddock）征、奥本海姆（Oppenheim）征、戈登（Gordon）征、髌阵挛及踝阵挛。

（付长龙 谢新宇）

第三节 辅 助 检 查

一、影像学检查

（一）X 线检查

X 线检查由于其快速简便的特点，在临床诊断上应用十分广泛，尤其是在骨伤疾病的诊断方面，是临床骨伤的重要诊断指标之一。治疗骨折的常用方法有手法整复、牵引和固定等，而通过 X 线检查可以确定损伤部位的范围、程度、骨与周围组织的病变关系，为临床的手法治疗提供标准，也可进一步观察疗效及预后。

除此之外，X 线检查对于正常人的骨骼生长发育也可提供参考价值，可以通过观察骨骼的生长发育情况，探查某些外界因素对机体的影响，如营养、疾病等。因此作为一位合格的医师，特别是骨伤科的医师，熟练掌握 X 线的检查方法及 X 线片的阅读技巧是不可或缺的。

虽然 X 线有很多优点及应用价值，但同样存在许多不足。例如，相对于磁共振成像而言，X 线影像的质量远远不足，常常造成临床医师的判断困难。因此 X 线片虽然对于骨伤科很重要，但是只能作为辅助用具，应该配合医师的临床经验共同指导治疗。

X 线的检查除了确定正确的检查部位外，还应确定正确的体位。常用的检查体位有两种，即常规摄影和特殊摄影。常规摄影包括正侧位片和斜位片。特殊摄影包括开口位片、轴位片、双侧对比 X 线片、断层摄影检查等。

1. 常规 X 线摄影

（1）X 线透视：包括 X 线电视和荧光透视。透视主要应用于以下三个方面：①火器伤，如枪伤后子弹在体内的寻找、定位及摘除；②骨折或者脱位后的治疗及后期复查；③在身体复杂部位上的脱位或者骨折，必须先通过 X 线透视后获得适当的投射位置，才能使损伤部位在 X 线片上正确地显示出来。

（2）平片摄影：适用范围广，适合所有的骨、关节部位。对于四肢长骨、关节和脊柱而言，较多采用的投照位置是正侧位片；但是除了正侧位片以外，还有很多其他的摄片方法，如脊柱和手的摄斜位片，弧形弯曲骨骼部位的摄切线片，髌骨、跟骨的摄轴位片，以及其他的摄内收、内旋、外展、外旋等位置的 X 线片。摄片除了观察骨和关节的形态外，同时也要注意骨关节周围软组织，甚至是邻近的关节及健侧的 X 线片。

2. 特殊 X 线摄影

特殊 X 线摄影是通过一些特殊的装置或者摄影技术，对普通 X 线摄影进行的改进，使骨、关节及其周围的软组织能显示出一般摄影所不能显示的征象。

（1）体层摄影：适用范围广，头颅、四肢、躯干、骨盆等部位都可以应用，可显示出病灶及病变的深度，从而起到诊断的作用，常用于骨肿瘤、骨髓炎、骨关节结核等疾病的诊断。体层摄影的作用机制是通过 X 线片和球管的反向移动，使运动轴心平面的组织显影能清晰地呈现出来，而在此平面的浅层或深层组织，由于在投照时移动而变得模糊。

（2）立体摄影：可用来显示病变部位的立体图像，观察病变部位的范围和深度，主要应用于头颅、脊柱、骨盆、胸部等结构复杂的部位，特别是在判断这些部位里的异物或者钙斑位置及其与相邻组织的关系时最为适用。

（3）应力摄影：常用于软骨、韧带损伤或者骨关节的松弛等常规 X 线摄片不能显示的情况。通常采用强迫位检查，但是此过程患者容易产生痛苦，因此应慎用。

（4）放大摄影：需采用高性能 X 线诊断机。主要用于观察骨组织的较微细改变、骨小梁改变、骨皮质吸收及裂纹骨折。

（二）CT 检查

CT（computed tomography）全称为计算机体层成像，是目前较为先进的诊断技术。它的成像原理与普通的 X 线照相有所差异。CT 扫描与 X 线照片方式不同，它是通过 X 线对检查部位进行横断面扫描，通过不同组织对 X 线不同的吸收程度，将病变区域微小的差别显现出来，再通过信号转换与存储装置和计算机转换，将图像显示在电视屏幕上，供医师、患者参考阅读。CT 扫描检查方便、迅速。合理使用下，X 线辐射量也在正常的允许范围内。相比于普通的 X 线片，CT 扫描的图像具有更高的密度分辨率和空间分辨率，因此能更好地区分密度相近的组织或者病变，也能更好地显示出详细的组织，如肌肉、椎间盘、血管、神经和脊髓等。

在骨伤科进行普通 X 线的疾病诊断中，容易受到骨阴影重叠或者肠内容物遮盖的影响，但 CT 可通过横断面扫描和三维重建，避免这方面的问题。通过 CT 横断面扫描可以发现脊椎、四肢骨关节、骨盆等区域微小的病变。可直接观察到椎管是否狭窄，椎间盘的突出情况，椎管内腔、椎管侧隐窝、长管骨髓腔等区域的情况。同时 CT 扫描对原发性骨肿瘤也有很好的诊断作用，可确定肿瘤的部位、范围及与其他脏器之间的关系。虽然 CT 扫描有很多优点，但是也同时存在着缺点和局限性，不可盲目使用，要注意其适用范围与适应证。

（三）MRI 检查

磁共振成像（magnetic resonance imaging，MRI）是在 CT 扫描之后的又一伟大成就，是放射学领域的一大突破，在疾病的临床诊断中起到十分重要的作用。MRI 之所以在骨科疾病中占有如此重要的地位，其优势在于对软组织损伤，骨、关节病变的诊断的精确作用，不单单显示病变的部位、范围和形态，且对软组织的结构、损伤，以及治疗后的愈合，均能清晰地显示出来。同时在四肢关节等细小部位的损伤也有较为精确的诊断。MRI 和 CT 都可进行横断面扫描和三维重建，但是 MRI 除了横断面以外，还可同时在矢状面及冠状面上进行扫描，可通过这三个面的扫描对椎管内外进行观察，检查脊髓组织是否发生病变，这是 CT 和 X 线所不具备的。但是 MRI 也存在其自身的缺点和局限性。MRI、CT 和 X 线三者各有利弊，不可被完全替代。

（四）放射性核素骨显像

放射性核素骨显像是一种使人体内的骨和关节在外显像的技术，它是通过现代仪器（如扫描仪或 γ 照相仪）对人体内的骨质、关节浓聚的放射性核素或标记化合物进行探测，且根据核素不同的能量大小、血清除的快慢及半衰期的长短，可以选择不同的显像剂，例如 ^{99m}Tc 的磷酸化合物，就是目前在临床上使用频率最高的骨显像剂。骨质和关节中放射性核素的聚集受多方面因素的影响：①放射性物质随着周围组织血供的增加而增加，所以当骨质和关节的血供丰富时扫描的显像就增强。②新生骨及在骨骼生长活跃的时期，放射性核素也获得很大的增长。③软组织坏死也和放射性核素相关。④溶骨区出现冷区，放射性核素减少；出现热区，放射性核素增多。对检查部位进行核素扫描时应该与对侧进行对比，或与周围骨骼进行对比，才更容易发现是否有放射性核素聚集的异常。

放射性核素显像对骨、关节疾病具有很高的灵敏性，能早期发现疾病的存在，通常比 X 线检查和酶的试验更快，因此在对骨、关节疾病的早期诊断上具有很高的应用价值。骨、关节的放射性核素由于其扫描的精确性，它的假阴性率会低于 X 线检查，它能显示出关节的形态及关节的代谢和供血情况，精确地定位病变部位，对于各种早期的骨关节疾病有很好的诊断价值，尤其是骨肿瘤、骨转移瘤等。

（五）超声波检查

超声波的声波高于 2000Hz，在传播时如果碰到不同声抗的界面能发生放射折回，而在这个过程中，超声的机械能被超声仪转化为电能，再处理放大，显示在荧光屏上。超声诊断的类型分为 A、M、B、D 四型，A 型为超声示波，能将回声转换为电信号，显示出不同振幅的波。M 型能显示出光点扫描。B 型为超声显像，显示出不同灰度的光点并将其组成图像。D 型超声频移，显示超声的多普勒效应产生的差频。

超声诊断适用范围广，且由于其方便无损伤，常用于各科多疾病的诊断，在诊断骨科的疾病时，多用于四肢骨及其周围软组织的积液、血肿、脓肿和肿瘤等。

二、实验室检查

（一）血液学检查的临床意义

血液学的检查对临床创伤具有很重要的指导意义，可了解创伤出血及感染的程度，并推测感染的预后情况。

（1）失血时，血液中红细胞及血红蛋白明显减少，白细胞及网织红细胞增多。若连续两次血液成分检查显示降低，提示活动性出血。

（2）感染时白细胞和中性粒细胞增高，红细胞沉降率（血沉）加快。化脓性感染时白细胞数显著上升，可达 $20 \times 10^9/L$ 以上，但是在重度感染时，白细胞数不确定，可增多、正常或降低。白细胞数降低可见于病毒、原虫或革兰氏阴性菌感染，也可见于骨髓转移癌。

（3）在创伤或应激及有严重的外伤时，白细胞可增多。在应激时可见嗜酸性粒细胞减少、血沉加快。

（4）长期卧床患者或者慢性骨髓炎、骨关节结核患者由于慢性消耗，会使血红蛋白和红细胞量明显减少。

（二）血栓及止血检测的临床意义

1. 凝血时间

凝血时间（CT）延长是由凝血酶原减少所致，常见于阻塞性黄疸和严重的肝功能损害。

2. 活化的部分凝血酶原时间

活化的部分凝血酶原时间（APTT）异常延长常由于缺乏凝血因子所致。活化的部分凝血酶原时间异常缩短常见于血栓前状态和血栓性疾病。

3. 凝血酶原时间

凝血酶原时间（PT）异常延长常由于缺乏凝血因子。凝血酶原时间异常缩短常见于高凝血状态，如缺血性股骨头坏死和骨髓瘤等。

4. 血液黏度

血液黏度增高常见于血脂增高和血浆球蛋白增高的疾病，如骨坏死、多发性骨髓瘤和糖尿病等。

（三）生化检查的临床意义

生化检查是在物理、化学原理的指导下，对血液等标本进行有目的的科学检查，对临床疾病的发生发展、诊断和治疗提供依据。

1. 血尿酸

肾小球滤过功能损害可见血尿酸（UA）浓度异常增高。痛风性关节炎可见体内血尿酸异常增高。肾小管重吸收尿酸功能损伤可见血尿酸浓度降低。

2. 血钙异常

血钙增高可见于甲状腺功能亢进、自发性高钙血症、维生素 D 用量过度、多发性骨髓瘤。血钙减低可见于甲状腺功能减退、维生素 D 缺乏病、婴儿手足抽搐症、佝偻病、恶性肿瘤骨转移、骨软化症等。

3. 血磷异常

血磷增高可见于肾衰竭、骨折愈合期、甲状旁腺功能减退、维生素 D 摄入过量等。血磷减低可见于急性心肌梗死、碱中毒、过度换气综合征、肾小管性酸中毒、甲状旁腺功能亢进、磷摄入不足。

4. 碱性磷酸酶

碱性磷酸酶（ALP）升高多见于骨折愈合期、成骨细胞瘤、骨软化症、佝偻病、纤维性骨炎和肝胆系统疾病等。

5. 酸性磷酸酶

酸性磷酸酶（ACP）升高多见于代谢性骨病、恶性肿瘤骨转移、原发性骨肿瘤、血小板减少症、肝硬化和前列腺癌等。

（四）其他实验室检查的临床意义

1. 抗溶血性链球菌"O"

抗溶血性链球菌"O"（ASO）阳性多见于急性上呼吸道感染、急性肾小球肾炎、风湿性关节炎、活动性风湿热等。

2. 类风湿因子

类风湿因子（RF）阳性多见于风湿性疾病，如类风湿关节炎。

3. C-反应蛋白

C-反应蛋白（CRP）增高多见于结缔组织病、恶性肿瘤、组织坏死、化脓性感染等。

4. 人类白细胞抗原-B27

人类白细胞抗原-B27（HLA-B27）阳性多提示强直性脊柱炎。

三、其 他 检 查

（一）肌电图

肌电图检查法用于检查临床电生理，临床电生理变化常与神经肌肉兴奋有关。肌电图是由同心轴单、双心针电极插入肌肉，通过电极把生物电位从肌肉内引导出来，于屏幕上放大显示出的波形。肌电图是临床评定肌肉功能及康复的重要指标，适用于神经和肌肉疾病，特别是肌源性疾病和下运动神经元疾病的诊断。

（二）神经传导功能检测

神经传导功能检测是指对神经病变及周围神经进行定位和功能评价。其检测方法由以下三个方面组成：①运动神经和感觉神经的传导速度测定可用于肌炎疾病、周围神经炎、周围神经损伤的检查。②运动神经元的兴奋性和运动神经近髓段的传导功能由 F 波的传导速度来评估。③周围神经病变用 H 反射来诊断。

（三）体感诱发电位

体感诱发电位（SEP）是中枢神经在电流刺激周围神经干时引起的电活动，这种电活动是向心传导的，可以在大脑皮质的相应感觉区发现和测定相应的感觉诱发电位，并且根据诱发电位波形和潜时的异同，为临床脊髓损伤疾病的诊断、治疗及预后提供依据。体感诱发电位的检查者需要具备丰富的临床经验和电生理知识。体感诱发电位可以观察神经损伤的定位和程度、感觉神经功能状态及神经恢复的情况，可用来判断各种脊髓、脊柱损伤疾病与周围神经损伤的程度及预后和康复。

检查前应该对患者进行心理辅导，说明检查的过程、项目、时间等，以及该检查的安全性，使患者心情放松并接受检查。患者检查前排尽大小便，体位采取半卧位或卧位，颈部肌肉保持松弛。检查过程中尽量使患者不要思考也不能入睡，特别是不能计数，在心中计数或者思考都会对检测结果产生很大的影响。检查前也不能使用镇静药。

（四）骨密度测定

骨密度（BMD）指的是骨骼矿物质密度，是骨骼强度的指标，单位是 g/cm^3。临床上使用骨密度检测仪时，会有不同的绝对值，通常采用 T 值来判断骨密度正常与否。T 值是一个相对值，参考范围为−1～+1，低于−2.5 表示 T 值不正常。骨密度可通过对骨质疏松程度的反映，预测其可能发生骨折的危险性。随着测量仪器和相应软件的开发利用，骨密度测量的精确性明显升高，且应用部位和范围也更加广泛，不仅可用于骨质疏松的诊断，还可用于临床流行病学的调查和药效的观察。目前我国在骨密度的应用上主要是用来调查不同人群的骨密度值，以及与之相对应的骨质疏松的危险性，最后通过流行病学调查，选择价格低廉、无创易操作且安全可靠的方法。

双能 X 射线吸收法（DEXA）是双光子骨密度仪（DPA）的改进版，在 X 线分光光度测定法的基础上，通过双能量的 X 线骨密度分析法检查骨密度的变化。他们两者具有相似的原理，DEXA 相较于 DPA 而言，测量的精确性和准确性都有所提高。原因是 DEXA 使用的照射源是 X 线，扫描时间更短、图像更清晰、结果更准确。目前 DEXA 在临床上主要有以下三种作用：①观察疾病的发病及治疗过程；②评价骨代谢性疾病；③通过骨密度预测推断骨质疏松发病的危险性。

（五）关节镜检查

关节镜检查目前多用于髋、膝、踝、肩、肘、腕等关节部位，主要是通过关节内镜对关节内部结构进行检查。

关节镜可对关节腔的内部结构进行直接观察，并且可以拍照录像记录成像，也可指导组织的获取与活检。除此之外，对某些疾病的治疗也具有指导作用，如半月板和前交叉韧带损伤的修复、摘除关节内游离体、搔刮关节软骨面、松解滑膜皱襞及关节腔的冲洗。

关节镜检查也存在一些并发症，如感染、皮下水肿、关节血肿和关节软骨损伤等。因此进行关节镜检查时应该严格按照无菌手术的原则规范操作。

（付长龙　邱志伟）

第四节　诊断原则

中西医结合骨伤科学的诊断，既要遵循中医学的理论原则，又要利用现代医学诊断技术。

一、局部与整体结合

整体观念是中医学诊断中的重要内容之一，也是中医骨伤科学诊断的基础。中医学认为，人是一个有机的整体，内在的脏腑与体表的形体关窍是密切相关的，而每一个人又都会受到社会和自然环境的影响。损伤所致骨折，不仅会影响局部肌肉、神经、血管等组织，也可通过多系统影响患者的全身状况，正如《正体类要》所言："肢体损于外，则气血伤于内，营卫有所不贯，脏腑由之不和。"

中西医结合骨伤科学的整体观，其一是指通过诊法收集患者资料时，必须从整体上多方面进行考虑，不仅要了解局部有无疼痛、肿胀、畸形、异常活动、血液循环障碍，有无创口，以及创面污染的程度等局部情况，还要了解患者的神志、精神状况、面色及脉搏、舌象等全身情况。四肢损伤的患者，还需排除头颅、胸腹等部位的器官有无损伤。再者要详细地了解受伤的全过程，包括患者受伤的时间、地点、部位、姿势、伤后有无再次损伤及救治经过等情况。整体观念还要求对疾病进行全面的分析、综合判断，既要抓住主要症状，又不能忽视其他症状，只有全面广泛完整地收集资料，认真详细地分析，才能得出正确的判断。

二、静态与动态结合

动态观是指在中西医结合骨伤科学的诊断中，依据疾病与机体组织损伤的症状，分析其最可能的原因及各种可能的预后结果。古代哲学认为，世间万物都处于运动状态，没有绝对的静止，静止只是运动的相对状态，疾病与损伤的发生也遵循动态变化的规律，疾病与损伤的发展可谓变动不定的过程。

骨伤科学的诊断中，动态观主要表现为以下几点：①疾病与损伤发生发展的过程是一个动态变化的过程，医师在接诊时观察到的仅是患者某一阶段的临床征象，只有通过详细的病史采集、全面的体格检查，对疾病发展过程有了全面的了解，才能做出准确的判断；②基于对病情动态发展的了解，才能准确评估患者的预后情况；③在骨伤科学的诊断中，动态观还体现在对关节活动功能的检查与评估。

三、各种信息合参

骨伤科的诊断除了讲究四诊并重外，还应结合骨关节专科体格检查和现代辅助检查技术，综合收集病情资料加以分析。骨关节疾病的发展是一个复杂多变的过程，每一个阶段的临床表现既存在共同点，又有不同之处，必须多种诊法合参，结合四诊和骨关节检查及辅助检查技术，尽可能详尽地收集所需的临床资料，才能做出正确的判断，获得确切的诊断结果。

望、闻、问、切是中医诊断学的重要组成部分，可从不同的角度收集资料，了解病情。四诊各具独特的操作方法和临床意义，不能互相替代，缺一不可，故中医学历来重视四诊合参，正如《医门法律》所言："望闻问切，医之不可缺一。"

骨伤科疾病的诊断中既讲究四诊合参，还注重结合骨关节检查及辅助检查，如某些骨折、肌肉等深部组织的损伤，只凭借望、闻、问、切是不能快速准确地做出判断的，必须结合全面的骨关节检查和影像学检测。同时也应注意，辅助检查也存在漏诊或假象，切勿盲目依赖，忽视了病史采集和体格检查，以免造成误诊或漏诊。

四、与正常相对比

骨伤科疾病的诊断中，悉数掌握骨关节的正常生理状况，方能及时发现骨关节的异常病理状态，早期发现能为疾病的早期诊断、早期治疗奠定基础。《素问·玉机真脏论》曰："五色脉变，揆度奇恒。"疾病与健康、正常与异常，脉象的虚实、沉浮、疾缓、洪细都是相对的，均是通过观察比较所得。对比观察的应用在骨伤科诊断中有着非常重要的意义，因此在疾病诊断过程中一定要在对比观察中发现异常，查明差异。

（付长龙　邱志伟）

第四章　慢性筋骨病治疗

对骨伤科疾病进行中西医结合治疗，融汇中医和西医的治疗理论，相互取长补短，从整体出发，针对患者的实际疾病情况，因人、因时、因地制宜，采取最佳的治疗方式，遵循动静结合、筋骨并重、内外兼治、医患合作的原则。既注重患者整体状态，也注重受伤局部状况的处理；既注重患者肢体形态的修复，也更加重视肢体功能的恢复。慢性筋骨病所用之法，应内外结合，中西并用，以中为先，择优而用，以达外治筋骨、内调气血、平衡阴阳的功效。

第一节　外　治　法

中西医结合骨伤科外治法是指运用针灸推拿等手法、外科性手术，以及药物熏、敷及按摩等手段，通过机体表面对肢体局部损伤部位进行治疗的方法。外治法与内治法是相对而言，在临床骨伤科中占有重要的地位，清代吴师机在《理瀹骈文》中载"外治之理，即内治之理，外治之药，即内治之药，所异者法耳"。骨伤科临床外治法大致可分为手法、牵引、固定、手术、理疗、药物等。临床上根据辨证论治，结合病情，选择最佳的治疗方法，必要时可结合多种疗法进行综合治疗。

一、手　　法

手法是术者用手直接作用于患者体表特定部位而达到治疗效果的一种操作手法，常用于治疗骨折、脱位、伤筋、内伤、骨关节等疾病的整复、理筋、调理气血、恢复肢体功能及保健按摩等。自古以来就有手法治疗，清代著作《医宗金鉴·正骨心法要旨》集手法之大成，书中说到："夫手法者，谓以两手安置所伤之筋骨，使仍复于旧也。"中医学将手法看作是恢复受伤筋骨形态与功能的重要方法，是骨伤科外治法中最突出的治疗方法。手法在骨伤科临床上的应用十分广泛，如骨折、关节脱位等，用手法治疗可以纠正骨折错位并且恢复关节错位；急性伤筋、骨错缝，常用手法进行理筋，可以纠正关节错缝；对于慢性筋骨病，先是用常用手法进行摸索检查，再进行理筋手法，可以松解粘连、调节关节错位，恢复关节的力学平衡；内伤患者，也可用手法进行治疗，通过对经络穴位的刺激，达到疏通筋络、调节血供的治疗效果。

临床上手法的作用不同，用途也就不同，所以临床将手法分为四大类：理筋手法、正骨手法、上髎手法、通络手法。正骨手法是对骨折进行整复的手法。在整复骨折之时，需要对损伤的软组织进行处理，这样的手法称为理筋手法；理筋手法是在现代医学治疗退变性脊柱病、骨关节病等慢性筋骨病中，对软组织和关节进行治疗的手法。历代名家所提出的理筋手法之中，有的已经把调节关节位置和纠正小关节错位的手法包含在内了，还有一些是同时兼有对软组织的治疗和对小关节复位起治疗作用的复合手法。关节脱位又名"脱臼""脱骱""出髎"，整复关节脱位的手法称其为上骱手法。一些医家将其作为专用于循经导气、远离伤处进行按摩的治疗手法，用于治疗骨折、筋伤、内伤之疾病，这类手法则称为通络手法。理筋手法和通络手法也常用于内伤和康复保健医疗。临床应用之时，根据需要常将三类手法混合使用。

（一）理筋手法

理筋手法系指运用徒手的施治方法，直接作用于人体筋肉系统，使肌筋、腠理从病理性的紧结、气血闭阻状态，转为生理性的气血通畅形态。

1. 理筋手法的作用

（1）**放松身心**：操作之前会嘱咐患者放松身心，此为其一，其二，术者的手，轻柔地施于体表，进行抚摩、轻揉等推拿手法，可起到放松情志、神经和肌肉，乃至全身的作用。

（2）**解除痉挛**：采用搓、擦、拿、按压、揉按、扳拉等手法在放松身心的同时，可以解除肌肉的抽搐紧张。

（3）**通络止痛**："不荣则痛，不通则痛"，对于内外伤引起的肢体疼痛及局部脏腑经络的疼痛，可以在局部施以震法、揉法等，疏通经络，缓急止痛。

（4）**消除肿胀**：肿胀多为局部血液循环受阻，血瘀形成。通过按、揉、推、摩、活动关节等手法，既可以使受伤局部的血液得到循环，促进静脉回流和淋巴回流，又能够通过抑制身体的炎症反应，减少炎性因子的释放及炎性细胞的渗出，从而起到消除肿胀的作用。

（5）**松粘散结**：急性损伤后出现的肌筋膜和肌纤维的粘连、结节，或者颈项肌筋膜和肩胛提肌的痛性结节，膝关节髌腱周围的劳损性结节等慢性的肌筋膜损伤，都可以通过理筋手法，松解粘连、舒筋散结。

（6）**增加血供**：对于慢性筋骨病、慢性损伤及急性损伤的缓解期，通过特定的理筋手法，可起到增加血供，促进局部血液循环的作用。

（7）**兴奋肌肉**：一定节奏和适宜力量的揉搓、擦法、拿捏、叩击等手法，可兴奋肌肉和肌筋膜内的神经感觉器，达到提高肌肉兴奋性与敏感性等效果。

（8）**调节神经**：各种如抚摸、揉搓、擦法、拿捏等手法，都能够刺激肌肉、肌筋膜、韧带、关节囊等组织的神经感受器，起到促进神经调节的作用，增强组织器官的神经调节功能，并增加肢体与中枢神经间的神经调节。

（9）**活动关节**：理筋手法中尤其是摇、搬、拔伸等手法，可松解关节周围的筋粘连，恢复筋之柔韧性，从而增加关节的活动度，或帮助失用的关节进行活动。

2. 理筋手法的适应证

（1）慢性筋骨病之筋伤骨痹。

（2）急性损伤之慢性期。

（3）急性损伤局部肿胀者（如筋膜炎）可适当使用。

（4）四肢骨折伴有的筋伤（如尺骨鹰嘴骨折术后障碍）可适当使用。

（5）骨折和脱位后遗关节粘连僵硬者。

（6）运动员比赛前后。

（7）养生保健。

3. 理筋手法的禁忌证

（1）恶性肿瘤患者。

（2）骨强度明显降低者。

（3）骨、关节化脓性感染及结核等感染性疾病。

（4）严重的软组织感染者。

（5）内伤属脏腑损伤者。

（6）凝血机制障碍或血管脆性增加者。

（7）有精神性疾病或其他因素不能合作治疗的患者。

（8）妊娠 3 个月以内的孕妇。

（9）严重心、肺、脑及有出血倾向的血液病患者。

4. 常用理筋手法

（1）摆动类手法：是通过腕部有节奏的摆动，使压力轻重交替地呈脉冲式持续作用于机体的一类手法，包括一指禅推法、滚法、揉法等。

1）一指禅推法：用拇指的指端、螺纹面或偏锋，着力于选定的部位或穴位上，沉肩垂肘，在前臂、腕部和第 1 掌指关节的带动下，做按压和揉压的活动（图 4-1）。术者沉肩悬腕的同时，还需要做到掌虚、指实，紧推慢移，蓄力于掌，力透拇指指尖，力度可大可小，压力可深可浅，频率、摆动幅度要均匀，手法频率根据需要可快可慢。

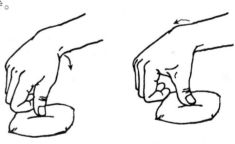

图 4-1 一指禅推法

该手法受力点与患者体表的接触面积小，指力可深透，适用于全身各部位的穴位，使用时或结合点穴进行，或与其他手法结合使用。对躯体各部位的损伤、各种慢性劳损、风湿痹痛等，一指禅推法具有解除痉挛、松粘散结、调节血供等作用，可有效地减轻伤处疼痛，使粘连的肌腱、韧带松解，僵硬的组织得以软化。

2）滚法：是术者利用手掌尺侧面及掌指关节背侧突起处，在所需治疗的部位来回翻掌滚动，对患者局部组织进行按压的手法（图 4-2）。术者躯体正直，肩关节自然下垂，肘关节微屈，手呈半握拳状，手腕放松，五指自然弯曲，用掌背尺侧部紧贴体表，利用前臂的来回旋后旋前动作带动腕部、手部背侧和小鱼际在患者的局部进行滚动，并施加一定的压力。手部滚动幅度控制在 90°左右，用力要均匀，来回滚动频率约 60 次/分。其受力点的范围较大，以作用于浅层组织为主，具有放松身心、消肿镇痛、兴奋神经、调节血供等作用。

本法适用于肩、背、腰、臀及四肢肌肉较丰厚和较开阔的部位。

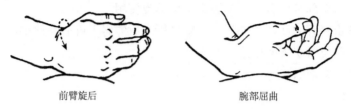

前臂旋后   腕部屈曲

图 4-2   擦法

3）揉法：是理筋手法中的重要代表手法之一，根据术者的发力部位不同分类，可分为指揉、掌揉、肘揉、拳揉等。术者以指或掌、掌根、小鱼际、四指近侧指间关节背侧突起、前臂尺侧肌群肌腹或肘尖为着力点，按压在患部皮肤上，做回旋运动，使皮下组织产生摩

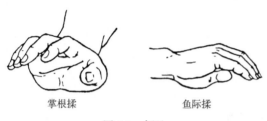

掌根揉   鱼际揉

图 4-3   揉法

擦，动作节律有快有慢（图 4-3）。指揉与其他的揉法相比，接触面积小，其力度可浅可深，指臂合力可深达筋骨；掌揉与皮肤接触面大，作用力可浅也可深达肌肉，全身肌肉丰富的部位都适用；肘揉的施力点在肘尖，作用的力度最大，适用于腰臀、肩胛等肌肉较丰厚并需要深按的部位。

轻柔的揉法，可舒缓身心，舒筋活络，调畅气血；较重的揉法，可兴奋神经肌肉、解除肌肉的紧张痉挛、松粘散结、消肿镇痛，可广泛应用于肢体各部位。

（2）摩擦类手法：是指术者以掌、指或肘部贴附在患者的体表做直线或环形旋转移动的手法，包括摩法、擦法、推法、搓法、抹法等。

1）摩法：术者用单手或双手的手掌掌面，或者示指、中指、环指指面贴附于患处，以腕关节连同前臂做环形的缓慢运动（图 4-4）。掌摩法适用于腰背部、腹部；指摩法适用于头面部，用力也随之有大小之分。摩法具有理气止痛、放松身心、解除痉挛、消除肿胀、调节神经等作用。

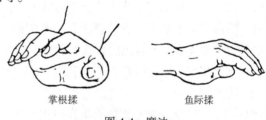

掌根揉   鱼际揉

图 4-4   摩法

2）擦法：术者用手掌的掌面、大小鱼际部分着力于患者需要施术的部位，进行直线往返摩擦运动（图 4-5）。操作时，沉肩屈肘，腕伸平，使前臂与手接近同一水平线，指掌伸

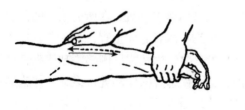
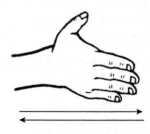

图 4-5   擦法

直，着力部位紧贴于皮肤，以肩关节为支点，上臂带动手掌做前后、上下、左右的来回运动，使皮肤有红热舒适感。操作时用力均匀，不可重力，动作要均匀连续。擦法可配合使用润肤露、精油等，以防擦破皮肤。擦法作用于皮肤和皮下组织，作用于患者的表浅位置，主要有温经通络、消肿散结等作用。

3）推法：术者用指、掌及肘后鹰嘴突起部着力于患者一定的部位或穴位上，紧贴皮肤，保持一定的压力情况下进行单向的直线移动操作（图4-6）。操作时指、掌或肘用力要稳，速度要缓慢均匀，保持一定的压力作用于深部组织。推

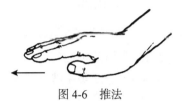

图4-6　推法

法具有放松身心、舒筋活络、理气通脉、增加血供、兴奋肌肉等作用。一般操作5～10遍即可。根据施术部位推法可分为掌推法、肘推法、指推法及拳推法。

4）搓法：术者用双手掌面或小鱼际部位对称地夹住肢体的两侧，自上而下，相对用力地做来回快速揉搓运动（图4-7）。操作时要取马步，沉肩垂肘，腕部微背伸，操作时双手施力部位要对称，前后作用的频率要快，上下移动速度要慢。四肢部位皆适用搓法，作用部位在表层。操作要点是搓动的过程带动肢体做来回活动。搓法具有舒缓身心、舒筋活络、调和气血的作用。

5）抹法：术者用拇指指腹或手掌面紧贴患者皮肤，略微用力，仅在皮层或皮下表层做上下或左右缓慢往返移动（图4-8）。该手法作用部位不同，所起的作用也不同：作用于头面及颈项部，可缓解头晕、头痛及颈项强痛等症状，具有调节情志、放松身心的作用；施术于太阳穴、头维穴及眼眶周围时，具有安神、明目等作用。

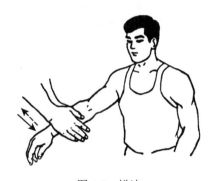

图4-7　搓法

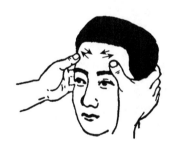

图4-8　抹法

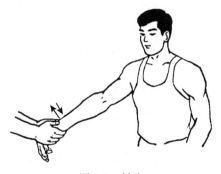

图4-9　抖法

（3）振动类手法：以较高频率的节律性轻重交替刺激，持续作用于人体的手法，称为振动类手法。本类手法包括抖法、振法等。

1）抖法：用双手握住患者的上肢腕部或下肢踝部，以肘关节和踝关节为支点，前臂腕部主动施力，做连续小幅度的上下抖动（图4-9）。操作时要嘱咐患者充分放松肌肉，操作时抖动幅度要小、频率要快，能放松躯

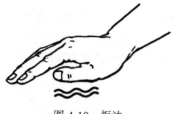

图 4-10　振法

体，增加肢体的活动度。

2）振法：术者以掌面或示、中指螺纹面着力于施术部位或穴位上，注意力集中于掌部或指部。掌、指及前臂部静止性用力，产生较快速的振动波，使受术部位或穴位有被振动感，或有时有温热感（图 4-10）。此法对术者的要求较高，能使被按摩的部位肌肉放松，消除局部的痉挛和肿胀症状，兴奋肌肉和调节神经。

（4）挤压类手法：是指用指、掌或肢体其他部位垂直按压或对称性挤压体表一定部位或穴位的手法，包括按、点、捏、拿、捻和踩跷等法。

1）按法：用拇指指面、掌面或肘部等按压于体表一定的部位或穴位，逐渐用力深压。按法分为指按法、掌按法、肘按法（图 4-11）。以手指拇指端或螺纹面按压称指按法；以单手或双手掌面按压称掌按法；以肘部尺骨鹰嘴部为着力点的按压为肘按法。操作时着力部位要紧贴体表，按压方向要垂直向下与受力面相垂直，用力由轻到重，逐渐增加，切忌突发突止，不可用暴力与蛮力，按压时用力要稳而持续，遵循"按而留之"原则。

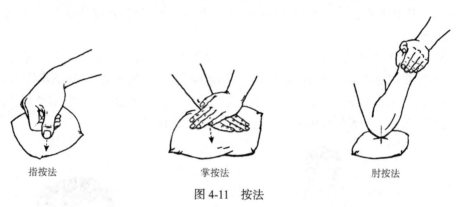

指按法　　　　　　　掌按法　　　　　　　肘按法

图 4-11　按法

临床上按法与揉法常结合应用，组成按揉复合手法。全身各部位都可以用指按法，腰背和下肢腿部常用掌按法。按法具有放松躯体、解除肌肉紧张痉挛、消肿镇痛、疏通经络、活血散瘀、兴奋肌肉、调节血液循环等作用。若作用于背部的胸椎小关节，有调整关节紊乱的作用。

2）点法：是以指端或关节突起部着力于某一穴位，垂直点压，用力方向与受力面相垂直的手法。根据施力部位不同，分为拇指端点法、屈拇指点法、屈示指点法。施力部位以拇指、示指的指尖最常用，示指的第 1 指间关节屈曲后，以手握拳并突出示指，用示指近节指间关节为力点压于治疗部位，称为屈示指点法。本法对施术者手指的施力强度有一定的要求，操作时力透指端，透入深度可浅可深，力度可强可柔。如以针代指来刺激穴位，又称为指针。点法的力度不同、施术的部位或穴位不同，产生的作用也不尽相同，但都具有舒缓身心、解除肌肉紧张痉挛、活血散结、兴奋肌肉、调节血供、促进神经兴奋性、消肿镇痛等作用，常与按、揉法配合组成点按、点揉复合手法。

3）捏法：是施术者用拇指和其他手指在施术部位做对称性的挤压的手法。根据治疗部位不同，施术部位也不同。捏肩部时，常用拇指、大鱼际和其他四指；捏背部时，常用拇指与示指。操作要点是操作时的速度要轻柔，力度均匀，要力透所需治疗的组织内部。本法具有舒缓全身、解除肌肉紧张痉挛、调节血液循环、兴奋神经的作用。

4）拿法：是用拇指螺纹面和其他各指相对用力，将肌肉或肌腱进行提捏或揉捏的手法（图 4-12）。拿法与捏法不同的是，在捏的同时将所捏的组织肌腱等提起。拿法具有舒缓身心、解除肌肉紧张痉挛、活血散结等作用。

5）捻法：用拇、示指部螺纹面捏住一定部位，两指相对用力捻动的手法（图 4-13）。捻法一般作用于四肢的小关节，具有活血散结、舒筋活络的作用。

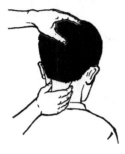

图 4-12 拿法

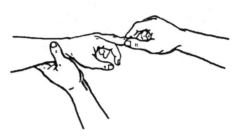

图 4-13 捻法

6）踩跷法：是指施术者对患者所需治疗的部位用足部进行治疗的一种方法。患者采用俯卧位，在胸部和大腿部各垫 3～4 个枕头，使腰部腾空。术者预先设置好横木架，双手扶在上面，前提是控制好自身重力和踩踏时的力度，再用术者的足跟、足掌、足前掌和足大趾对患者的腰背和下肢进行适当的弹跳动作，包括踩踏、按压、推揉等动作，动作要轻柔且节奏均匀（图 4-14）。操作过程中，患者随着弹跳动作需配合呼吸，跳起时患者吸气，踩踏时患者呼气，切忌屏气。用力较轻时仅达软组织，起理筋作用；如果力量较大时，可深达骨骼关节，对腰背部的小关节有一定的整合作用。此法对施术者要求较高，自身体重及所用力量的控制要有所掌控。接受该法治疗的仅限于青壮年，身体健壮、体质良好者，以免出现因力量过大而引起的各种损伤。

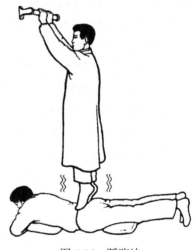

图 4-14 踩跷法

（5）叩击类手法：用手掌、拳背、小鱼际、指端或棒等有节律地击打肢体体表，使之产生叩击感觉的一类手法，统称为叩击类手法。这类手法包括拍法、击法和叩法等，具有放松身心、解除肌肉痉挛、促进血液循环、增加血供等作用。

1）拍法：施术者五指自然并拢，掌指关节微屈，用虚掌或手背，拍打体表一定部位的一种手法（图 4-15）。

2）击法：用拳背、掌根、鱼际、指端或棒为施力部位，叩击体表一定部位或穴位的一种手法（图 4-16）。根据施术部位不同可分为拳击法、掌根击法、侧击法、指击法等。操作时，沉肩垂肘，腕部放松悬屈，叩击时用力平稳着实而有节律性地垂直叩击体表，其力度可轻可重。

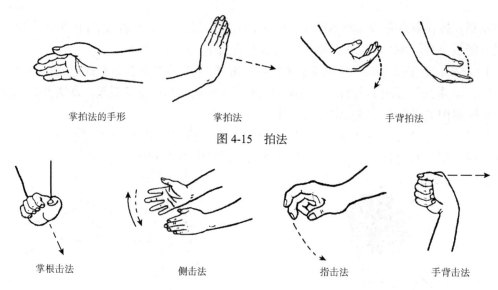

掌拍法的手形　　　　　　　　　掌拍法　　　　　　　　　　手背拍法

图 4-15　拍法

掌根击法　　　　　　　侧击法　　　　　　　指击法　　　　　　手背击法

图 4-16　击法

3）叩法：为辅助手法，与击法相似，但刺激力度较击法轻，有"轻击为叩之说"。手握空拳，用小鱼际部叩击治疗部位，也可手指自然分开，微屈曲，用小指侧轻轻叩击治疗部位，力度均匀，可发出"啪啪"的节奏声。

（6）运动关节类手法：是使患者的关节在生理活动范围内进行屈曲或旋转等被动的活动的一类手法，分为摇法、背法、扳法和拔伸法。

1）摇法：使关节被动地环转活动称为摇法。

颈项部摇法：施术者一手置于患者头后部，扶住患者头顶后部，另一手置于下颌部并且托住下颌，做左右环转摇动（图 4-17）。

腰部摇法：嘱患者取坐位，令其腰部处于放松状态，需要一助手固定患者下肢，施术者站于患者身后，抱住患者躯干，做回旋环转运动（图 4-18）。

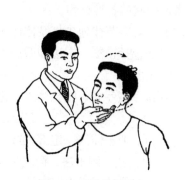

图 4-17　颈项部摇法

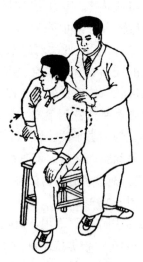

图 4-18　腰部摇法

肩关节摇法：施术者一手扶住患者肩部，另一手握住患者的腕部或托住肘部，做环转摇动（图4-19）。本法分为肩关节托肘摇法、肩关节大幅度摇法、肩关节握臂摇法。

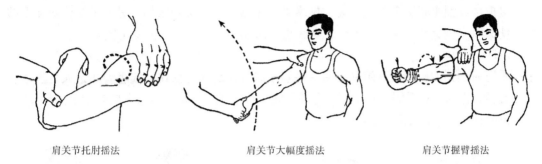

肩关节托肘摇法　　　　　　肩关节大幅度摇法　　　　　　肩关节握臂摇法

图 4-19　肩关节摇法

髋关节摇法：嘱患者采取仰卧位，髋膝屈曲，施术者一手托住患者足跟，另一手扶住膝部，做髋关节环转摇动（图4-20）。

踝关节摇法：施术者一手托住患者足跟，另一手握住拇趾部，做踝关节环转摇动。

操作时动作力度要轻柔，均匀用力，摇动方向和幅度需在关节的正常活动范围内进行，力度与幅度由小逐渐增大，循序渐进。四肢关节及颈项、腰部等部位皆可使用该手法。此法适用于关节僵硬、屈伸不利等症，具有滑利关节、增强关节活动功能的作用。

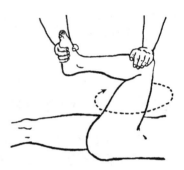

图 4-20　髋关节摇法

2）背法：术者和患者背靠背站立，术者用两肘套着患者的肘部，弯腰、屈膝、挺臀，将患者背起，使患者双脚离地，做背伸姿势，牵伸患者腰部脊柱，再加快频率做快速的屈膝挺臀动作，以患者感到脊柱有牵拉和背伸的力量为度，然后再将患者轻轻地放回到地面站立（图4-21）。

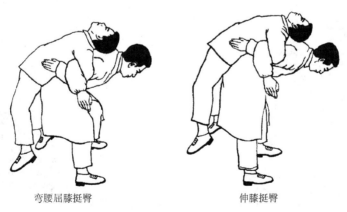

弯腰屈膝挺臀　　　　　　　　伸膝挺臀

图 4-21　背法

3）扳法：术者用双手向同一方向或相反方向用力，使关节伸展或旋转，进行扳动肢体的方法，称为扳法。

A. 项部扳法

侧扳法：嘱患者头部微向前屈，施术者一手抵住患者头侧后部，另一手抵住对侧下颌部，使头向一侧旋转至最大限度时，两手再同时用力向相反方向扳动（图4-22）。

旋转斜扳法：嘱患者采取坐位，颈前屈到某一适当的角度后，施术者站立于患者身后，用一手肘部托住患者的下颌部，另一手置于患者枕部并且扶住，嘱患者尽最大可能地向患侧旋转，施术者双手固定其头部，先顺势向上牵引患者头部，当患者旋转到最大幅度时，术者慢慢地加大旋转幅度（图4-23）。

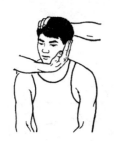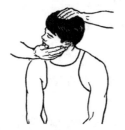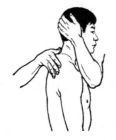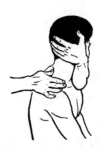

图4-22　侧扳法　　　　　　　　　　　　　　　图4-23　旋转斜扳法

B. 背部扳法

扩胸牵引扳法：患者采取坐位，令其两手交叉扣住，置于颈部。医者两手托住患者两侧肘部，并用一侧膝部顶住患者背部，嘱患者自行俯仰，并配合深呼吸，做扩胸牵引扳动（图4-24）。

C. 腰部扳法：常用的有三种，斜扳法、旋转扳法、后伸扳法。

斜扳法：嘱患者采取侧卧位（以右侧卧位为例），右下肢向前伸直，左下肢屈髋、屈膝，左上肢置于身后。施术者站在患者前方，左手对患者左肩前部施加力度使患者维持上半身向后的状态，右手或其肘部对患者的左侧髂部施加向前的力度，使患者的腰部做被动旋转运动，当旋转到最大限度后，术者两手同时用力并且需要快速地向相反方向扳动（图4-25）。

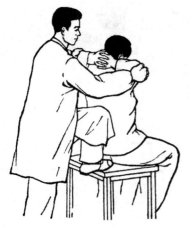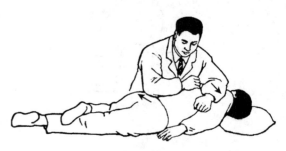

图4-24　扩胸牵引扳法　　　　　　　　　　　　图4-25　斜扳法

旋转扳法：嘱患者采取坐位，腰部向前屈到一定角度后，需要一名助手帮助固定患者的下肢及骨盆部位。施术者站立于患者身后，用一只手的拇指定位，按住需要扳动的脊椎棘突，另一手环抱住患者肩部，使其腰部在保持前屈位的基础上向患侧进行旋转运动，当旋转到最大限度后，再使腰部向健侧方向扳动（图 4-26）。

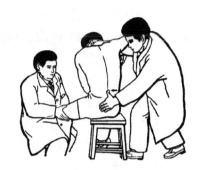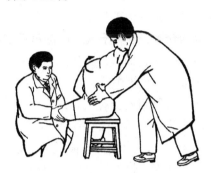

图 4-26　旋转扳法

后伸扳法：嘱患者采取俯卧位，施术者一只手置于患者腰部进行按压，另一手托住患者双下肢，使之髋部离开床面，使患者腰部做后伸运动，当腰后伸到最大限度时，用力扳动（图 4-27）。

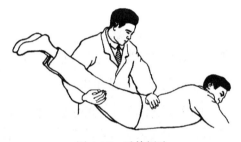

图 4-27　后伸扳法

在使用扳法时，操作需要快速且利落，不可有一点犹豫，平稳用力，双手的动作需要协调，扳动幅度应该在各关节正常活动范围以内。扳法是理筋手法中的一种特殊手法，主要是牵引和拉伸，具有放松身心、解除肌肉紧张痉挛、调节神经、恢复关节韧带正常功能的作用，主要用于脊柱关节错位、四肢关节肌筋膜挛缩等。

4）拔伸法：施术者紧握患者伤肢远端，沿其纵轴进行平稳而有力之拔拉，借拔拉之外力对抗伤折处肌肉之收缩力，使肌肉收缩所造成之骨关节移位恢复到正常位置，即拔伸手法。拔伸当视伤势、移位之具体情况确定用力之大小、方向等。少数手法需握住患者四肢关节的两端进行牵引。

颈部拔伸法：根据部位及治疗的需要，可分为坐位拔伸牵引和卧位拔伸牵引。

坐位拔伸牵引法是指患者采取坐位，施术者站在其后，以双手拇指顶住枕骨后方（亦可置于风池穴上），用两前臂分别压在患者两肩，双手拇指的向上顶推力及双前臂下压两肩的力，使颈椎处于持续的、慢慢向上拔伸的力量中的方法。

卧位拔伸牵引法是指患者采取仰卧位，双肩紧靠床边，使头颈部悬于床外，助手站于患者一侧，双手置于患者双肩部，施术者坐于患者头侧，一手置于患者下颌部，一手置于患者枕后，与助手同时向相反方向用力，徐徐拔伸患者颈椎的方法。

颈部拔伸法可以很好地改善颈部的小关节错位，缓解颈部的肌筋膜痉挛及很好地调整颈部的曲度改变。

四肢关节拔伸法：是指施术者双手握住患者四肢关节的远端进行对抗牵引的方法，如膝关节、髋关节、腕关节、踝关节等的拔伸牵引都属于四肢关节拔伸法，该手法可以帮助横跨关节的肌肉和韧带得到适度的放松和牵拉，从而达到缓解肌肉痉挛和关节挛缩的效果，还可以降低关节腔内压，滑利关节。

（二）正骨手法

正骨手法，又称为整骨手法、接骨手法，主要对骨折进行复位治疗。中医正骨手法历史悠久，流派众多，各具千秋，早在两千多年前，《素问·气府论》就指出了调整脊椎关节可以治疗督脉疾病，即"督脉生病治督脉，治在骨上"。《素问·刺热》中载"三椎下间主胸中热，四椎下间主膈中热，五椎下间主肝热，六椎下间主脾热，七椎下间主肾热"，更是明确了督脉与各脏腑病变有关。发展到唐代，孙思邈在《备急千金要方》中记载了治疗腰部扭挫伤的手法，"正东坐，收手抱心，一人于前后摄其两膝，一人后捧其头，徐牵令偃卧，头到地，三起三卧，止便差"。蔺道人更是在《仙授理伤续断秘方》中将唐代以前的正骨手法归纳总结为相度、忖度、拔伸、撙捺、捺正五法。而在正骨手法发展史上最典型的则为《医宗金鉴·正骨心法要旨》，其将基本手法归纳为摸、接、端、提、按、摩、推、拿，习称"正骨八法"。

经过对古代书籍的整理归纳，结合现代医学与临床实践经验，现已整理成一套较为完整、具有较高实操性的十大正骨手法。

1. 正骨手法的使用原则

（1）**明确**：在进行正骨手法操作之前，操作者要做到"心中了了"，就必须对患者进行详细的临床检查及必要的影像等辅助检查，在此基础上进行明确诊断，明确骨折的移位情况和类型，明确导致骨折的暴力方向，明确所伤部位的解剖和功能特点，从而便于采用相对应的复位方法。

（2）**及时**：操作正骨手法的最佳时机是在伤后 6 小时内，因为这时期内肢体肿胀相对较轻。随着时间的延长肿胀程度加重将加大正骨手法的操作难度，另外，患者所要承受的痛苦也会随之增加。

（3）**稳妥**：正骨手法在操作时需要避免骨折断端及周围软组织的损伤，所以手法应该稳妥有力，力度均匀，以求手法的正确实施。

（4）**准确**：正骨手法操作力度大小要适宜，使骨折断端按原先设计的方向移动，避免不必要的手法，从而使复位准确有效。

（5）**轻巧**：正骨手法操作时要充分运用各种力学原理，掌握技巧，动作轻巧，切忌鲁莽粗暴。

2. 实施正骨手法的注意事项

（1）**处理险情**：实施正骨手法首先要把抢救生命、避免风险放在首位，操作时可能会出现创伤性休克、心脑血管意外、内脏严重损伤等重症，这时应先将患肢临时固定，再处理险情，等险情过后再进行整复。

（2）**明确骨折诊断**：明确诊断复位之前，医者对病情要有充分的了解，根据病史、受伤机制和 X 线检查结果做出明确诊断，同时分析骨折发生移位的机制，选择有效的整复手法。

（3）**把握整复时机**：在情况允许的条件下，对骨折的整复时机越早越好。在骨折后的半个小时内，若患处的局部疼痛、肿胀较轻，肌肉未痉挛，则最容易整复，时间拖得越久越难整复。但若在伤后 4～6 小时患处的局部瘀血尚未凝结，整复也相对较易。一般成人伤后 7～10 天内可考虑整复。

（4）做好整复准备

1）人员准备：确定主治者与助手，并做好分工。参加整复者应对伤员全身情况、病理机制、骨折类型、移位情况等进行全面的了解与复习，将 X 线片的显示与患者实体联系起来，仔细分析，确立整复手法及助手的配合等，做到认识一致，动作协调。

2）器材准备：根据骨折的需要，准备好一切所需的物品，如夹板、石膏绷带、纸壳、扎带、棉垫、压垫及牵引装置等，还须根据病情准备好急救用品，以免在整复过程中发生意外。

（5）选择麻醉方式：根据患者的具体情况，选择有效的镇痛或麻醉方式。伤后时间不长，骨折又不复杂，可用 0.5%～2% 普鲁卡因局部浸润麻醉；如果伤后时间较长，局部肿硬，骨折较为复杂，估计复位有一定困难者，上肢采用臂丛神经阻滞麻醉，下肢采用腰部麻醉或坐骨神经阻滞麻醉，尽量不采用全身麻醉。

（6）手法要娴熟：操作时拔伸牵引须缓慢用力，恰到好处，勿太过或不及，不得施用猛力。整复时着力部位要准确，用力大小、方向应视病情而定，不得因整复而增加新的损伤。这对施术者的要求较高，既需要专业的技术素养，还需要施术者的耐心与耐力。

（7）精神集中：参加整复人员精神要集中，注意手下感觉，观察伤处外形的变化，注意患者的反应，以判断手法的效果，并防止意外事故的发生，做到"手随心转，巧从手出"。

（8）注重保护：整复操作时要密切关注患者的全身状态，对多发性骨折气血虚弱，严重骨盆骨折发生出血性休克，以及脑外伤重症等，均需暂缓整复，可采用临时固定或持续牵引等法，待病情好转后再考虑骨折整复。在操作过程中，可使用适当的麻醉，帮助患者减少在整复过程可能产生的疼痛和紧张。对于伤处的整复，用劲需恰到好处，尽可能一次复位成功，这样既能快速整复，又不会引起局部软组织的损伤加重。若处理不当，可能会增加局部软组织损伤，使肿胀更加严重，甚至致关节僵硬。

（9）减少 X 线伤害：为减少 X 线对患者和术者的损害，整复、固定尽量避免在 X 线直视下进行，若确实需要，应注意保护，尽可能缩短直视时间。在整复后常规拍摄正侧位 X 线片复查，以了解治疗效果。

3. 正骨手法的适应证和禁忌证

（1）适应证

1）大部分的骨折，如尺桡骨骨折、胫腓骨骨折等。

2）各部位关节脱位及下颌关节脱位等。

3）各部位软组织损伤，如腰关节扭伤、距小腿关节扭伤、腕关节扭伤等。

4）各部位软组织慢性劳损，如颈、腰肌劳损，关节退行性改变所致的关节疼痛，功能障碍等。

5）损伤后遗症，如骨折后关节僵直粘连等。

6）内伤，如胸胁内伤、腰部岔气等，但对老年骨质疏松患者慎用。

（2）禁忌证

1）高热、急性传染病、骨髓炎、骨关节结核、骨恶性肿瘤、血友病等。

2）手法区域有皮肤病或化脓性感染的患者。

3）诊断不明的急性脊柱损伤或伴有脊髓压迫症状的不稳定性脊柱骨折或者脊柱重度滑脱的患者。

4）肌腱、韧带完全断裂或部分断裂者。

5）妊娠3个月左右的女性患者、慢性腰痛者。

6）精神病患者患骨伤疾病而对手法治疗不合作者。

7）其他，如患有严重内科疾病者。

4. 常用正骨手法

（1）手摸心会：用手指指腹触摸骨折局部，并用心体会，手法由轻逐渐加重，由浅及深，从远到近了解骨折移位的情况，是分离还是骨碎等，医师在头脑中要建立一个骨折移位的立体形象。结合X线片，明确骨折断端在肢体上的确切位置和移位：如有隆起或陷下之感时，常提示为骨折断端；骨干有弯曲畸形，提示有成角移位；骨折处增粗，两折端在同一平面则为侧方移位，两折端不在同一平面则为重叠移位；若骨折端凹陷，提示有分离移位；肢体位置不正，提示有旋转移位。虽然通过X线可清楚地看到骨骼的形态，但X线片只能给人以平面的指示，而手摸心会有助于了解全貌。因此，手摸心会是临床运用其他手法对症施治的先导手法。

（2）拔伸牵引：为整复骨折的起始手法，由一人或是数人持握骨折远近段，先使肢体在原来畸形的位置下，沿肢体纵轴方向做对抗牵引，然后按照正骨步骤改变肢体方向，持续牵引以矫正肢体的短缩畸形，恢复肢体长度，为其他正骨手法的实施创造条件（图4-28）。

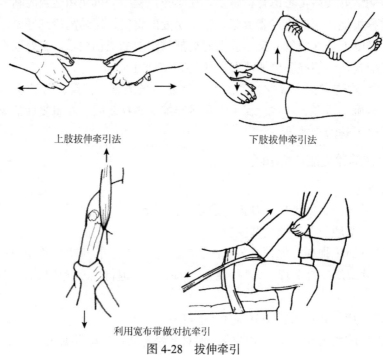

上肢拔伸牵引法   下肢拔伸牵引法

利用宽布带做对抗牵引

图 4-28　拔伸牵引

施行拔伸牵引手法时，应注意：主要是克服肌肉拉力，矫正重叠移位，恢复肢体长度。按照"欲合先离，离而复合"的原则，开始牵引时，肢体先保持在原来的位置，沿着肢体纵轴，由骨折远近段对抗牵引，把刺入骨折部周围软组织内的骨折断端慢慢地拔伸出来，牵引用力以患者肌肉强度为根据，小儿、老年人及女性患者，牵引力不能太大，反之，青壮年男性患者，肌肉发达，则需要使用大力。对肌群丰厚的患肢（如股骨干）则应结合骨牵引，以帮助矫正重叠移位。肱骨干骨折，虽肌肉比较发达，但在麻醉下重叠移位比较容易矫正，若用力稍大常易招致断端分离，拔伸手法可为下一步手法创造条件，且在施行其他手法时仍须维持一定的拔伸牵引力，直到贴敷膏药妥善后方可停止。

（3）绕轴旋转：主要用于矫正骨折断端的旋转及成角畸形。肢体有旋转畸形时，术者手握其远端，在拔伸下围绕肢体纵轴向左或向右旋转，以恢复肢体的正常生理轴线；屈伸时，术者一手固定关节的近端，另一手握住远端沿关节的冠状轴摆动肢体，以整复骨折脱位（图 4-29）。该手法要以拔伸牵引为基础，旋转的方向与骨折移位的方向相反。若骨折近端受到旋转肌牵引而向某

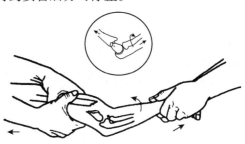

图 4-29　绕轴旋转

一方向旋转移位时，术者握住患者肢体远端，将其向近端旋转的同一方向旋转，使骨干轴线相应对位，旋转移位即被纠正；如骨折远端仅受肢体重力和位置影响而发生旋转，则将远端肢体在牵引下逐步摆正即可。使用此手法时，应遵守"以子求母"的原则，即用骨折远端去对骨折近端。

（4）屈伸收展：主要矫正骨折断端间成角畸形。靠近关节附近的骨折容易发生成角畸形，这是因为短小的近关节侧的骨折段受单一方向的肌肉牵拉过紧。此类骨折单靠牵引不但不能矫正畸形，甚至牵引力量越大，成角越大。对单轴性关节（肘、膝）附近的骨折，只有将远侧骨折段连同与之形成一个整体的关节远端肢体共同牵向近侧骨折段所指的方向，成角才能矫正。如伸直型肱骨髁上骨折，需要在牵引下屈曲；而屈曲型则需要在牵引下伸直；伸直型股骨髁上骨折可以利用胫骨结节穿针做膝关节屈曲牵引，而屈曲型则需要在股骨髁上穿针做膝关节伸直位牵引，骨折方能对位。对多轴性关节（如肩、髋关节）附近的骨折，一般有三个平面上的移位（水平面、矢状面、冠状面）的骨折，复位时要改变几个方向，才能将骨折整复，如内收型肱骨外科颈骨折，患者在仰卧位，牵引方向是先内收后外展，再前屈上举过顶，最后内旋叩紧骨折断端，然后慢慢放下患肢，才能矫正其嵌插、重叠、旋转移位和向内、外、前方的成角畸形（图 4-30）。

（5）成角折顶：肌肉发达者的横断或锯齿形骨折只靠牵引力不能完全矫正其重叠移位时，可改用成角折顶手法。这是一种比较省力的方法，折顶时，术者两手拇指抵压于突出的骨折一端，其他四指重叠环抱于下陷的骨折另一端，两手拇指用力向下挤压突出的骨折端，加大骨折端原有的成角，依靠拇指感觉，估计骨折远近段断端的骨皮质已经对顶相接，然后骤然反折，此时环抱于骨折另一端的四指将下陷的骨折段持续向上提，而拇指仍然用力将突出骨折端继续向下按，在拇指与其四指间形成种捻搓力（剪力）。用力大小

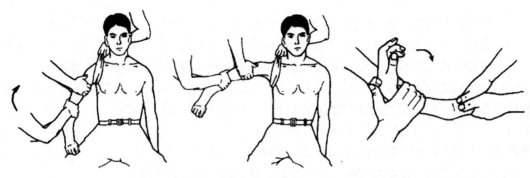

图 4-30　屈伸收展

以原来重叠移位的多少而定，用力方向可正可斜。单纯前后方重叠移位者可正向折顶，同时还有侧移位者可斜向折顶，通过这一手法，不但可以矫正重叠移位，侧方移位也可一起得到矫正。前臂中、下 1/3 骨折，一般多采用分骨、折顶手法，可获得一次成功复位（图 4-31）。

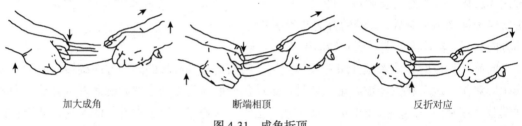

加大成角　　　　　断端相顶　　　　　反折对应

图 4-31　成角折顶

（6）反向回旋：多用于矫正背向移位的斜行、螺旋形，或有软组织嵌入的骨折。使用回旋手法时，关键在于必须根据受伤的力学原理，判断背向移位的途径，与骨折移位的相反方向施术。有软组织嵌入的横断骨折，须加重牵引，按原来骨折移位方向逆向回转，使断端相对，从断端的骨擦音来判断嵌入的软组织是否完全解脱（图 4-32）。操作时，施术者一定要十分谨慎，依靠双手分别把持两骨折段，使两骨折段皮质互相紧贴，以免增加软组织的损伤。

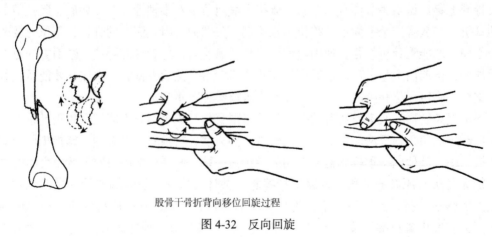

股骨干骨折背向移位回旋过程

图 4-32　反向回旋

使用此手法时应注意：①回旋时，两骨应相互贴紧，不可幅度太大，以免损伤周围血管、神经。②回旋应按原来骨折移位的反方向进行，若感到回旋有阻力时，应及时改变方向。③实施此手法时，施术者常告诫助手在解脱嵌入骨折断端的软组织后，应适当放松牵引，可减小回旋时的阻力。

（7）端挤提按：主要用于纠正骨折之侧方移位，侧方移位可分为前后侧（即上下侧或掌背侧）移位和内外侧（左右侧）移位。实施手法时，医者以掌、指分别置于骨折断端的前后或左右，用力夹挤，迫使骨折复位。对于骨折前后侧移位者用提按手法，医者以双手拇指按于突起的骨折一端向下，其余手指提下陷的骨折另一端向上，使骨折两端对合（图4-33）。对骨折内外侧移位者用端挤手法，医者以一手固定骨折近端，另一手握住骨折远端，用四指向医者方向用力谓之端；用拇指反向用力谓之挤，将向外突出的骨折端向内挤迫（图4-34）。要求实施手法时用力要适当，方向要正确，医者手指与患者皮肤紧密接触，避免在皮肤上来回摩擦而引起损伤。

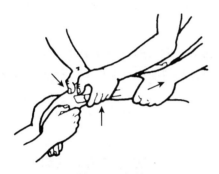

图 4-33　提按

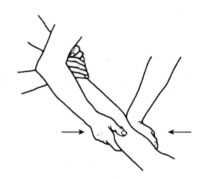

图 4-34　端挤

（8）夹挤分骨：此手法适用于矫正两骨并列部位骨折的侧方移位。在胫腓骨、尺桡骨、掌骨干或跖骨干之间有骨间膜或骨间肌附着，发生骨折后，骨折段因受骨间膜或骨间肌的牵拉而相互靠拢，形成侧方移位。整复骨折时，医者以双手拇指及示、中、环三指分别由骨折部的掌背侧或前后侧对向夹挤两骨间隙，使骨间膜紧张，靠拢的骨折端分开，远近骨折段相对稳定，并列双骨折就像"单"骨折一样进行整复（图4-35）。

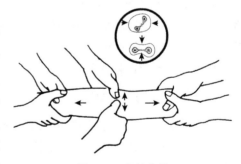

图 4-35　夹挤分骨

（9）摇摆触碰：主要适用于横断性及锯齿状骨折。施用上述手法后，骨折一般即可基本复位，但是横断性、锯齿状骨折其断端间可能仍有间隙。为了使骨折端紧密接触，增加稳定性，术者可用双手固定骨折部，由助手在稳定地维持牵引下左右或前后方向轻轻摇摆骨折远端，一般摇摆幅度在 10°～30°为宜，直到骨折断端间的骨擦音逐渐变小或消失。触碰手法一般用于横行骨折发生在干骺端时，在骨折整复及夹板固定患肢后，施术者可用一手固定骨折部的夹板，另一手轻轻叩击骨折的远端，使骨折断端紧密嵌插，增加稳定性（图4-36）。

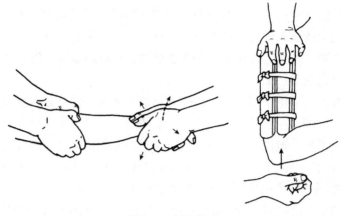

图 4-36　摇摆触碰

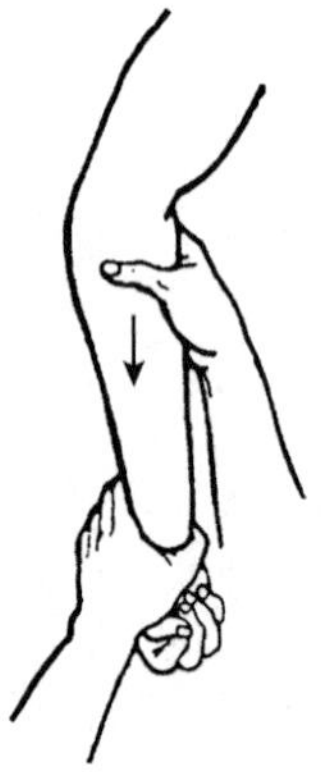

（10）**顺骨捋筋**：适用于骨折复位后，起到调理骨折周围软组织的作用。"伤骨必伤筋"，该手法可使扭转曲折的肌肉、肌腱随着骨折复位而舒展通达，这对关节附近的骨折尤为重要。操作时，手法要轻柔，按照肌肉、肌腱的走行方向由上而下顺骨捋筋，达到散瘀舒筋的目的（图 4-37）。

以上十大基本正骨手法，应根据骨折的部位、骨折类型及移位情况等的不同选择使用。

图 4-37　顺骨捋筋

（三）上骱手法

上骱手法主要是对脱位关节进行整复的手法。关节脱位又称"脱臼""脱骱""脱髎""失骱"。因此，整复关节脱位的手法亦称"上骱""上髎"。中医上骱手法历史久远，内容丰富。唐代孙思邈在《备急千金要方》中首次介绍了"失欠颊车蹉"（下颌关节脱位）的口腔内复位手法，至今仍为临床沿用。钱秀昌的《伤科补要》、赵竹泉的《伤科大成》、赵廷海的《救伤秘旨》等伤科专著，对关节脱位的证治都有其特色，为后世骨伤科发展做出了突出的贡献。

1. 上骱手法的使用原则

上骱手法属于正骨手法的一个组成部分，所以其使用原则与正骨手法大体相似，但也有所不同。上骱手法使用时，需要认真检查，仔细触摸，结合 X 线所见，准确判断脱位的类型及程度，并注意有无骨折、血管神经损伤等并发症存在。另外，需要根据具体病情，选择有效且安全的复位手法、麻醉镇痛方法及复位最佳体位（便于操作和肌肉充分放松的体位）。脱位复位手法多利用杠杆作用原理，脱位骨干多承受较大剪切或扭转应力，因此，操作手法要刚柔并济，掌握用力大小和方向，动作要灵活轻巧。严禁使用暴力，否则可造成患肢骨折，甚至损伤重要的血管、神经等。

2. 上骱手法的要求和适应证

上骱手法的要求和适应证也和正骨手法相似。对急性外伤造成的脱位，应尽早复位。上骱手法对于大多数的关节脱位都可以达到很好的疗效，即使是合并性的骨折，也可以很好地复位。脱位若并发骨折，一般应先整复脱位，后整复骨折。对陈旧性脱位，需先用药物熏洗，并结合手法按摩或牵引 1～2 周后，再施行复位。对于大关节的脱位，在麻醉下进行复位，可提高复位的效率和减少患者的痛苦。

3. 常用上骱手法

上骱手法应根据脱位的部位、类型、程度及移位方向的不同而选择不同手法或综合使用。

（1）**手摸心会**：结合 X 线片，用手指仔细触摸需复位的部位，掌握脱位的部位、类型、程度，以及是否有周围软组织损伤。

（2）**拔伸牵引**：是整复脱位最基本的手法，操作时助手固定脱位关节的近端，术者握住伤肢的远端做对抗牵引，牵引的方向和力量要根据脱位的部位、类型、方向、程度及患肢肌肉丰厚和紧张程度而定。为克服单纯手力牵引力量不足及长时间牵引易疲劳的弊病，可使用宽布带及墙钩作对抗牵引。下肢脱位尚可用宽布带将骨盆固定于复位床上作对抗牵引。

（3）**屈伸收展与旋转回绕**：系上述数种手法的有机结合，其操作系同时在三个轴位上被动运动脱位关节，故适用于肩、髋等关节脱位的整复。临床上，当脱位的骨端关节头被关节囊、肌腱、韧带等软组织卡锁住时，手法牵引往往加剧其紧张，以致复位困难。此时，手法联合使用，促使脱位的关节头循原路复位。如肩关节前脱位时，先在牵引下外展外旋患肢，然后逐渐使之内收、内旋，利用杠杆作用力促使关节复位。若整复髋关节后脱位，操作时须在屈髋、屈膝位牵引患肢，然后内收、屈曲大腿，再外展、外旋、伸直患肢。

（4）**端提挤按**：是端、提、挤、按法的综合运用，或单用其中一法，适用于各种脱位，常与拔伸牵引配合使用。如肩关节前下脱位，用手端托肱骨头使其复位。下颌关节脱位，两手四指上提下颌骨。桡骨头半脱位，以拇指向内下按压桡骨头。

（5）**摇晃松解**：主要用于整复陈旧性脱位。该手法用来解除关节囊及关节周围软组织的粘连痉挛，所以需在麻醉下进行牵引。施术者对脱位关节进行屈伸、收展等被动活动前需反复旋转摇晃脱位关节。该手法对施术者也有要求，施术者进行被动活动的范围需由小至大，力度也需由轻至重，动作轻柔且稳健，直到脱位关节周围软组织的粘连松解。这是整复陈旧性脱位的关键步骤。

（6）**手拉足蹬**：常用于肩关节和髋关节前脱位。以肩关节前脱位为例：患者仰卧，施术者立于患侧，双手握住伤肢腕部，将患肢伸直并外展；施术者脱去鞋子，用同侧足跟部蹬于患侧腋下，然后足蹬手拉，缓慢用力拔伸牵引，并在此基础上使患者外旋、内收，同时足跟轻轻用力向外支撑肱骨头，使之复位（图 4-38）。

（7）**杠杆支撑**：是利用木棍、立柱、椅背或软木块等作为杠杆支撑点，以增大复位的杠杆支撬作用力，多用于难以整复的肩关节脱位或陈旧性脱位及下颌关节脱位等。以肩关节脱位之卧位杠杆复位法为例：在复位床旁竖立一

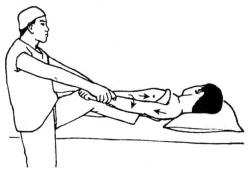

图 4-38 手拉足蹬

木棍（中间部位用棉垫裹好），使之正好在患侧腋下，第一助手用宽布带套住患者胸廓向健侧牵引，第二助手一手扶住木棍，另一手固定健侧肩部，第三助手握患肢远端徐徐牵引并外展至120°左右，施术者双手环抱肱骨上端，三个助手协调配合用力，在第三助手慢慢内收患肢时，施术者双手向外上方拉肱骨上端，利用木棍形成的杠杆支点，迫使肱骨头复位。

（8）理顺筋络： 在脱位关节复位之后，施以轻柔理筋手法，松解粘连，通利关节，一可解除软组织的紧张痉挛；二可理顺扭曲，整复错缝的关节和回纳脱出的软骨板。

（四）通络手法

通络手法适用于外伤骨折、筋伤及内伤等疾病，指对患处以外的穴位、经络进行按摩推拿的手法。该手法具有疏通经络、理筋活血、消瘀散结、缓解痉挛之作用。手法包括点穴、推穴、揉按、推法、捋法等，但具体使用需要依据脏腑经络和气血辨证。

二、牵 引

牵引，是由手法的拔伸而来，使用牵引装置进行的持续牵引，通过沿肢体纵轴的牵引力来对抗肌肉的张力和痉挛，可以预防及矫正软组织挛缩及骨与关节的畸形，是辅助治疗骨折、脱位和筋伤的一种方法。

（一）牵引的临床应用

（1）急救时用牵引，能够减轻肢体骨折移位，达到相对稳定的状态，也可以保护肢体，缓解疼痛，并且方便转运。

（2）治疗骨折时的牵引，可以帮助修复骨折，并且维持骨折的对位。如果是不稳定性的骨折，则手法复位不易成功，且复位后不易维持对位；或伤后肿胀严重，危及血液循环，不应立刻使用手法整复，也不应使用石膏或夹板固定者，经常使用牵引治疗。关节脱位治疗时，一般用于缓慢复位并维持复位后的位置。如髋关节后脱位并髋臼骨折，通常应先进行持续牵引，然后再进行关节和骨折块的复位，如果复位效果满意的话，可持续牵引直至骨折愈合，也可先牵引复位，然后通过手术内固定以缩短卧床时间。

（3）颈椎的骨折脱位，经常使用颅骨牵引进行复位和维持相对稳定。

（4）对于感染性骨与关节疾病，牵引具有相对的固定作用，能够使其充分休息，避免感染扩散，并且降低发生关节挛缩畸形或病理性骨折的概率。

（5）牵引常用于纠正关节畸形。

（6）牵引常用于术前准备和术后处理。在骨折、脱位切开复位或某些矫形手术之前，牵引能够松解粘连，解除肌肉痉挛，纠正肢体短缩，改善挛缩畸形，有利于手术的成功；骨科手术后，能够维持对位的稳定性，或有利于护理和功能康复等。

（7）治疗慢性筋骨病，如颈椎病常用枕颌带牵引，腰椎间盘突出症常用骨盆牵引等。

（二）牵引的种类

在治疗骨折脱位方面，有皮肤牵引、骨牵引、牵引带牵引等。在治疗慢性筋骨病时，有枕颌带牵引和其他专用的牵引装置。

1. 皮肤牵引

皮肤牵引是指使用医用胶布条粘贴于伤肢皮肤表面，利用扩张板（方形木板），通过滑车连接牵引重锤，对皮肤产生牵引拉力，从而对患肢进行牵引的方法。

（1）适应证： 需要持续牵引，但又不能强力牵引的骨折，或者不适用于骨骼牵引、布带牵引的病例。主要应用于小儿下肢骨折。

（2）禁忌证： 皮肤牵引的牵引力需通过皮肤的张力，有很大的局限性。主要禁忌证：①皮肤对胶布过敏者；②皮肤有损伤或炎症者；③肢体有血管病变者，如静脉曲张、慢性溃疡、血管硬化及栓塞等；④骨折严重错位需要重力牵引才能矫正的畸形者。

（3）操作方法

1）术前准备

皮肤准备：在牵引部位剃毛、清洁、擦干，避免影响胶布的黏合力，并用乙醇擦拭消毒。

材料准备：准备宽的医用卷胶布，依据被牵引肢体周径 1/3 左右的宽度剪取适当长度，其长度应根据骨折平面而确定，即骨折线以下肢体长度与扩张板长度两倍之和（为绕过足底贴在扩张板上和留出空隙的长度），扩张板应贴在胶布的中段，并将胶布末端按对等分撕成叉状，其长度约为 10cm。扩张板的宽度约较内外踝稍宽一些，中间有一圆孔，可以穿入牵引绳于板之内侧面打结，以免牵引绳滑脱。

其他用品：复方苯甲酸酊 1 瓶，绷带数卷，牵引支架 1 个，牵引重锤若干。复方苯甲酸酊可增加皮肤黏性，且可以避免皮肤发生水疱。

2）操作步骤：在伤肢两侧皮肤上涂一层复方苯甲酸酊，在骨突起处放置纱布，不能使胶布直接接触该患处，先手持胶布较长的一端平整地贴于大腿或小腿外侧，并且使扩张板与足底保持两横指宽的距离，然后将胶布的另一端贴于内侧，应注意两端长度需保持一致，以确保扩张板处于水平位置；胶布外面自上而下地用绷带缠绕。将胶布平整地固定在肢体上，且不能固定过紧而影响到血液循环；将肢体放置于牵引架上，依据骨折对位要求调整滑车的位置及牵引方向（图 4-39）。牵引重量需根据患者年龄、体重和骨折类型、移位程度及肌肉的丰厚情况而确定，但一般不能超过 3 kg。腘窝和跟腱处应垫以棉垫，勿使悬空。

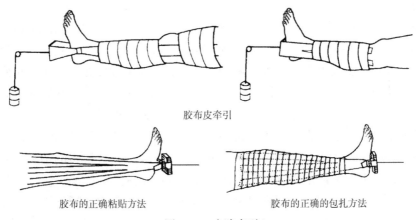

胶布皮牵引

胶布的正确粘贴方法　　　胶布的正确的包扎方法

图 4-39　皮肤牵引

（4）注意事项

1）注意牵引重量是否合理，若太轻不能起作用，若过重则易损伤皮肤或起水疱，从而影响继续牵引。要求其对患肢无侵入性损伤，无穿针感染之危险，但皮肤本身所承受的力量是有限的，只能适当使用轻重量（少于3kg）牵引。

2）牵引时间一般为2~3周，若时间过长，皮肤上皮会发生脱落从而影响胶布的黏着力，如需继续牵引则应更换新胶布以维持牵引。

3）牵引期间应定时检查伤肢长度及牵引的胶布黏附情况，以便及时调整重量和体位，以防过度牵引。

4）注意皮肤有无炎症发生，因小儿皮肤薄嫩，对胶布黏附反应较大，若有不良反应，应立即停止牵引；注意检查患肢末梢血运及趾（指）感觉活动情况。

2. 骨牵引

将骨圆针或牵引钳穿入骨骼内，然后通过牵引装置，使牵引力直接作用于骨骼进行牵引，称为骨牵引。骨牵引经常用于四肢骨折脱位，穿针部位在骨折的远端，或者穿在骨折处的关节远端，如股骨干骨折，牵引针应穿在胫骨近端。若为颈椎骨折脱位，则牵引钳应固定于颅骨外板上，使牵引力直接作用于骨骼（或通过关节再传导至骨骼），从而到达损伤位置，起到复位和固定的作用，能够承受较大的牵引重量。

（1）适应证：骨牵引经常用于肌肉发达的成人和需要时间较长或需要较大重量牵引的患者。临床上常用于：①成人肌力较强部位的骨折，尤其是用于不稳定性骨折、开放性骨折、骨盆骨折、髋臼骨折及髋关节中心性脱位等；②颈椎骨折与脱位；③学龄前儿童股骨干不稳定性骨折，如需要骨牵引，骨圆针的进针处应避开骨骺，以免影响骨骼的生长发育；④皮肤牵引不能实施的短小管状骨骨折，如掌骨、指（趾）骨骨折；⑤某些手术前准备，如关节挛缩畸形矫形术前准备等。

（2）禁忌证：牵引处如有感染或开放性伤口，创伤污染严重者不宜做骨牵引。

（3）常用牵引与操作方法

1）颅骨牵引

A. 适应证：用于颈椎骨折脱位，特别是合并有颈髓损伤者。

B. 操作方法

头部备皮：先剃光头发，然后用肥皂水洗净，擦干。患者仰卧，并且用一沙袋枕于头下。

牵引点定位：用甲紫在两侧乳突之间画一条冠状线，然后沿鼻尖到枕外粗隆画一条矢状线。将颅骨牵引弓的交叉部支点对准两线的交点，两端钩尖放在横线上，充分撑开牵引弓，钩尖所在横线上的落点即为进针点（图4-40①）。另一方法是从两侧眉外端向颅顶画两条平行的矢状线，两线与上述冠状线相交的两点，即为进针点。

牵引方法：以甲紫标记两进针点。常规消毒，铺上无菌巾，局部麻醉后，用尖刀在两点处各作一长约1cm小横切口，深达骨膜，止血，然后用带安全隔板的钻头在颅骨表面斜向内侧约45°，以手摇钻钻穿颅骨外板（成人约4mm，儿童为3mm）。应注意防止穿过颅骨内板伤及脑组织。然后将牵引弓两钉齿插入骨孔内，拧紧牵引弓螺丝钮，使牵引弓钉齿固定牢固，缝合切口后并用酒精纱布覆盖伤口。牵引弓系牵引绳并通过滑车，抬高床头20cm

左右作为对抗牵引（图 4-40②）。

牵引重量：一般第 1～2 颈椎用 4kg，以后每下一椎体均增加 1kg。复位后使其维持重量一般为 3～4kg。为了避免牵引弓滑脱，于牵引后第 1、2 天内，每天将牵引弓的螺丝加紧一扣。

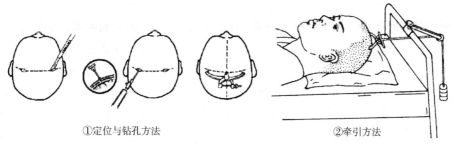

　　　　①定位与钻孔方法　　　　　　　　　　　②牵引方法

图 4-40　颅骨牵引

2）尺骨鹰嘴牵引

A. 适应证：用于肱骨外上髁、肱骨干、肱骨髁上及髁间粉碎性骨折，移位和局部肿胀严重不能及时复位固定者，也可用于陈旧性肩关节脱位拟进行手法复位者。

B. 操作方法

穿针部位：自尺骨鹰嘴尖端向远端 2cm 处作一尺骨背侧缘的垂直线，再在尺骨背侧缘的两侧各 2cm 处，然后画两条与尺骨背侧缘平行的直线，三条直线相交的两点即为牵引针的进出针点。

牵引方法：定位后用甲紫做好标记。患者取仰卧位，患者伤肢先被提起，屈肘 90°，前臂中立位。常规皮肤消毒、铺上无菌巾，局部麻醉生效后，术者将固定在手摇钻上的骨圆针从内侧标记点刺入皮肤至骨，转动手摇钻将骨圆针穿过尺骨鹰嘴，从外侧标记点穿出。穿针时应始终保持针与尺骨干垂直，不能钻入关节腔或损伤尺神经，避免造成不良后果。穿好针后去除手摇钻，使牵引针两端外露部分等长，安装牵引弓并拧紧固定以免滑脱，用酒精纱布保护针眼部，针之两端用青霉素瓶套入，连接牵引绳及牵引装置，沿上臂纵轴线方向进行牵引，同时需将伤肢前臂用布带吊起，保持肘关节屈曲 90°（图 4-41）。

牵引重量：一般牵引重量为 2～5kg。

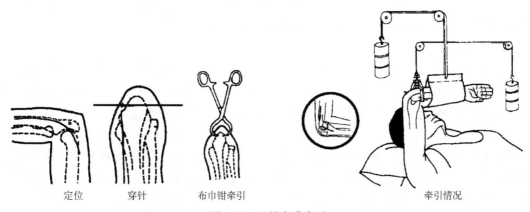

　　定位　　　　穿针　　　　布巾钳牵引　　　　　　　　牵引情况

图 4-41　尺骨鹰嘴牵引

3）股骨髁上牵引

A. 适应证：用于股骨干骨折、粗隆间骨折、髋关节中心性脱位、骶髂关节脱位、骨盆骨折向上移位、髋关节挛缩畸形手术前需要松解粘连者；也可用于胫骨结节牵引的替代牵引。

B. 操作方法

穿针部位：膝伸直位，自髌骨上缘作一与股骨干垂直的横线，再沿腓骨小头前缘与股骨内髁隆起最高点各作一条与髌骨上缘横线相交的垂直线，相交的两点即为克氏针的进出针点，同时用甲紫做好标记点。也可以内收肌结节上方 2cm 处作为进针点。

牵引方法：患者取仰卧位，伤肢置于布朗架上，使膝关节屈曲 40°，常规消毒，铺巾，局部麻醉后，以克氏针于大腿内侧标记点穿入皮肤，直达骨质，掌握骨钻进针方向，缓缓转动手摇钻，当穿过对侧骨皮质时，用手指压迫针眼处周围皮肤，穿出钢针，使两侧钢针相等，用酒精纱布覆盖针孔，安装牵引弓，进行牵引（图 4-42）。穿针的方向应呈水平位，与股骨干纵轴相互垂直，否则钢针两侧负重不平衡，会造成骨折断端成角畸形。

牵引重量：股骨髁上牵引的重量应根据患者的体重和损伤情况确定，如骨盆骨折、股骨骨折和髋关节脱位的牵引重量，成人一般为体重的 1/8～1/6，年老体弱者一般为体重的 1/9，维持牵引的重量为体重的 1/10。牵引时，应将床脚抬高 20cm 左右，将此作为对抗牵引。

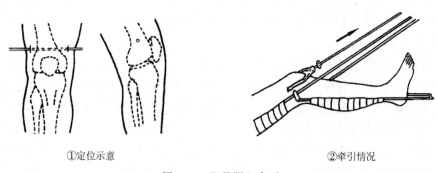

①定位示意　　　　　　②牵引情况

图 4-42　股骨髁上牵引

4）胫骨结节牵引

A. 适应证：用于股骨干骨折、伸直型股骨髁上骨折、髋关节中心性脱位及陈旧性髋关节脱位等。临床上胫骨结节牵引比股骨髁上牵引更常用。

B. 操作方法

牵引部位：从胫骨结节向下 2cm，画一条与胫骨结节纵轴垂直的横线，在纵轴两侧各 3cm 左右处，画两条与纵轴平行的纵线，与横线相交的两点即为克氏针进出针点，同时做好标记点。也可以胫骨结节最高点向下 2cm 再向后 2cm 处外侧作为进针点。

牵引方法：患者仰卧，将伤肢放置于布朗架上。常规消毒，铺上无菌巾，局部浸润麻醉后，助手牵引踝部维持固定，以避免继发损伤和增加患者痛苦。将克氏针自标记点从外向内刺入皮肤，直达骨质，摇动手摇钻穿透骨质，自内侧标记点处穿出。钢针穿出皮肤后，使针之两端等长后，用酒精纱布保护针孔，安装牵引弓，连接牵引装置（图 4-43）。

牵引重量：成人一般为体重的 1/10～1/8，维持重量一般为 3～5kg。

5）跟骨牵引

A. 适应证：用于胫腓骨不稳定性骨折、踝部粉碎性骨折、跟骨向后上方移位的骨折等，也可用于髋关节、膝关节轻度挛缩畸形的早期治疗。

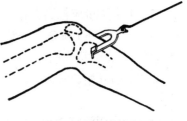

图 4-43　胫骨结节牵引

B. 操作方法

牵引部位：从内踝尖到足跟后下方连线中点，或自内踝尖垂直向下 3cm，再水平向后 3cm，即为内侧进针点。

牵引方法：将伤肢放置于牵引架上，用一沙袋垫于小腿下方，使足跟抬高，助手用一手握住前足，另一手握住小腿下段，使踝关节维持中立位。常规消毒足跟周围皮肤，局部麻醉后，用手摇钻或骨锤将克氏针自内侧标记点刺入，直达骨骼，使针贯穿跟骨至对侧皮外，用酒精纱布覆盖针孔，安装牵引弓，然后进行牵引即可。牵引针用骨圆针，穿针时应注意针的方向，胫、腓骨干骨折时，针应与踝关节面成 15°（针的内侧进口处低，外侧出口处高），有利于恢复胫骨向内的正常生理弧度（图 4-44）。

牵引重量：跟骨牵引重量一般为 4～6kg，维持重量为 2kg。

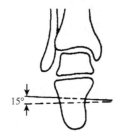

跟骨牵引用于胫、腓骨干骨折时，穿针方向应与踝关节平面成 15° 左右的角，即内侧低、外侧高

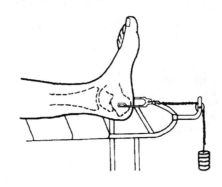

图 4-44　跟骨牵引

6）肋骨牵引：用于多根多段肋骨骨折造成的浮动胸壁。当出现呼吸异常时，患者应采取仰卧位，常规消毒、铺巾，选择浮动胸壁中央的一根肋骨。局部浸润麻醉后，用无菌巾钳将肋骨夹住，钳子的另一端系于牵引绳，进行滑动牵引（图 4-45）。

牵引重量：一般为 2～3kg。

（4）注意事项

1）需经常检查牵引针处有无不适，若皮肤绷得过紧，可适当切开少许减张，穿针处如有感染，应设法使之引流通畅，保持皮肤干燥，感染严重时应拔出钢针改换牵引位置。

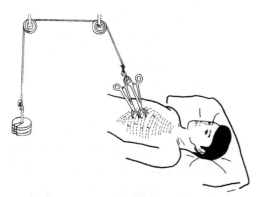

图 4-45　肋骨牵引

2）牵引重量应根据患者的年龄、体质、肌肉发达情况及骨折的部位、类型、移位程度，并结合 X 线片等来确定和调整。切勿过重，若一旦复位或肢体肿胀消退后，应酌情减少牵引重量，避免过度牵引。

3）牵引开始数日，应透视骨折端对位矫正情况，必要时需及时调整体位或加小夹板等矫正。

4）骨牵引治疗骨折，牵引时间一般为 4～8 周，以临床愈合为标准。

5）牵引过程中应以动静结合、筋骨并重为原则，鼓励伤员进行功能锻炼，避免伤肢及未牵引肢体发生失用性肌肉萎缩、关节僵硬等。

6）每日检查牵引装置 1～2 次，需保持牵引绳与肢体长轴方向相一致。观察牵引绳有无断裂，在牵引装置上滑动有无障碍，骨圆针有无松动，伤肢血运是否正常。如发现问题，应及时处理。

3. 牵引带牵引

这类牵引是利用牵引带系于患者肢体某一部位，利用牵引绳通过滑轮连接牵引带和重量进行牵引的一种方法。临床上对骨折和脱位有一定的复位固定作用；还可用于减轻和治疗筋伤的痉挛、挛缩和疼痛。根据病变部位的不同，常用的牵引方法有以下几种。

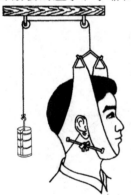

（1）枕颌带牵引：利用枕颌带系于颌下与枕部，连接牵引装置牵引颈椎的一种方法（图 4-46）。此目的是利用牵引维持固定头颈于休息位，使颈椎间隙压力降低，减轻肌肉痉挛，使颈椎的动静态平衡恢复正常，促使神经根水肿的吸收等，从而减轻症状，达到治疗目的。

1）适应证：用于轻度脊髓损伤的颈椎骨折或脱位、颈椎病、颈椎间盘突出症的治疗。

2）牵引方法

坐位牵引：每日 1～2 次，每次 20～30 分钟，间接牵引，重量为 5～10kg。根据患者的具体情况，可增加至 12kg 左右。

图 4-46　坐位枕颌带牵引

卧床持续牵引：患者仰卧位，牵引重量一般为 3～8kg。

3）注意事项：坐位牵引时，选用高低合适的座椅，坐垫松软并带有靠背，牵引时务必保持端坐体位。卧位牵引时，应选择合适的床铺，方便用于连接牵引装置。牵引角度是牵引治疗的关键因素之一。一般对颈型、神经根型颈椎病患者进行牵引时，头颈宜前屈 15°～30°位；椎动脉型颈椎病患者宜采用垂直或略前屈牵引；无关节交锁的颈椎骨折，多采用头颈略后伸的卧位牵引；伸直型颈椎骨折多采用卧位牵引。开始牵引时，有少数患者产生头痛、恶心、颈部不适等不良反应，通过调整枕颌带的位置、减轻重量及调整牵引角度多能缓解。牵引重量要根据病变节段、颈部的粗细、牵引角度等因素进行调节，最终以不引起患者明显不适为参照，否则力量过小不能起到预计效果，过大则可能引起损伤。持续牵引期间需每隔 20 分钟左右休息一次，要暂时解开，按摩下颌部，张嘴活动下颌关节，以减轻皮肤压疮和下颌关节损伤，同时也能够缓解颈部肌肉的牵引力。脊髓型颈椎病不合适牵引治疗。

（2）**骨盆悬吊牵引**：指臀部要用骨盆悬吊兜将其抬起离开床面，利用身体的重量，这时拉紧的悬吊兜侧面会向骨盆产生挤压力，从而对骨盆骨折和耻骨联合分离起到整复固定作用的方法。

1）适应证：用于骨盆环骨折分离、耻骨联合分离、髂骨翼骨折向外移位及骶髂关节分离等。

2）操作方法：患者采取仰卧位，在长方形厚布制成的骨盆悬吊布兜的两端各穿一木棍，用布兜托住骨盆，以牵引绳分别系住横木棍的两端，通过滑轮进行牵引（图4-47）。牵引力度以臀部稍离开床面为宜。牵引时间为4～6周。

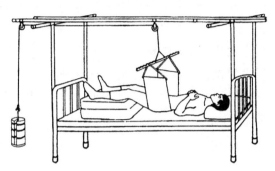

图4-47　骨盆悬吊牵引

3）注意事项：牵引时为增加两侧对骨盆的挤压力，两横木棍要尽可能地向中央收紧，这样既可减少疼痛，又便于护理，患者还可以感觉到舒适。骨折伴有骨盆环断裂者，可在常规治疗的同时进行双下肢的骨牵引，疗程为4～6周，之后可改为骨盆弹力夹板或石膏短裤固定。一般需要7～8周才能扶拐下地活动。

（3）**骨盆牵引带牵引**：指患者在骨盆牵引床上采取仰卧位，胸部和骨盆部分别用束带捆绑，将一定的力量或重量施于束带上进行牵引的方法。到目前为止，电脑控制骨盆牵引床已在临床上得到普遍应用。

1）适应证：用于腰椎间盘突出症、腰椎小关节紊乱症、急性腰扭伤及慢性腰肌劳损等。

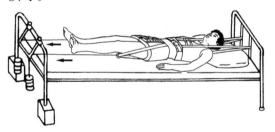

图4-48　骨盆牵引带牵引

2）操作方法

持续牵引：骨盆用骨盆牵引带包托，两侧都系着一条牵引带，双侧重量相同，约为10kg，牵引床床脚抬高20～25cm，便于对抗牵引（图4-48）。并结合腰背肌功能锻炼，使腰腿痛的症状逐渐消退。

间断牵引：利用器械进行大重量牵引，即两侧腋部用固定带将其向上固定，做对抗牵引，另用骨盆牵引带包托进行牵引，每天牵引1次，每次牵引20～30分钟。以体重的1/3为初始的牵引重量，逐渐加大重量，可减轻腰腿疼痛的症状。

3）注意事项：腰椎不稳定者不宜用较大重量牵引，以免加重症状。患者症状若在牵引过程中有所加重，或产生胸闷不适感，应调整牵引的重量、体位及牵引带的松紧。部分患者可将双下肢的小腿部用枕垫抬高，或者弯屈膝盖达60°～90°，这样可以使腰背肌达到更加有效的松弛，腰椎间隙后缘宽度增加，使神经根刺激症状减轻。经骨盆牵引疼痛减轻后，应配合积极的腰背肌功能锻炼。合并腰椎椎管狭窄的患者禁用牵引。

三、物 理 疗 法

物理疗法是利用电、磁、声、光、冷与热等各种物理因子作用于机体，从而引起一系列机体内的生物学效应，达到调节、增强或恢复各种生理功能，影响病理过程的目的而最终康复的一种疗法。

（一）物理疗法的作用

在骨伤科疾病的治疗和康复中，物理疗法占有十分重要的地位。物理因子作用于人体，局部组织会产生直接性的生物物理和生物化学变化作用，引起人体体液的改变，还会通过神经反射及经络穴位而发挥其间接作用。物理疗法在骨伤科疾病治疗中的主要作用概括如下。

1. 抗炎

对于肌肉、关节、皮肤、筋膜、韧带、神经、器官和内脏的急慢性炎症，物理因子作用于机体可以增加血供，改善局部的血液循环，消除组织水肿，促进血肿吸收，改善组织缺氧和营养状态，进而消除炎症反应。

2. 镇痛

很多因素（如炎症刺激、缺血、代谢产物、致痛介质及精神因素等）都可产生疼痛。对于神经痛、肌肉痉挛性疼痛、肢体缺血性疼痛、炎症性疼痛等各种疼痛，都可以根据疼痛的部位和性质，选用合适的物理疗法，以提高痛阈，消除各种致痛原因，从而起到镇痛的作用。

3. 减少瘢痕和粘连的形成

组织损伤后，血液循环受阻、组织结构异常、神经紊乱等导致的一种修复性的组织为瘢痕组织；炎性因子渗出，组织纤维化会产生组织粘连，属于病理性的结缔组织。物理疗法通过作用于瘢痕组织改善组织水肿症状，改善局部的血供和营养状况，从而减少瘢痕和粘连的形成。同时，也可缓解或消除瘢痕瘙痒、瘢痕疼痛等症状。

4. 避免或减轻并发症和后遗症

外伤、手术、瘫痪等会导致关节活动受限，关节炎症也会导致关节功能障碍和肌肉萎缩，物理疗法可以起到镇痛和改善局部血液循环的作用，有利于关节肌肉得到较充分的活动，并且还可得到血液的营养，避免关节僵硬、肌肉萎缩等后遗症。

（二）物理疗法的种类

1. 电疗法

电疗法包括直流电疗法、低频电疗法、中频电疗法和高频电疗法。

（1）**直流电疗法**：是指应用方向恒定不变的电流来治疗疾病的方法。直流电疗法可以镇静、止痛、抗炎，还可以促进神经再生和骨折愈合、调整神经系统和内脏功能、提高肌张力。药物离子通过直流电导入人体达到治疗疾病效果的方法，称为直流电离子导入疗法。这种方法可以将中药直接导入损伤局部，是骨伤科常用的电疗方法之一。

（2）**低频电疗法**：是指应用频率低于 1kHz 的各种波形的脉冲电流治疗疾病的方法。该疗法效果明确，应用范围广泛，可以促进神经系统功能的恢复，调整内脏器官的功能，还具有镇痛、引起骨骼肌节律性收缩、防止失用性肌肉萎缩、训练肌肉做新的动作、改善局部血液循环的作用。临床应用的低频电疗法包括电刺激疗法、感应电疗法、间动电疗法等。

（3）**中频电疗法**：是指应用频率为 1～100kHz 的正弦电流治疗疾病的方法。中频电疗法的主要治疗作用为镇痛、促进局部血液循环与淋巴回流、锻炼骨骼肌与提高平滑肌的紧张度、松解粘连与促进瘢痕组织的吸收。目前临床应用的中频电疗法包括等幅中频正弦电疗法、调制中频电疗法和干扰电疗法三种。

（4）**高频电疗法**：是指应用频率为 100kHz 以上的高频电磁振荡电流治疗疾病的方法。高频电疗法包括长波疗法、中波疗法、短波疗法、超短波疗法、微波疗法、射频疗法等，其生理和治疗作用的基础为热效应和非热效应。热效应可以抗炎、止痛；非热效应可控制急性炎症的发展并将炎症逐渐吸收，使之消散。

2. 光疗法

光疗法是指应用日光或人工光源治疗疾病的方法。现代应用的人工光源有可见光、红外线、紫外线和激光等。用于抗炎、镇痛多选用红外线、紫外线。

（1）**红外线**：用红外线治疗疾病的方法称为红外线疗法。红外线可以通过增加血供改善循环，镇静止痛，缓解肌肉痉挛，较浅表组织的慢性劳损、扭伤和炎症等可采用此方法。因红外线还可以使表层组织干燥，所以对于伤口有较多渗出及溃疡患者，可使渗出物在表皮结成防护性痂膜，制止渗出。治疗时一般照射在裸露的局部，温度以患者感到舒适为佳。

（2）**紫外线**：根据其波长有 A、B、C 三种波段。波长在 320～400nm 为 A 波段，其生物作用弱，但可造成明显的色素沉着，能产生荧光反应，适用于过敏及佝偻病。波长在 280～320nm 为 B 波段，能调节机体代谢，增强免疫，刺激组织再生和缩短上皮愈合过程。波长在 180～280nm 为 C 波段，对病毒和细菌具有明显的杀灭或抑制其生长繁殖的作用。因此，紫外线在临床上常用于杀菌、抗炎、镇痛和促进伤口愈合等。

3. 超声波疗法

应用超声波治疗疾病的方法称为超声波疗法。振动频率在 20kHz 以上，不能为人的听觉器官所接收，属于机械弹性振动波的为超声波。超声波治疗可以加速炎症的消散与损伤组织的修复及瘢痕组织的软化，小剂量与中等量的超声波还具有镇痛作用。

4. 磁疗法

磁疗法是将磁性材料或根据电生磁原理所产生的磁场作用于机体的一定部位或穴位而达到治疗疾病效果的方法，主要治疗作用是镇痛、消肿、抗炎和镇静。使用的方法也较多，临床应随症选用。

5. 温热疗法

温热疗法是以各种热源为介质,将热传至机体而达到预防和治疗疾病目的的方法。常用的传热介质有醋、泥类、水、沙、蒸汽等。临床上常用的热疗法有温泉热疗法、石蜡疗法、蒸汽浴疗法、沙浴疗法等。它们具有温热和机械的综合作用。中药热熨法亦是一种热疗法,除具有温热作用外,还具有药物的治疗作用。

6. 冷疗法

冷疗法是应用比人体皮肤温度低的物理因子(冷水、冰块等)刺激来作为治疗和康复的一种手段。直接使用冰块按摩,或用冰冻毛巾、冰水袋冷敷的冷疗法具有减轻疼痛、降低肌张力及减轻炎症反应的作用。冷疗法不适用于患有周围血管疾病及皮肤感觉障碍者。

四、功 能 锻 炼

功能锻炼又称练功疗法,古称导引,是通过肢体运动的方式预防及治疗某些疾病,促进肢体功能加快恢复的一种治疗方法。张介宾在《类经》注解中提到,"导引,谓摇筋骨,动肢节,以行气血也""病在肢节,故用此法"。张隐庵在注解中也说道,"气血之不能疏通者宜按跷导引"。后代医学家通过在临床诊断中不断获取经验,逐渐将导引演变为一种独特的练功疗法。

(一)功能锻炼的分类

1. 徒手锻炼

(1)局部锻炼:指患者在医师的指导下,对患肢进行自主锻炼,目的是促进其功能加快恢复,降低关节僵硬、肌肉萎缩等并发症的发生率。其主要形式包括患肢肌肉的等长收缩运动、伤病初期未固定关节的运动及后期负重关节的运动锻炼等。

(2)全身锻炼:指患者在医师的指导下进行全身锻炼,进而促进血液循环,气血运行,加强整个组织器官功能的运行,提高免疫能力,加快疾病的恢复。其主要形式包括以下几种:气功、太极拳、医疗体操等运动。

2. 器械锻炼

器械锻炼,即采用器械辅助锻炼来增加对伤肢的负荷(刺激量),以弥补徒手锻炼的缺点,加快恢复伤肢的肌肉力量及关节功能的运行。其主要形式包括以下几种:蹬车、手拉滑车、握搓健身球、足蹬滚棒等运动。

(二)功能锻炼的作用

1. 活血化瘀、消肿定痛

局部和全身锻炼可以推进气血畅通、加快血液循环,从而达到活血化瘀、消肿定痛的目的。

2. 濡养筋络、滑利关节

功能锻炼后能够达到血液流通、化瘀散结、舒筋活络的目的，使筋络得到滋养，关节滑利，运动自如。

3. 防治肌肉萎缩

通过积极练功，可以使肌肉的收缩及舒张活动从始至终处于大脑支配状态，并且受其生理刺激，能够降低或预防肌肉萎缩。

4. 防治关节粘连和骨质疏松

通过积极进行功能锻炼能够使气血畅通，关节滑利，筋骨强健，预防及减轻关节粘连或骨质疏松等症状。

5. 促进骨折愈合

功能锻炼可以促进气血循环，达到祛瘀生新的目的，并且有利于接骨续损。

6. 促进功能恢复

练功可以调整机体的各项功能运作，达到肝血肾精旺盛、气血充盈、强筋健骨的目的，进而使整体与局部功能加速恢复。

（三）功能锻炼的应用原则及注意事项

1. 鼓励患者采取有针对性的锻炼

根据患肢损伤程度的不同情况及在不同阶段引导患者进行针对性的锻炼，并且不定时鼓励患者执行。

2. 向患者表明功能锻炼的目的、意义及必要性

刻意加强患者主观意识的发挥，提高其自信心及耐心。上肢练功的主要目的是加速恢复手的运动功能，下肢练功的主要目的是尽快恢复负重及行走功能。

3. 以主动锻炼为主，被动运动为辅

骨关节受损的治疗目标是加速恢复患者的肢体运动功能，然而功能的恢复需患者积极主动的配合锻炼才能得到，并且任何治疗方法都不能够代替，只能是辅助其进行主动锻炼。

4. 增强有利的运动，避免不利的运动

在进行骨折的功能运动中，如果是与骨折最初移位方向相反的活动，由于其有利于维持骨折的对位，预防再次移位，故被认为是有利的运动，应被得到加强；相反，如果是与原始骨折移位的方向一致的运动，可导致骨折的再次移位或者延长骨折的愈合过程，则需要避免。应按时检查骨折患者的运动方式是否适当，运动方式是否取得有效成果，并且需及时纠正错误，鼓励并肯定其所获得的成绩。

5. 循序渐进，持之以恒

功能锻炼不可以急于求成，应按循序渐进的原则进行，如若不出现意外或异常反应，则应坚持不懈，进而达到预期的效果。

（四）各部位主要功能锻炼方法

1. 颈部锻炼方法

（1）前屈后伸法：坐位或站立位姿势，两足分开且与肩等宽，在吸气时使颈部尽量前屈，下颌尽量接近胸骨柄上缘，呼气时使颈部后伸达最大限度，如此反复锻炼 5～10 次（图 4-49）。

（2）左右侧屈法：吸气时头向左侧，呼气时头还向正中位，吸气时头向右屈，呼气时还原，左右交替，反复 7～8 次（图 4-50）。

（3）左右旋转法：深吸气时头向左转，呼气时由左向右转，左右交替，反复 7～8 次；随后如法向左后转及回归动作（图 4-51）。

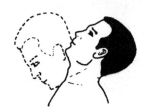 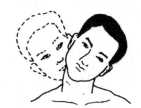 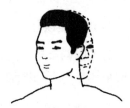

　图 4-49　颈部前屈后伸法　　　图 4-50　颈部左右侧屈法　　　图 4-51　颈部左右旋转法

（4）前伸旋转法：吸气时头颈前伸并侧转向右前下方，眼看右前下方，呼气时头颈还原中立位；随后如法做头颈前伸向左前下方及回归动作（图 4-52）。

（5）后伸旋转法：吸气时头颈应尽力转向后上方，眼看右后上方，吸气时头颈还原中立位；随后如法做头颈部向左后上方转及回归动作（图 4-53）。

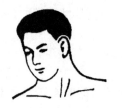 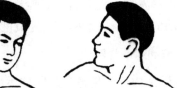 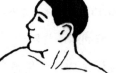 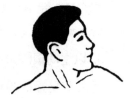

　　图 4-52　颈部前伸旋转法　　　　　　图 4-53　颈部后伸旋转法

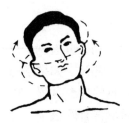

图 4-54　颈部环转法

（6）环转法：头颈向左右方向反复环转数次（图 4-54）。此法为上述头颈运动的综合。

2. 腰部锻炼方法

（1）前屈后伸法：两足分开站立且与肩等宽，双下肢保持伸直，腰部先向前尽量屈曲，然后尽量后伸，反复 4～5 次，活动时尽量放松腰部肌肉（图 4-55）。此法可预防腰部屈伸功能受限。

（2）**侧屈法**：姿势同前，双手抱头站立，腰部做左侧屈，尽量使身体往左侧屈曲，还原以后同样做右侧屈，反复 7～8 次（图 4-56）。此法可锻炼腰部的左右侧屈功能。

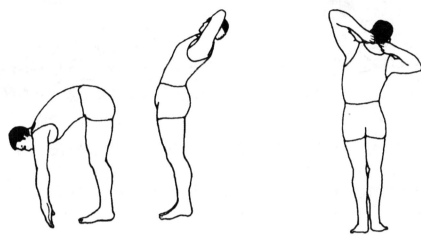

图 4-55　腰部前屈后伸法　　　　　　　　　　　　　　图 4-56　腰部侧屈法

（3）**旋转法**：姿势同前，两肩外展，双手指交叉置于脑后，腰部顺时针及逆时针方向旋转各 1 次，然后由慢到快，由小到大地顺逆交替 4～5 次（图 4-57）。此法可活动腰椎并调整小关节的位置。

（4）**回旋法**：姿势同前，两腿伸直，上身正直，两手托护腰部，腰部做顺时针和逆时针方向各旋转 1 次，然后由慢到快，由大到小，顺、逆交替回旋各 8 次（图 4-58）。此法为上述三种运动的综合。

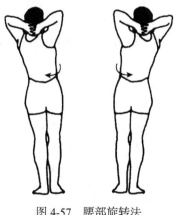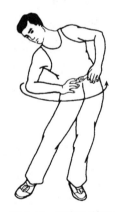

图 4-57　腰部旋转法　　　　　　　　　　　　图 4-58　腰部回旋法

（5）**仰卧起坐法**：身体取仰卧位，屈膝成 90°左右，脚部平放在地上。根据本身腹肌的力量而决定双手安放的位置，利用腹肌收缩，迅速呈坐姿，起身时将上身保持垂直状态，腰部不要离开地面，然后再缓缓下降成最初姿势反复进行（图 4-59）。此法可增强腹部肌肉和拉伸背部肌肉。

（6）**仰卧位腰背肌锻炼**

1）五点支撑法：患者仰卧，双上肢置于身体两侧，屈髋、屈膝，双下肢并拢，然后做挺髋的动作，使身体成拱桥形状，注意屈膝 90°，双膝须夹紧并拢，保持一定时间后恢复原位（图 4-60）。抬起及复原时均应缓慢进行，下同。

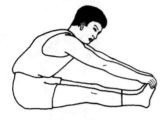

图 4-59　仰卧起坐法

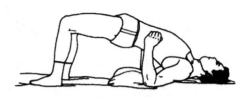

图 4-60　五点支撑法

2）三点支撑法：患者仰卧，两腿伸直并拢，屈肘，向上挺腰，以两足、头顶三点支撑，使整个身体离开床面（图 4-61）。

3）拱桥式支撑法：患者仰卧，双上肢置于身体两侧，屈髋、屈膝（90°），双下肢并拢，然后做挺髋动作，使身体成拱桥形状（图 4-62）。

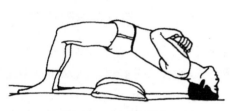

图 4-61　三点支撑法

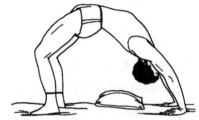

图 4-62　拱桥式支撑法

（7）**俯卧位腰背肌锻炼法**：第一步，患者俯卧，两上肢置于体侧，抬头挺胸，两臂后伸，使头、胸及两上肢离开床面。第二步，在双膝关节伸直的同时后伸下肢，并使其尽量向上翘起，两下肢可先交替后伸翘起，然后再一同后伸。第三步，头、颈、胸及两下肢同时抬高，两臂后伸，仅使腹部着床，整个身体呈反弓形。最后，头胸和两下肢同时离开床面，仅腹部与床面接触（图 4-63）。

（8）**摇椅活动法**：仰卧，两髋、两膝极度屈曲，双手抱腿，使背部做摇椅式活动（图 4-64）。

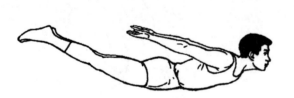

图 4-63　俯卧位腰背肌锻炼法

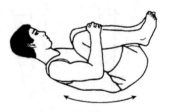

图 4-64　摇椅活动法

3. 上肢锻炼方法

（1）**前后摆臂法**：取站立位，两足分开且与肩等宽，弯腰时，双上肢做前后交替摆动，摆动幅度从小到大，直至最大幅度（图 4-65）。

（2）**弯腰画圈法**：取站立位，两足分开且与肩等宽，向前弯腰 90°时，患侧上肢自然下垂，做顺、逆时针画圈回环动作，幅度由小到大，同时速度逐渐加快（4-66）。

（3）**肩臂回旋法**：取站立位，两足分开且与肩等宽，单手叉腰，患者上肢外展 90°做回旋运动，幅度由小到大，同时速度逐渐加快（图 4-67）。

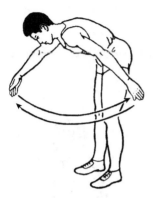
图 4-65　前后摆臂法

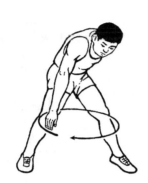
图 4-66　弯腰画圈法

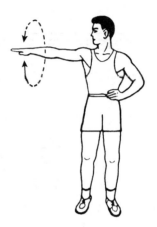
图 4-67　肩臂回旋法

（4）**手指爬墙法**：患者面对墙壁或患肢靠近墙壁站立，用患侧手指沿墙缓缓向上爬动，使上肢尽量高举到最大限度，在墙上作一记号，然后再徐徐向下回到原处，反复进行，逐渐增加高度（图 4-68）。

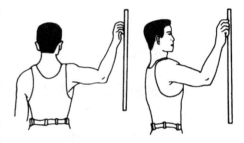
图 4-68　手指爬墙法

（5）**推肘收肩法**：患肘屈曲，腕尽可能搭在健肩上，健手掌托在患侧肘后，做尽量向上和向健侧推，然后回归原位（图 4-69）。

（6）**反臂拉手法**：患者自然站立，在患侧上肢内旋并向后伸的姿势下，健侧手拉患侧手或腕部，逐步拉向健侧；另外，还可以在身体正面，用正常上肢辅助患肢抬上臂（图 4-70）。

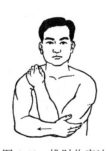
图 4-69　推肘收肩法

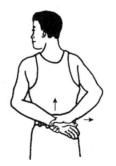
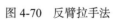
图 4-70　反臂拉手法

（7）**手拉滑车法**：患者坐或站立于滑车下，双手持绳之两端。然后健手用力牵拉带动患肢来回拉动，幅度由小逐渐增大（图 4-71）。

（8）**反掌上举法**：患者站立，两足分开且与肩等宽，双手放于胸前，手指交叉，掌心向上，反掌向上抬举上肢，同时眼睛看向手指，然后还原。可由健肢用力帮助患臂上举，高度可由小逐渐增大（图 4-72）。

（9）**肘部屈伸法**：患者取坐位，患肢可放在桌面或枕头上，握拳用力徐徐屈肘、伸肘，尽力活动至最大范围，反复多次（图4-73）。

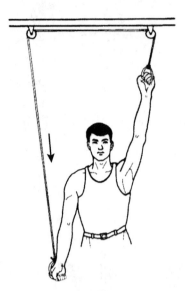 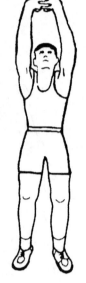 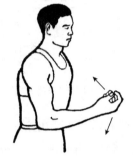

图4-71　手拉滑车法　　　　图4-72　反掌上举法　　　　图4-73　肘部屈伸法

（10）**前臂旋转法**：患者取立位或坐位，屈肘90°，掌心向上，做前臂旋前、旋后动作，反复多次。亦可握拳旋前，松手旋后（图4-74）。

（11）**腕屈伸法**：患者取立位或坐位，伸直手臂，微握拳头，做腕关节前屈背伸动作，反复多次（图4-75）。

（12）**腕侧偏法**：患者取坐或立位，屈肘，前臂中立位，患肢腕关节用力做尺偏及桡偏运动，尽力达到最大限度（图4-76）。

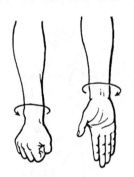 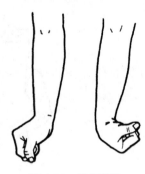 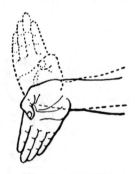

图4-74　前臂旋转法　　　　图4-75　腕屈伸法　　　　图4-76　腕侧偏法

（13）**腕部回旋法**：患者体位同前，患腕做回旋运动，或两侧手指交叉，用健手带动患腕做回旋运动（图4-77）。

（14）**抓空握拳法**：患者体位同上，将五指用力张开，再用力抓紧握拳，反复多次（图4-78）。

（15）**手捻双球法**：患者体位同上，手握两个大小适中的塑料球、钢球或核桃，在手心中做交替滚动，以练习手部功能（图4-79）。

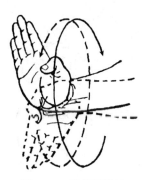
图 4-77 腕部回旋法

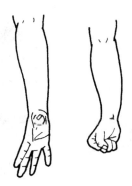
图 4-78 抓空握拳法

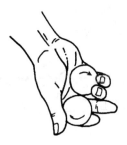
图 4-79 手捻双球法

4. 下肢锻炼方法

（1）**直腿抬高法**：患者仰卧，双下肢自然伸直，患肢用力伸直后慢慢屈髋，将整个下肢抬高，然后再逐渐放回原位。双下肢可交替进行，反复多次（图 4-80）。

（2）**举屈蹬空法**：患者体位同上，仰卧于硬板床上，去枕，双手上肢自然伸直于体侧。屈髋，屈膝，足背伸，足尖垂直用力蹬空，双下肢交替进行（图 4-81）。

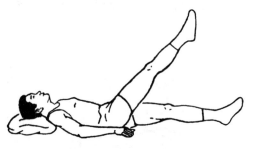
图 4-80 直腿抬高法

（3）**箭步压腿法**：取站立位，患腿向前跨出一步成弓箭步，并下压。抬头挺胸腰收紧，屈膝下压后腿伸直，两足同时用力，重心垂直向上升起，两腿交替练习多次（图 4-82）。

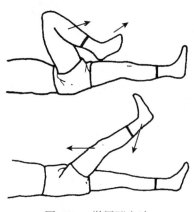
图 4-81 举屈蹬空法

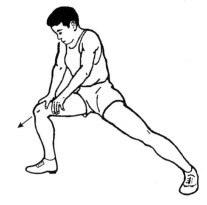
图 4-82 箭步压腿法

（4）**侧卧展腿法**：患者取健侧卧位，下肢伸直，将患侧大腿尽力外展，然后还原；继之向患侧卧位做健侧下肢外展运动（图 4-83）。

（5）**半蹲转膝法**：患者两足立正，足跟并拢，两膝微屈，两手扶于膝部，使两膝做顺、逆时针方向回旋动作（图 4-84）。

（6）**屈膝下蹲法**：患者两足分开且与肩等宽，足尖点地，足跟轻提，两腿下蹲，尽可能臀部下触足跟（图 4-85）。

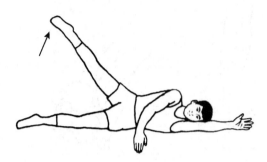
图 4-83　侧卧展腿法

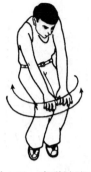
图 4-84　半蹲转膝法

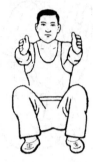
图 4-85　屈膝下蹲法

（7）**四面摆踢法**：两足并立，两手叉腰。两腿轮流前踢、后踢、左摆、右摆。踢腿时，均以踢平为度。踢起时吸气，落下时呼气，不必过分用力，上身挺直，不要低头（图 4-86）。

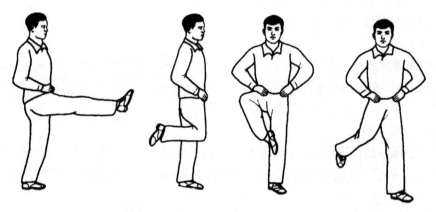
图 4-86　四面摆踢法

（8）**踝部屈伸法**：患者取仰卧位或坐位，足做背伸、跖屈活动，反复交替进行（图 4-87）。

（9）**踝部旋转法**：患者体位同前，外旋转跖足尖，将足尖向外旋转来改变足踝的方向，做顺、逆时针方向的旋转活动，反复交替进行（图 4-88）。

（10）**蹬滚木棒法**：患者取坐位，患足踏于竹管或圆棒上，做前后来回滚动圆棒的动作（图 4-89）。

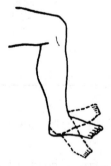
图 4-87　踝部屈伸法

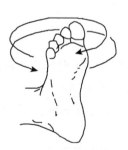
图 4-88　踝部旋转法

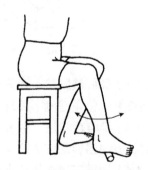
图 4-89　蹬滚木棒法

（11）**蹬车运动法**：患者坐于一特制的练功车上，做蹬车运动，模拟踩踏自行车动作（图 4-90）。

（12）**上下台阶法**：患者借助于台阶高低的特点，练习下肢的活动。此法对髋、膝、踝关节的功能恢复均有帮助（图 4-91）。

（13）**负重伸膝法**：患者取坐位，患肢足部放置一小沙袋，然后缓慢伸直膝关节，再缓慢屈膝，反复多次运动（图 4-92）。

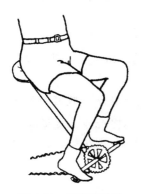 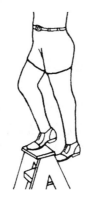 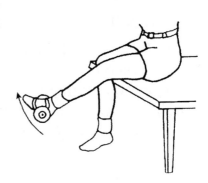

图 4-90　蹬车运动法　　　　图 4-91　上下台阶法　　　　图 4-92　负重伸膝法

五、支　具

支具适用于矫正或已矫正畸形的一种辅助器具，可以在一定时间段为患肢提供支撑作用，是临床上治疗骨病的普遍措施。支具最基本的作用是控制并维持肢体某些部位的活动。理想的支具不仅可以控制不规范或异常的活动，还可以在正常的活动范围内发挥作用。对于支具的选择应依据需矫正的患肢部位的生物力学缺陷做准确判断。

（一）支具的作用

1. 保护作用

如若在骨折治疗期间或愈合后期，不需要进行外固定时，应佩戴支具进行保护。

2. 支撑作用

通过依靠支具的生物力学原理来纠正柔软的畸形，如马蹄内翻足，用支具矫正可以获得很好的疗效。

3. 增加肢体的功能

若有脊髓或神经损伤的患者，支具可提高膝关节在站立时的稳固作用。

（二）支具的分类

1. 固定性支具

固定性支具只有固定作用。

2. 动力性支具

动力性支具允许有限的活动。

3. 功能性支具

功能性支具可代偿已麻痹的肌肉功能活动关节。

（三）支具的应用

1. 脊柱支具

（1）颈椎：用于颈椎的支具基本类型分别为围领式和后托式，如临床常用的颈托、石膏围领、Halob 背心等。

（2）胸腰椎：胸腰椎的支具能够发挥三种作用，即提高体腔内压力、降低躯干运动力度及改善骨骼的对线。如用于肋骨骨折的固定带、矫正脊柱侧凸的 Milwaukee 支架和 Boston 支架、用于腰椎间盘突出症的腰围、维持先天性髋关节脱位复位后位置的各种外展支架等。

2. 上肢支具

（1）肩、肘支具：能够提供保护和固定等作用。例如，用于锁骨骨折的固定带，用于复发性肩关节脱位的护肩支架，用于肩袖损伤修复术后的肩外展减荷支架，用于Ⅱ°、Ⅲ°肩锁关节分离的 Kenny-Howard 支具，以及背侧屈肘或伸肘型支具等。

（2）手、腕支具：属于动力性支具，不仅能够提高运动时的动力，还能够发挥部分固定和矫正作用。在临床上分为功能性固定夹板和矫正夹板，一般可以用于部分瘫痪的患者，协助其完成日常的功能运动。固定性夹板包括上翘夹板、近侧指间关节及指间夹板；矫正夹板包括正向指间关节屈曲器、反向指间关节屈曲器及可调试腕支具等。

3. 下肢支具

（1）特殊鞋：主要发挥矫形和保护的作用。例如，用于纠正小儿马蹄内翻足和跖骨内收的矫形鞋；用于矫正成人足部畸形的超高、超宽鞋；木质底鞋适用足部手术后及糖尿病足部溃疡的治疗，为患者提供有效的保护作用。

矫形鞋是一类具有特殊鞋跟（SACH 鞋根、Thomas 鞋跟）及鞋底（楔形鞋底、横条形鞋底）的鞋。SACH 鞋跟主要应用于踝关节功能受限的患者（如退行性关节炎及踝关节融合），并常以摇椅鞋底为辅助；Thomas 鞋底（鞋跟内缘较外缘高 3～5mm，呈楔形）可用于治疗跖筋膜炎及平足症。跖骨垫可用于籽骨炎和跖骨痛的患者。摇椅鞋底及跖骨颈下横条也可用于跖痛、顽固性溃疡及足部分截肢的患者，尤其适用于腓总神经损伤者。对鞋跟及鞋底的补高，可用于双下肢不等长的患者，但具体的高度选择需因人而异，另外其他的配置能够改变足的负重方式。

（2）鞋垫：能够改善足跖侧压力分布，其不仅有许多制作材料，而且有多种制作方式。UCBL（University of California Biomechanics Lab）鞋垫可以用来改善松弛型足外翻、扁平足和足外侧韧带松弛，并且可以帮助改善侧筋膜炎和胫后肌腱炎。内侧鞋垫能够帮助改善膝内侧痛及足旋前的患者，其他类型鞋垫对各种踝关节支架进行辅助，能够用于改善踝关节扭伤和不稳。僵硬性鞋支具易刺激神经痛、诱发籽骨炎及导致疲劳骨折，且难以调整及穿戴。

（3）踝-足支具：对足、踝关节的对线和活动有一定的控制作用，经常用于踝背屈肌无力，内、外侧不稳及踝关节疼痛的患者。踝-足支具是由金属和塑料材料混合制成，踝-足支具的踝关节铰链经常会用到弹簧片，目的是控制踝关节运动。

（4）膝-踝-足支具：是从股到足，不仅经常用于膝关节不稳和膝反张的患者，还可用于股骨和胫骨需支撑的患者。如 KAFO 支具能够用来调节患者的运动平衡，将其重心线调整至位于髋关节的后侧及膝关节的前方。

（5）膝关节支具：用于髌骨病变，能够对膝关节髌骨运动轨迹的控制给予帮助。髌下固定带，用于髌下膝关节处环形固定以稳固髌腱。髌上膝关节支具可以限制膝关节过伸，侧方稳定可通过标准的膝关节支具的支条完成。另外多种膝关节支具能够提供保护成角及旋转稳定性的作用。

4. 助行器

助行器包括步行器、拐杖、手杖及轮椅等，可以辅助治疗临床上某些骨伤科疾病。

六、药　　物

外用药物用于预防及治疗骨伤科某些疾病，是中西医结合骨伤科关键的疗法之一，外用药物治疗，是在辨证论治的基础上，具体贯彻内外兼治，是一种局部与整体兼顾的重要手段。骨伤科外用药物种类非常丰富，按剂型可分为敷贴药、搽擦药、熏洗湿敷药与热熨药。

（一）敷贴药

敷贴药中应用最多的有三种，包括膏药、药膏和药粉。在使用时应将药物制剂直接敷贴在损伤部位，使药物充分发挥其疗效。

1. 药膏（又称敷药或软膏）

（1）药膏的配制：首先将药研磨成细末，然后选择加入饴糖、蜜、油、水、鲜草药汁、酒、醋或医用凡士林等，调匀至糊状，最后涂敷于伤处。饴糖是近代伤科各家在药膏应用中较多的，具有提升硬结后药物本身的作用和固定及保护伤处的作用。饴糖与药物的常用比例为 3∶1。如若有创面的创伤，用选择药物与油类熬炼且拌匀制成的油膏，使其柔软，能够发挥滋润创面的功效。

（2）药膏的种类

提子膏作用：拔毒生肌，清除异物，消瘀止痛，清热解毒，化腐敛疮、软坚散结。主要治疗老烂腿、糖尿病足、脉管炎溃烂坏疽、化脓性骨髓炎、腮腺炎、乳腺炎及乳房炎症肿块、痔疮肿痛、皮肤软组织化脓感染、无名肿毒、久治不愈的伤口及外科手术刀口感染；带状疱疹及后遗症、褥疮、丹毒、疮、疖、疽、痈、疔等各种毒疮。

金创活络膏作用：舒筋活血，消肿止痛，活血散瘀，祛风散寒，软坚散结。主要治疗骨膜炎、滑膜炎、膝关节积液、关节肿痛、新旧骨筋损伤疼痛；跌打损伤、腰肌劳损、颈椎疼痛、肩周炎、脊椎炎、椎间盘突出；见血刀伤、兽禽虫咬伤。

烫伤膏：主要治疗各种烧烫伤及烧烫伤感染。轻者不留瘢痕（深Ⅱ°以内，瘢痕体皮肤除外），重者不植皮。

口舌生疮、咽炎、牙周炎、牙龈肿痛、风火牙痛、中耳炎，采用中药药粉吹、点、搽及口服，疗效神速。

（3）临床应用注意事项

1）临床应用时，将药膏摊在桑皮纸上，其大小要依据敷贴范围确定。摊开后在敷药上可以盖上一张非常薄的绵纸然后敷于患处。

2）换药时间应依据伤情、肿胀的消退程度及天气的冷热变化做决定，一般2～4天需要更换1次，患者后期也可酌情延长时间。若用水、酒、鲜药汁调敷药时，需及时敷用且要勤换。生肌拔毒类药物也应依据创面损伤程度而勤换药，预防脓水浸淫皮肤。

3）应遵循随调随用的原则，若是用饴糖调敷的药膏，会由于温度高而发酵，且易在梅雨季节发霉，所以不提倡一次性调制太多。在寒冬气温低时应酌加开水稀释，以便于调制拌匀。

4）少数患者因用药膏过敏而产生接触性皮炎，致使皮肤奇痒且有丘疹、水疱出现，应立即停药，并且使用脱敏药膏以对症治疗。

2. 膏药

膏药在古代又称为薄贴，是中医学外用药中的一种特有剂型。《肘后备急方》记载有膏药疗法，后代将此疗法广泛地应用于内、外各科的治疗上，尤其在骨伤科临床上应用最为普遍。

（1）膏药的配制：是将药物研磨成细末，然后用香油、黄丹或蜂蜡等基质炼制而成。

1）熬膏药肉：首先将药物浸没于植物油中，然后通过使用香油（即使用芝麻油）加热熬炼后，再加入铅丹（其又称黄丹或东丹），下丹收膏，制作成一种富有黏性且烊化后能固定于伤处的成药，称为膏或膏药肉。

2）摊膏药：将已熬好的膏药肉放置于小锅内，然后使用温火加热烊化后，将膏药摊平在牛皮纸或布上备用，平摊时应注意四面需留边。

3）掺药法：膏药内药料掺和方法包括三种。第一种是将熬膏药时先将药料浸没在油中，并且使其活性成分充分溶解于油中；第二种是将一小部分具有挥发性且又不耐高温的药物（如乳香、没药、樟脑、冰片、丁香、肉桂等）先研磨成细粉末，然后在摊膏药时将膏药肉在小锅中烊化后加入，且要搅拌均匀，充分使其融合于膏药中；第三种是将贵重的芳香开窍药物，或特殊需要增加的药物，临用时再加在膏药上。

（2）膏药的种类：按其功能可分为两类。

1）治损伤与寒湿类：适用于损伤的有坚骨壮筋膏；适用于风湿的有狗皮膏、伤湿宝珍膏等；适用于损伤与风湿兼顾者有万灵膏、损伤风湿膏等；适用于陈伤气血凝滞、筋膜粘连的有化坚膏。

2）提腐拔毒生肌类：适用于创伤面溃疡的有太乙膏、陀僧膏，一般常在创面另加药粉，如九一丹、生肌散等。

（3）临床使用注意事项

1）膏药是由多种药物制成，可用于许多疾病。一般应用多在筋伤、骨折的后期，如新伤初期有明显肿胀者，则不宜使用。

2）对含有丹类药物的膏药，由于含四氧化三铅或一氧化铅，X线不能穿透，故在做X线检查时应取下。

3. 药粉

药粉即散剂，又称掺药。

（1）药粉的配制：是将药物研磨为极细的粉末，然后收贮到瓶内备用。使用时将药粉直接掺于伤口处，或置于膏药上，然后将膏药烘热后贴于患处。

（2）药粉的分类：按其功用可分六种。

1）止血收口类：适用于一般创伤导致的出血症状，常用的有桃花散、花蕊石散、金花铁扇散、如意金刀散、云南白药等。

2）祛腐拔毒类：适用于创面腐脓未净，腐肉未去，或肉芽过长的患者。常用的有九一丹、七三丹及红升丹、白降丹。

3）生肌长肉类：适用于脓水比较稀少，新肉难以长成的疮面。常用的有生肌八宝丹等，也可与祛腐拔毒类散剂掺合在一起使用，以提高治疗效果。

4）温经散寒类：适用于损伤后期，气血凝滞、风寒湿邪痹阻疼痛的患者。常用的有丁桂散、桂麝散等。其他如《疡科纲要》之四温丹等可都掺在膏药内贴于患处。

5）活血止痛类：适用于损伤后出现局部瘀血阻滞肿痛的患者。常用的有四生散、代痛散等，具有活血止痛的功效。

6）取嚏通经类：适用于出现坠堕，不省人事或气塞不通的患者。常用的有通关散等，吹鼻中取嚏。

（二）搽擦药

搽擦药始见于《素问·血气形志》，"经络不通，病生于不仁，治之以按摩醪药"。醪药是配合按摩而涂擦的药酒。搽擦药不仅可直接涂擦于患者伤处，可在施行理筋手法时配合推擦等手法使用，或者是在热敷熏洗后采取自我按摩时涂搽。

1. 酊剂

酊剂又被称为外用药酒或外用药水，是选用药与白酒、醋混合浸制而成，一般酒醋的比例为8:2，也有单用酒浸者。近几年来也有选用乙醇溶液浸泡加工炼制的。常用的有活血酒、伤筋药水、息伤乐酊、正骨水等，具有祛风除湿、活血消痛、舒筋活络等的功效。

2. 油膏与油剂

使用香油将药物熬煎去渣后制成油剂，或加黄醋、白醋收膏炼制而成油膏。其具有消瘀血、温经络的功效，适用于关节筋络寒湿冷痛等证，也可配合手法及练功前后做局部搽擦，常用的有跌打万花油、活络油膏、伤油膏等。

（三）熏洗湿敷药

1. 热敷熏洗

唐代蔺道人在《仙授理伤续断秘方》中就有提到，热敷熏洗的方法可分为"淋拓""淋渫""淋洗"或"淋浴"，首先将药物放置于锅内，然后加热煮沸并且熏洗患处。此法具有舒松关节筋络、疏导腠理、流通气血、活血止痛等作用，特别适用于四肢关节的损伤，且对关节强直拘挛、疼痛麻木或损伤兼夹风湿者均有显著效果。常用的方药可分为新伤瘀血积聚熏洗方及陈伤风湿冷痛熏洗方两种。

（1）新伤瘀血积聚熏洗方：散瘀和伤汤、海桐皮汤、舒筋活血洗方。

（2）陈伤风湿冷痛熏洗方：陈伤风湿冷痛及瘀血已初步消散者，用八仙逍遥汤、上肢损伤洗方、下肢损伤洗方等。

2. 湿敷洗涤

湿敷洗涤古称"溻渍""洗伤"等。如今在临床上将药制成水溶液，用于创伤溃破伤口湿敷洗涤用，常用的有甘葱煎水、野菊花煎水、2%～20%黄柏溶液，以及蒲公英等鲜药煎汁。

（四）热熨药

热熨是一种热疗的方法，早在《普济方》中就有记载，是选用温经祛寒、行气活血止痛的药物，加热后用布包裹，热熨患处，借助其热力作用于局部，适用于不易外洗的腰脊躯干之新伤、陈伤，且药力集中，祛邪而不伤正，特别适合肩关节周围炎的治疗。主要有下列几种。

1. 坎离砂

坎离砂又称风寒砂，适用于陈伤兼有风湿证者。

2. 熨药

熨药俗称"腾药"，适用于各种风寒湿肿痛。常用的有正骨烫药等。

3. 其他

如用粗盐、黄沙、米糠、麸皮、吴茱萸等炒热后装入布袋中，而后熨患处，民间也用葱姜豉盐炒热，布包掩脐上治风寒。以上这些方法简单且有效，可用于各种风寒湿型筋骨痹痛、腹胀痛、尿潴留等证。

七、封 闭 疗 法

封闭疗法是局部麻醉的延伸疗法，即在损伤或病变部位通过针具将不同剂量、浓度的治疗性药物注射于组织内，对病变部位起到抗炎、消肿、镇痛等作用。此法具有操作便捷、起效迅速、副作用少等特点，临床常用于穴位痛点的注射。

封闭疗法的关键是熟悉人体基本解剖结构，明确诊断，寻找痛点，操作时注射部位要定位精准。一般较小、较表浅部位的封闭，如屈指肌腱鞘炎、肱骨外上髁炎等疾病，常规无菌操作，铺巾，戴消毒手套，在找准压痛点后，以痛点为圆心，常规消毒后，于圆心处进针，注入适量药物，然后拔出针头用消毒棉签压迫针孔 1 分钟，用消毒敷料或创可贴覆盖 1 天即可。

较深部位的封闭，如坐骨神经出口、第三腰椎横突综合征的部位，应选择适当体位，嘱患者尽量避免咳嗽、摆动等，应行较大面积的皮肤消毒，铺无菌巾，术者戴消毒手套，用 7 号 10cm 长的针头垂直进针，直达病变部位，经抽吸无回血后，将药物注入。拔出针头后用消毒棉签压迫针孔 1 分钟，用消毒敷料或创可贴覆盖 1 天即可。

（一）适应证和禁忌证

本法应用范围很广，全身各关节、肌肉、韧带、筋膜等急慢性损伤或退行性病变都可应用封闭疗法。有时也可用于疾病的诊断与鉴别诊断。为防止意外事件发生，对于全身感染性疾病、器官衰竭、骨结核、肿瘤患者禁止使用封闭疗法；全身状况不佳，对相关药物过敏及心血管系统有严重病变者应慎用。

（二）常用药物分类

1. 局部麻醉药物

（1）1%～2%普鲁卡因 3～5ml，因其在血浆中容易被酯酶水解，须避免与磺胺类药物同时应用。过量使用可引起中枢神经、心血管不良反应，使用前必须做皮试，皮试阴性为首选药物，对本药过敏者可用氯普鲁卡因或利多卡因代替。

（2）0.5%～1%利多卡因 2～6ml，对中枢神经有明显兴奋和抑制的双相作用，临床还常应用于抗心律失常和洋地黄类中毒，普鲁卡因过敏者可选用。

2. 类固醇类药物

（1）醋酸泼尼松龙注射液，肌内注射、腱鞘内或关节腔注射，每日 10～40mg，必要时可加量，每周 1 次，对甾体激素类药物过敏者禁用。

（2）地塞米松注射液，肌内注射、腱鞘内或关节腔注射，每日 1～8mg，3 天 1 次，每周 1 次，老年患者经常使用易有患骨质疏松症的风险。

（3）曲安奈德注射液，肌内注射、腱鞘内或关节腔注射，每次 5～40mg，每周 1 次，老年患者经常使用易有患骨质疏松症的风险。

3. 其他药物

（1）复方当归注射液：肌内、穴位或鞘内注射。肌内注射每次 1～2 支，每日 1 次；穴位注射，每穴 0.3～1ml，每次 2～6 穴，一日或隔日 1 次；腱鞘内注射用注射用水稀释至浓度为 5%～10%后使用，每次 1～5ml，10 次为 1 个疗程。

（2）复方丹参注射液：肌内注射，用于轻症患者，每次 2ml，每日 2 次，2～4 周为 1 个疗程。静脉滴注，每日 1 次，以本品 8～16ml 加入 5%葡萄糖液 100～150ml 静脉滴注，

2～4 周为 1 个疗程。

（3）维生素 B_1 注射液：每次 50～100mg，维生素 B_{12} 注射液每次 250～500μg，两者多用于神经炎的辅助治疗。

（三）作用机制

中医理论强调"不通则痛""不荣则痛"，当局部组织因劳损累积等因素致使经络不通畅，使局部营养血供不及时、不充分，肌肉神经将出现痉挛收缩致痛，长期未得到纠正造成局部组织的代谢障碍，进一步加重疼痛，如此形成恶性循环，使病情加重。封闭疗法将相关营养治疗性药物注射于局部，可以阻止以上恶性循环，达到治疗的目的。局部麻醉类药物可阻断疼痛刺激的传导，而使肌肉痉挛得到缓解，血管将解除卡压，局部循环得到改善。类固醇药物则可促进无菌性炎症的吸收，松解局部组织粘连。中药制剂类药物制剂可活血消肿，化瘀定痛。维生素类药物可改善神经的营养状况，从而达到治疗的作用。

（四）封闭部位

1. 痛点封闭

在体表压痛最明显部位（阿是穴），将药物注入。

2. 穴位封闭

选取特定穴位，按照针刺方法将注射针头刺入指定穴位，得气后，将药物注入。

3. 鞘内封闭

将适量药物注入腱鞘内，起到抗炎、松解粘连、止痛的作用，临床多用于屈指肌腱鞘炎、桡骨茎突狭窄性腱鞘炎等。

4. 囊肿内封闭

将针头刺入囊肿内后将囊内液体抽吸干净，再将药物注射入囊肿内。起到抗炎镇痛、促进囊肿吸收之作用。

5. 硬膜外封闭

将适量药物注射到椎管内硬膜外腔中，使局部炎症反应得到有效减轻，松解粘连，缓解疼痛。临床常用于腰椎间盘突出症、椎管狭窄等椎管内因素引起的腰腿疼痛性疾病。

6. 神经根封闭

将适量药物注入神经根部，以阻断疼痛传导，从而缓解疼痛。临床常见于颈椎病神经根封闭等。

7. 骶管封闭

将适量药物自骶管裂孔注入骶管，治疗腰骶部疼痛性疾病。

8. 关节腔封闭

将适量药物注入关节腔内，起到抗炎镇痛的作用。临床常用于治疗退行性关节炎或滑膜炎等疾病。

（五）注意事项

（1）掌握解剖结构，诊断必须明确，掌握适应证和禁忌证，尤其对于有心血管疾病患者、老年病骨质疏松患者、针对相关药物性过敏患者要着重避开药物使用禁忌，以防加重病情。

（2）封闭部位操作要精准，如腱鞘炎封闭时，应将药物注入鞘管内，注射成功可感药液向两端扩散。坐骨神经封闭时，一般不要加入泼尼松类药物，避免引起神经组织变性而致功能障碍。

（3）术者严格按无菌规范操作，防止感染，因封闭部位大多位于肌肉、肌腱、韧带深层，一旦感染，后果极为严重。

（4）规范合理用药，熟知药物作用原理及交叉配伍禁忌，只要注射部位准确，少量药物即可生效。

（5）按正规疗程进行，密切观察封闭后患者状态，确保药物无不良反应。

八、其 他 疗 法

（一）针灸疗法

针灸疗法由针刺和艾灸两部分组成，是运用针灸刺激人体相应的穴位，行以特殊补泻手法，促使局部穴位产生"得气"现象，从而达到防治疾病的一种方法。针灸具有协调阴阳、舒筋活血、扶正祛邪、行气止痛等功效。根据针灸的不同特点常分为毫针、电针、耳针、浮针、脐针等类别，灸法分为艾炷灸、艾条灸和温针灸等。在实际应用时应根据临床病证的不同和针灸自身擅长的特点，灵活选择使用。在针刺操作过程中，要严格规范无菌操作，并且也需要熟悉掌握人体生理及病理的解剖特点，熟悉针刺方向、角度、深度，以防损伤脏器，对于针灸过程中出现的"过敏"现象，应懂得及时挽救。有严重伤口感染患者及继发性出血倾向的患者和损伤后出血不止的患者等不宜针刺。

（二）小针刀疗法

小针刀疗法是近代以来，以中医针刺学和解剖学、病理生理学等多学科知识交融为基础，与现代外科无创理念和软组织外科松解理论相结合而形成的一种新型治疗方法。小针刀疗法推崇"以痛为腧"理念，在局部麻醉或者不局部麻醉作用下，以小针刀快速刺入，直达病所，对病变区域施以松解、铲除、游离等各种手法，以治疗肌肉、筋膜、韧带、关节滑膜等软组织损伤性疾病。

1. 特点和性能

小针刀疗法具有简、便、灵、验特点，是弥补针灸疗法之不足的一种优势创新疗法，同时具有变不治为可治、变复杂为简单、变难治为速愈等特点，广受临床医师和患者的欢迎。

2. 作用机制

小针刀疗法指在中医理论指导下，将小针刀刺入病变部位后，其针刀刀头集剥、切、铲、挑等功能为一体，实施相应的操作手法，以达到松解筋肉、剥离粘连、解痉止痛、疏通气血的目的。

3. 适应证与禁忌证

适应证：主要适用于各种慢性软组织损伤引起的顽固性疼痛、骨质增生、滑囊炎、肌肉韧带积累性损伤等。

禁忌证：一切内脏病变发作期、皮肤感染肌肉坏死患者，重要神经血管无法避开者，凝血功能异常者等。

4. 进针方法

（1）定点：明确诊治部位相应的解剖结构，避开重要神经血管，找到合适入口，并做好记号，常规消毒铺巾。

（2）定向：根据重要神经血管走向，刀口应先与之平行，避免损伤，顺着肌纤维方向逐层剥离，若肌纤维与重要神经、血管走向相反，须以神经、血管方向为准。

（3）加压贴合刺入：以左手辅助固定皮肤并施加相应压力贴合接近骨质，以针灸单手进针法为参照，右手拇指、示指持捏针柄端，中指托住针体并对准进针入口，稍加压力刺入皮肤。直达病所后，再施行各种手术。

5. 手术操作手法

小针刀常见操作手法有八种，分别为横行剥离法、纵行疏通剥离法、切开剥离法、铲磨削平法、瘢痕剔除法、骨痂凿开法、通透剥离法和切割肌纤维法。

6. 注意事项

（1）熟悉掌握相关解剖结构，排除器械不良，严格无菌操作规范，术中细心严谨，避开重要神经血管，密切观察患者情况，拔针后压迫止血，无菌敷料包扎，术后3天内避免淋浴，以免针孔污染，引起感染。

（2）对思想紧张和体弱患者，应予术前抚慰，操作轻柔，避免出现晕针、休克情况，当针体出现折断后，避免紧张，动作从容，保持皮肤固定，使针身顺应针道冒出，用镊子拔出，若情况危急可行X线检查、手术摘除。

（三）关节穿刺术

关节穿刺术是治疗和诊断关节疾病的一种特殊方法，即用注射器刺入关节腔，进行抽吸或注射药物，达到关节内容物病理诊断和关节局部治疗的双重目的。

1. 诊断需要

当关节出现病变时，由于内部空腔结构复杂，致病因素繁多，仅凭肉眼观察和临床经验难以做出准确诊断，常需通过对关节内容物进行病理检测和化验以明确诊断。

2. 治疗需要

关节局部病变后，由于结构自身的局限性，大多数关节血供欠充盈，临床口服用药难以直达病所，直接注射干预，可解决治疗困扰。

3. 摄片需要

关节穿刺注射造影剂，在 X 线作用下，可直观了解关节内的组织情况，以进一步明确诊断。

4. 操作方法

（1）**穿刺前准备**：熟悉解剖结构，找到正确的进针位置，并做好标记，按无菌规范，常规消毒铺巾。

（2）**操作过程**：在消除患者紧张情绪后进针，仔细体会针下感觉，切勿损伤周围重要组织、血管及神经。当穿刺感阻力消失时，回抽注射器，确保关节液回流，再适当予以 1%普鲁卡因 2～10ml，待麻醉浸润充分，用备好的无菌注射器和 16～18 号针头刺入关节腔进行后续操作，当关节液较少时，可适当改变体位和针体角度，或按压关节周围组织。术毕，拔出针头，局部按压止血，予以无菌敷料覆盖。

（3）**穿刺标本**：将穿刺所收集的组织碎片进行无菌密封，第一时间送检。

（4）**术后包扎**：对关节穿刺结束后，给予无菌敷料覆盖包扎，若积液渗出量较大者，应给予适当"8"字加压包扎。

5. 常见关节穿刺入路

（1）**肩关节**：肩关节穿刺入路常见有前方入路、外侧方入路、后方入路。现以前方入路举例，患者上肢轻度外展外旋，进针点位于肱骨小结节与喙突连线中点处，垂直进针刺入关节囊，前方入路在患者视线范围内，应适当予以遮掩，避免出现晕针现象。

（2）**肘关节**：患者肘关节置屈曲位，由于肘后侧鹰嘴与肱骨外上髁之间无太多肌肉韧带包裹，刺入较容易，可视为最佳穿刺点，注意避开尺神经。

（3）**腕关节**：患者腕关节掌屈尺偏，在拇长伸肌腱与示指固有伸肌腱之间（鼻烟窝）垂直刺入，注意避免桡动脉损伤。

（4）**髋关节**：髋关节入路常见有前侧入路、后侧入路、外侧入路。以后侧入路举例，患者取俯卧位，自股骨大粗隆中央部位与髂后上棘连线中外 1/3 交界处垂直进针。

（5）**膝关节**：膝关节常见入路方式有膝眼穿刺法和髌上入路法。以膝眼穿刺法举例，患者取仰卧屈膝位，于髌韧带内外凹陷处进针，注意操作中应避免损伤关节软骨和半月板等组织。

（6）**踝关节**：踝关节穿刺分为前外侧入路和前内侧入路。以前外侧举例，患者踝关节轻度屈曲，内收，于伸趾肌腱外缘和外踝之间的凹陷处进针即可进入关节腔。

（四）关节引流术

当关节内出现化脓感染且脓液较多时，或当关节予以治疗后，有可预见性渗出时，应予以引流，常见有置引流条、引流线。

1. 操作方法

（1）嘱患者取仰卧位或侧卧位，术者常规消毒铺巾，一般采用局部麻醉，亦可根据具体情况选用臂丛麻醉、硬膜外阻滞麻醉或全身麻醉。

（2）按一定手术入路进入关节腔，首先抽吸内容物，待留够空间时用大量生理盐水对关节腔冲洗，去除脓液、纤维块和坏死脱落组织，清除完毕后再进行冲洗，接着注入相应剂量的抗生素以预防感染，一期缝合滑膜和皮肤。

（3）若脓液黏稠，关节有明显破坏，关节囊外亦有炎症或脓肿时，可在关节皮肤切开后，放入橡皮条或软橡皮管引流。

（4）亦可于入路部位置入套管针做关节穿刺，套管针进入关节腔后拔出针芯，经套管插入直径约3mm的塑料管或硅胶管，然后抽出套管，用丝线将引流管固定于穿刺孔皮缘。共置入两管，一根作滴入管，每日滴入抗生素液或无菌生理盐水2000~3000ml，另一根用负压吸出，连接于持续吸引装置。

2. 注意事项

（1）掌握入路途径，严格规范无菌操作。

（2）注意避开软骨、神经、血管。关节引流术切开的方向和部位应从关节最表浅而直接的径路进入，这样做较容易抽出积液，又利于引流。

（3）切开后保持引流通畅。用肠线将滑膜与皮肤缝合数针，以利于固定引流。

（4）术后用石膏托固定或皮肤牵引，保持关节功能位。在炎症得到控制的情况下，早期开始活动关节，以防关节粘连僵硬。

3. 引流部位及方法

（1）髋关节引流切口：常取前侧切口。由髂前上棘稍下，沿缝匠肌与阔筋膜张肌之间向下，做长6~8cm的切口，分别将两肌向内侧和外侧牵开，显露出股直肌并将其向内牵开，显露和切开关节囊。

（2）膝关节引流切口：在髌韧带及髌骨两侧各约1cm处做长约4cm的纵切口，切开皮肤、筋膜、关节囊和滑膜，进入关节腔。

（3）踝关节引流切口：在外踝与趾长伸肌腱之间，以关节为中心，做长约4cm的纵切口，切开皮肤、十字韧带，牵开趾长伸肌腱，再切开关节囊。

（4）肩关节引流切口：常用前切口，即沿三角肌胸大肌间沟做长约5cm的弧形切口，切开关节囊。

（5）肘关节引流切口：于尺骨鹰嘴两侧做长4~6cm的纵向切口，同时切开皮下组织和筋膜，再切开肱三头肌两侧腱膜，纵向切开关节囊进入关节腔。

（6）腕关节引流切口：在桡骨远端背侧之拇长、短伸肌腱之间，即"鼻烟窝"部位，做一纵向切口，长约5cm，同时切开皮下组织及筋膜，再纵行切开桡侧副韧带及关节囊，进入关节腔。

（叶藓芝　黄艳峰　谭　雪　李　慧）

第二节　内　治　法

中西医结合骨伤科内治法是指基于中医辨证论治基础上结合西医辨病原则，针对骨伤疾病的非手术治疗方法，是临床治疗骨病最常见、有效的特色治疗措施。中医中药治疗创伤与骨病，是中华民族历经几千年的智慧结晶，与西医优势相结合，取长补短，尤其是在抗感染、镇痛等方面有许多优势。应认真领会和掌握，临床上正确运用。

以中药草本自身药性结合中医学整体观念辨证用药治疗骨伤系统疾病，是中西医结合骨伤科临床治疗特色之一。

（一）创伤内治法

人体是一个有机整体，其生命的正常活动依赖于气血津液的充盈和脏腑经络功能的协调等。当机体遭受外来损伤，将打破内环境平衡，使其正常生活受到影响，产生功能紊乱，出现一系列的病理改变和临床表现。因此，治疗损伤性疾病，必须从人体整体观念着手，兼顾症状，才能取得良好的效果。

根据中医学"不通则痛""不荣则痛""气伤痛，形伤肿""瘀血不去则新血不生""恶血必归于肝""肝主筋、肾主骨、脾主肌肉"等病因病机相关理论，临床创立了活血化瘀、行气消肿、舒筋通络、祛瘀生新及补益肝肾、强壮筋骨和滋脾长肉等治法。

在临床中，损伤急性期多归属气滞血瘀，但有其特殊性，如损伤部位不一样，治疗方法也存在异同。临床应用可根据损伤部位选方用药，如《活法机要·坠损》提出："治登高坠下，重物撞打……心腹胸中停积瘀血不散，以上、中、下三焦分之，别其部位，上部犀角地黄汤，中部桃仁承气汤，下部抵当汤之类下之，亦可以小便、酒同煎治之。"再如，通窍活血汤善治头面部损伤；桃红四物汤善治四肢损伤；复元活血汤善治胸胁部伤；膈下逐瘀汤善治腹部损伤；少腹逐瘀汤善治腰及小腹部损伤；血府逐瘀汤或身痛逐瘀汤善治全身多处损伤。此外，在中医治疗中还有极具特色的引经药，可根据损伤部位的不同加入相对应的引经药以起到直达病所之功效，如头部受伤，伤及巅顶可加藁本、细辛，若伤在前额可加白芷，伤及两侧可加柴胡，伤及后颈部可加羌活；伤及胸部可加柴胡、郁金、制香附、紫苏子等；伤及胁肋部可加青皮、陈皮、延胡索等；伤及腰部可加杜仲、补骨脂、续断、狗脊等；伤及腹部可加枳壳、槟榔、厚朴、木香、小茴香、乌药等；上肢损伤时可酌情加姜黄、桑枝、桂枝、羌活、防风等；下肢损伤时可酌情加牛膝、木瓜、独活、千年健、防己等。

根据损伤性疾病的发生时间和发展过程，大致可将损伤分为三期，分别为初、中、后期。在损伤初期，一般归因于气滞血瘀，治疗时则以活血化瘀、消肿止痛为原则；若出现邪毒感染或久瘀化热，迫血妄行时，则以清热凉血、解毒化瘀为主；若出现气闭神昏时，须根据"急则治其标，缓则治其本"原则，给予醒神开窍。在损伤中期，肿胀经内吸收逐渐消退，疼痛缓解，但破损肌纤维还尚未完全愈合，血痂成瘀血尚未清除，故仍应以活血化瘀、和营生新、接骨续筋的治疗方法为主。在损伤后期，瘀肿基本完全消退，但筋骨尚未坚实，损伤处功能尚未完全恢复，则以补益肝肾、补气养血、强壮筋骨为主；当损伤后期出现痹证时（经络阻滞、筋肉拘挛、风寒湿痹、关节不利），当以祛风湿、止痹痛、舒筋散寒为主。

1. 初期治法

根据清代陈士铎《辨证录》所述的"血不活者瘀不去，瘀不去则骨不能接也"，损伤在治疗上，活血化瘀必须贯穿整个疗程的始终，但也需兼顾理气止痛，调和阴阳并重。损伤早期常用治法如下。

（1）攻下逐瘀法： 机体损伤初期离经之血溢出脉道外，郁久化热，导致里实症状。《素问·缪刺论》中记载："人有所堕坠，恶血留内，腹中胀满，不得前后，先饮利药。"《素问·至真要大论》主张"留者攻之"，在损伤初期时可选择及时应用攻下逐瘀法。攻下逐瘀法是当患者在损伤初期出现大便不通、腹胀、苔黄、脉滑数等体征时，运用桃核承气汤、大成汤、鸡鸣散、黎洞丸等苦寒泻下药物以祛除瘀血、通利大便、破除积滞的治疗方法。

本治法药效峻猛，临床需根据患者的实际情况酌情用药，不可滥用，特别是年老体弱、气血虚衰、女性妊娠、经期及产后失血过多患者，应当禁用或慎用该法。

（2）行气消瘀法： 机体损伤后，局部组织肿胀，阻碍气血正常运行，导致气滞血瘀，瘀血不去，新血不生，恶性循环，变证多端。根据《素问·至真要大论》"结者散之"原则，损伤后出现气滞血瘀者，宜采用行气消瘀法。行气消瘀法是骨科的常见治疗方法，适用于气滞血瘀、肿胀疼痛、无里实热证等患者。临床治疗中，因患者损伤的部位不同，治法也略有偏重，如活血消瘀为代表的复元活血汤、活血止痛汤、活血化瘀汤等；以行气为代表的柴胡疏肝散、加味乌药汤、金铃子散等；行气活血并重为代表的膈下逐瘀汤、顺气活血汤、血府逐瘀汤等。

本治法不峻猛，在临床实际运用中，可灵活加减，如需逐瘀通下，可与攻下法配合。对于素体虚弱或年老体虚、妊娠产后、月经期间、幼儿等不宜猛攻破散者，可遵王好古"虚人不宜下者，宜四物汤加穿山甲"治之。

（3）开窍通关法： 机体损伤后，特别是头部损伤致气血逆乱或久瘀痰凝，容易出现神昏窍闭现象，此时需要以辛香走窜、开窍通关、镇心安神的药物来通窍开闭，第一时间使患者苏醒。临床常见的开窍通关法有清心开窍法、豁痰开窍法、辟秽开窍法等治法，代表方剂有苏合香丸、安宫牛黄丸、紫雪丹、玉枢丹、行军散等。

本治法药物辛香走窜，主要用于神志昏迷的患者，必须掌握适应范围、使用剂量及禁忌证等，本法采用药物多属治标之品，当以中病即止，不可长期服用。

（4）清热凉血法： 机体损伤后，瘀血长时间凝聚未得以及时活散，出现瘀久化热（损伤吸收热）现象或者邪毒感染、热毒蕴结现象，此时需要运用清热凉血法以治之。清热凉血法分为清热解毒法和凉血活血法。《素问·至真要大论》提倡"治热以寒""热者寒之，温者清之"等。临床常用的清热解毒方剂有五味消毒饮、黄连解毒汤等；常用的凉血活血方剂有犀角地黄汤、清营汤等。

清热凉血法所用药物药性寒凉易伤正，素体虚弱者当慎用。若患者出血过多，需辅以补气摄血固脱之法，以防气随血脱，在本法使用中应尽可能避开痰湿体质或者应当明其主次酌情加减。

2. 中期治法

损伤初期诸症经过治疗，肿胀逐渐消退，疼痛逐步缓解，但瘀血尚未吸收消退，肌纤维再生仍脆弱，弹性欠充足，筋骨连接尚欠坚实，故损伤中期应以和营生新、接骨续损为治疗原则。活血化瘀在损伤治疗中应贯穿全程，中期治疗应在此基础上着重加入补益气血药物和接骨续筋药物。

（1）**和营止痛法**：损伤经治疗后肌层有向愈性好转，但仍有临床症状，需进一步加强巩固治疗，针对此期，应和营止痛。临床常用方剂有和营止痛汤、定痛和血汤、正骨紫金丹、七厘散等。

（2）**接骨续筋法**：损伤经治疗后筋层和骨层均有向愈性好转，但筋骨仍欠坚实，需进一步巩固治疗，宜选用接骨续筋药，佐以活血祛瘀之品。临床常用的方剂有接骨活血汤、新伤续断汤、接骨丹、接骨紫金丹等。

3. 后期治法

损伤后期为治疗巩固期，疾病基本趋向愈合，但"伤筋动骨一百天"，经历长时间的耗损，机体正气受损，此期应转变治疗工作重心，应从患处局部转变为脏腑调和整体治疗上来。根据《素问》"损者益之""虚则补之"的治疗原则，常采用健脾益气以增肌、和血柔肝以强筋、补肾益髓以壮骨。加之若伤处正气未复，将易感受风寒湿等邪气，正所谓"邪之所凑，其气必虚""正气存内，邪不可干"，故损伤后期巩固治疗尤为必要。临床常用治法有补气养血法、补益肝肾法等。

（1）**补气养血法**：气为血之帅，血为气之母，在损伤机制中，气血因素决定了患处的愈合情况，通则不痛，气行则血行。损伤后离经之血壅塞于脉外，导致局部血供营养不良，局部组织渗出，清除代谢性肿胀，属实证，经初期和中期治疗后，患处正气尚虚，治宜益气生血，滋养濡润肌肉筋骨，预防痹证、痿证的发生。常用代表方有当归补血汤等。

使用补气养血法药物需注意：补血药多滋腻，素体脾胃虚弱者服用滋腻药物易阻碍脾胃运化，引起腹胀、纳呆、便溏等症状，在配伍运用中可兼施理气药，使全方滋而不腻。

（2）**补益肝肾法**：肝主筋，连接四肢百骸，为连接系统，肾主骨生髓，为人体支撑系统。《素问·上古天真论》曰："肝气衰，筋不能动。"《景岳全书》云："腰痛之虚证，十居八九。"滋补肝肾法亦称强筋壮骨法，适用于损伤后期，年老体虚，筋骨痿弱，肢体关节屈伸不利，风湿痹痛患者。

临床使用本法时，应注意肝肾之间的五行生克关系，《难经》云："虚则补其母。"故肝血虚者在养肝柔肝的同时也应顾及补肾，所谓滋水涵木，肝木得肾水滋养而柔和。临床常用的方剂有壮筋养血汤、生血补髓汤等。

需要强调的是，以上临床常用治法均为一般常识原则，在实际操作中，当需灵活运用，不可拘泥和机械地分期。

（二）骨病内治法

骨科疾病的发生可能是损伤的严重期，包括骨外部的完整性、连续性遭到破坏和内部的病理变化，是损伤的分支，广义的损伤实质包括了骨病。但骨病的病理变化和临床表现与损伤的发病部位、性质等可能完全不同，因此在治疗上有其特殊性，要区分对待。狭义的骨病是指局限发生在骨骼内部的疾病，如骨髓炎、骨肿瘤等，临床常用的治法有清热解毒法、温阳散寒法、祛痰散结法、祛邪通络法等。

1. 清热解毒法

本法常用于急性骨髓炎，多归因于热毒炽盛蕴结于筋骨内部不得以疏散，或内攻营血导致恶性循行播散于骨髓腔。骨髓炎早期治疗的重心应着重清热解毒，可选用五味消毒饮、黄连解毒汤、仙方活命饮等。当热毒重者加黄连、黄柏、生山栀，兼有损伤者加桃仁、红花；热入营分时，可加用生地黄、赤芍、牡丹皮等；热毒内陷致走黄出现神昏时，可加用清心开窍之药，如安宫牛黄丸、紫雪丹等。本法药物组成多为寒凉药物，在使用时要兼顾患者自身状态，寒主收引，其性凝滞，故不宜寒凉太过。

2. 温阳散寒法

本法常用于阴寒内盛之骨痨和附骨疽。阴邪致病，其性趋下，凝结患处，阻碍气血运行，不得通畅疏散，日久恶变形成流痰、骨疽等。在治疗上应逆其性，反其道，宜采用温阳通络的药物，使阴寒凝滞之邪得以驱散。在流痰早期，患处局部可出现漫肿酸痛，不红不热，形体恶寒，口不作渴，小便清利，苔白，脉迟等虚寒现象，治疗上可选用阳和汤加减。

3. 祛痰散结法

本法常用于骨病无名肿毒、癥瘕积聚，病理性质多为痰浊留滞。同时，年迈体弱、外感六淫或七情内伤，亦可导致病理产物的堆积，最终凝聚成痰。需要注意的是，在使用本法时要针对不同病因，灵活结合其他治疗方法配合使用，以达到化痰消肿、软坚散结的目的。常用代表方有温胆汤、苓桂术甘汤等。

4. 祛邪通络法

本法常用于风寒湿邪侵袭而引起的各种痹证。祛风除湿、散寒止痛、宣痹通络为治疗痹证的基本原则，但由于各种痹证感邪性质、病变部位、病理特点不同，常用代表方亦有蠲痹汤、独活寄生汤、三痹汤等的不同。

骨病病情复杂，在掌握常规治疗方法的同时，必须根据具体病情，在基本治法中参合变化，灵活应用，对特殊病例尤需审慎辨证，正确施治。

（叶藓芝　黄艳峰　谭　雪　李　慧）

第三节　常见症状的辨证论治

一、疼　痛

损伤疼痛是指由外力致机体肌肉、骨骼损伤其自身正常生理结构和功能，通过神经反射传导而引起的特有的疼痛症状，中医学认为"不通则痛""不荣则痛"，损伤导致病理产物致局部气血运行受限，组织代谢障碍，促使局部组织营养缺失。不通多归因于气滞、血瘀、热毒、痰湿等；不荣多归因于虚怯、气血亏损等。辨证论治时必须详细询问病史，对疼痛的部位、疼痛的性质应该细辨。

1. 气滞不畅

主症：患者多因外伤、闪挫、岔气等因素所致。临床表现为胸胁、腰部胀闷不适，疼痛，痛处位置不定，疼痛牵扯范围较广泛，甚者不能俯仰转侧，睡卧时翻身困难，呼吸、咳嗽、大便等增加腹内压力时疼痛加剧。

治法：活血理气，通络止痛。

方药：复元通气散加味，亦可针刺合谷、后溪，手针腰痛穴等。也可适当配合拔罐疗法。

2. 瘀血凝阻

主症：患者多因跌打、碰撞、压轧等损伤所致。临床表现为疼痛拒按，痛处固定不移，局部皮肤可见散在青紫瘀斑。舌质紫暗，舌下静脉曲张，脉涩。局部包扎过紧，骨牵引针压迫皮肤及骨筋膜隔室综合征所致的疼痛也属此范畴。

治法：活血祛瘀，消肿止痛。

方药：桃红四物汤和（或）营止痛汤加味。外敷双柏散。

当出现包扎过紧时应及时松解包扎物，解除疼痛后调整治疗措施。当骨牵引因牵引力牵拉压迫皮肤引起的疼痛时，可适当沿牵引方向稍切开皮肤以解除对皮肤的压迫。当肢体长期保持同一姿势不动，局部受压处会产生疼痛，此时应加以软垫保护局部受压组织。骨筋膜隔室综合征应做相应的处理。

3. 寒凝气滞

主症：患者因各种因素损伤之后，局部气血运行不畅，经络失于濡养，再复感风寒湿邪，导致筋骨酸痛重着，肢体屈伸不利或肌肤如有蚁行感，喜热畏冷，遇寒加重，得热则舒。其疼痛的特点为起病缓慢，病程较长，常反复发作，苔白腻。

治法：祛风散寒，除湿通络。

方药：羌活胜湿汤或蠲痹汤加味。配合熨药或针灸、按摩。

4. 热毒内蕴

主症：患者一般起病较急，全身症状可见恶寒高热、大汗、大渴、便秘，局部症状可见伤处日渐红肿、疼痛，跳痛拒按，呈持续性，患处肤温焮热。舌红，苔黄，脉滑数。

治法：清热解毒，化瘀通滞。

方药：仙方活命饮合桃红四物汤。可配合清热解毒中草药外敷。

若化脓处可触及波动感可切开引流，并予托里消毒散内服，以托毒外出。若脓溃后反痛，则属气血两虚，宜服十全大补汤加味。

5. 瘀阻痰凝

主症：患者可见疼痛、肢体重着、骨节肿胀，活动牵掣作痛，症状持续难愈。苔薄腻，脉弦滑。

治法：活血化瘀，化痰散结。

方药：活络效灵丹合二陈汤加减。

6. 气血两亏

主症：患者常因伤势过重失血过多，亦见于素体虚弱前提下感受暴力疼痛难忍耗损，损伤早期局部肿痛不消，或伤之日久，疼痛隐隐，缠绵不已。可见面色无华、头昏眩晕、短气乏力、舌淡脉细等症。

治法：益气养血药物掺入原治疗药中，后期则以益气养血为主。

方药：八珍汤加减，早中期可用黄芪、当归加入原治疗药中。外敷温经膏。

二、肿　　胀

损伤多伴肿胀，由于损伤导致血管破裂或血液循环受阻，产生代谢性障碍而出现的症状。"气伤形，血伤肿"，离经之血，溢于脉外，蕴结肌肤孔窍，形成瘀肿；亦可见于伤后日久，血行不畅，一旦瘀滞加重，亦作肿胀；还可见于慢性劳损，气血失畅，津液难以随气血周流，失于宣畅，凝聚于骨节而为痰湿，亦见肿胀。临床常见以下证型。

1. 气滞瘀阻

主症：患者受损部位出现肿胀，痛处不移。根据受伤程度可分为新伤和旧伤，肿胀较重、肤色青紫者为新伤；肿胀较轻，青紫微黄色者，多为旧伤；大面积肿胀，青紫伴有黑色者，皮肤可见划痕凹陷残缺破损者为严重的挤压伤，严重肿胀者可出现张力性水疱。舌质多紫暗，脉沉涩。

治法：活血消肿，理气止痛。

方药：续骨活血汤。同时可配合外敷消肿散或双柏散，四肢关节处可视情况给予放血减压处理。

2. 津失输布

主症：患者局部可出现肿胀疼痛，肿胀范围可逐渐扩大，痛处即患处，肿胀远端一般不出现明显疼痛，皮肤稍红，肤温升高。舌质红，苔黄腻，脉滑数。

治法：活血止痛，凉血消肿。

方药：新伤续断汤合仙方活命饮加减。局部可用紫荆皮散外敷。

3. 气虚血瘀

主症：患者伤处可见持续性肿胀，肢体功能障碍，皮肤可见散在瘀紫斑块，肿胀加重，按之可有凹陷性水肿，久不平复。舌质淡，脉沉细。

治法：益气消肿，活血通络。

方药：防己黄芪汤加减。同时可抬高患肢，或针灸止痛消肿。

三、瘀 斑

瘀斑是机体损伤后血溢出脉外，渗透到肌肤后，经组织部分吸收后，残留的血块表现在皮层的异常反应现象。

主症：患者局部受损后，除疼痛肿胀现象外，肉眼还可见不同程度不同部位的瘀斑，肤温或高或正常。舌质暗，脉弦涩。

治法：活血通窍，化瘀消斑。

方药：受损部位不同，瘀斑出现的部位和治疗选择的方药亦有差别，如当出现颅前窝骨折时，可见"熊猫眼"，当选通窍活血汤加味。当四肢损伤出现瘀斑时，可选血府逐瘀汤加味。局部用紫荆皮散外敷或跌打万花油涂搽。

四、出 血

当暴力（直接暴力与间接暴力）作用于人体，导致血管破溃，血液经皮肤裂口溢于外界的现象，称为出血。其常发生于体表四肢，同时也可见机体脏腑破裂导致内出血（内科血证不在此作为论述）。应强调的是，失血过多会危及生命，应当重视及时止血，特别是内出血，此为急救第一原则。

主症：多见于肢体躯干和头部，有破损伤口，伤处溢血，呈泉水涌出状或喷射状，常伴有疼痛，性质常呈刀割状，痛处固定。失血过多者可见面色苍白，短气乏力，舌淡苔白，脉虚弱。

治法：局部止血。

处理及方药：创口较大者按清创缝合处理。局部盐水清洗伤口，双氧水冲洗深处，碘伏消毒，生理盐水冲洗，视情况给予血管结扎、肌层缝合，最后用无菌敷料覆盖加压止血。《血证论》曰："创伤出血，无偏阴偏阳之病，故一味止血为要，止得一分血，保得一分命。"还可视情况使用中药产品，如生肌象皮膏、云南白药等。大动脉出血时，应掌握基本动脉压迫急救方法。

五、发 热

伤后发热又称吸收热，主要是指受伤后，肿胀瘀积无法得到及时宣散，或受邪毒感染而生热，体温超过正常范围者。五心烦热，手足心热和骨蒸潮热，而体温不升高者，此多见于骨痨阴虚患者。损伤较重，气血大伤，可见于血虚发热。依据病因病理及临床症状，以瘀血、邪毒、血虚、肝肾阴虚发热多见。

1. 瘀血发热

主症：多由肌肉丰厚部位损伤出血肿胀引起，伤后肿胀瘀青，常伴疼痛持续不减，不久即现。体温一般不超过39℃，清晨低，傍晚增高，无恶寒，肢体有固定痛和肿胀，口干舌燥而欲饮，夜卧不宁等。舌质红，苔黄腻粗糙，脉多弦数或滑数。

治法：逐瘀化热。

方药：血府逐瘀汤或通窍活血汤加减。

2. 邪毒发热

主症：患者一般多有损伤病史，处理不当或治疗不及时，出现患处正虚而复感外邪，毒邪壅于肌肤，则见高热、畏寒、头痛、周身不适、苔白微黄、脉浮数，局部红肿、疼痛、肤温升高，热毒遏久，肉腐成脓，可触及波动感，疼痛拒按，脓肿穿溃，则流出黄白色稠脓，若毒邪内攻脏腑，还可见烦躁不安，甚则热闭神昏等。

治法：清热解毒，凉血活血。

方药：邪毒初入者以银翘散加减；热毒蕴盛者，予仙方活命饮或黄连解毒汤；热入营血者，予清营汤；脓肿溃破者，予透脓散或托里消毒散加减。外用黄连膏或拔毒膏。

3. 血虚发热

主症：患者一般多伴有损伤后失血较多病史，其发热特点均呈低热，或日晡发热，同时可伴有头晕目眩，视物模糊，或时有眼发黑，面色无华，气短懒言，倦怠喜卧，肢体麻木，食少便溏。舌质淡白或舌尖红，脉虚数或芤。

治法：补气养血。

方药：八珍汤或当归补血汤加味。

4. 肝肾阴虚发热

主症：患者自觉五心烦热，或潮热盗汗，筋脉板滞，活动牵强，胸胁胀满，口苦，咽干，目眩，心烦。舌质淡红，脉弦数。

治法：补益肝肾，滋阴清热。

方药：知柏地黄丸。

六、便　秘

患者腹部或躯干损伤后恶血留于腹中、躯干，表现为腹胀便秘现象。主要原因是伤后瘀血郁积，致肝脾升降失常，从而引起腹胀与便秘现象的发生，还可见于脾肾虚弱及热盛津枯患者，临证时需辨明损伤的部位、程度，如腹腔或腹膜后大出血引起的腹胀，可危及生命，应争取时间，速请专科会诊。

1. 瘀血内蓄

主症：患者伤后出现腰脊疼痛，俯仰转侧不利，伴腹胀便秘，纳呆便结，身热。脉数，舌红，苔黄而干。伤后次日即见。

治法：攻下逐瘀。

方药：桃仁承气汤或黎洞丸加减。

2. 肝脾气郁

主症：患者伤后出现胸腹疼痛，胁腹胀满，走窜不定，嗳气频作，大便不畅。舌暗滞，苔薄白，脉弦。

治法：理气消滞，活血止痛。

方药：柴胡疏肝散加味。

3. 脾肾虚弱

主症：患者腹胀绵绵，形寒肢冷，喜温喜按，大便秘结，面色萎黄，腰膝酸软，肢倦乏力，食欲不振。舌质淡或偏红，脉细弱。

治法：健脾益肾。

方药：香砂六君子汤合右归丸加味。

4. 热盛津枯

主症：患者伤后常伴汗出过多，面红身热，大便秘结，小便短赤，口干欲饮。舌红苔黄燥，脉洪数或滑数。

治法：清热润肠，养阴生津。

方药：麻子仁丸。若津液已伤，加生地黄、玄参、麦冬之类以养阴生津。

七、眩　晕

眩是视物昏花，晕是头感天旋地转，二者常并见，故统称为"眩晕"。轻者闭目即止；重者如坐车船，旋转不定，站立不稳，或伴恶心、呕吐、汗出，甚至猝然昏倒等症状。历代医家提倡"无风不作眩""无痰不作眩"和"无虚不作眩"。损伤眩晕是因损伤后气血逆乱而发生的眩晕之症，常见于颅脑损伤、颈椎病及重伤后体虚等。常因瘀、痰、火相互交阻，上扰清窍及脑失所养而致。

1. 瘀阻清窍

主症：头昏多伴头痛，痛如针刺，痛处固定，或曾有短暂昏迷史，恶心呕吐，严重者呕吐呈喷射状，食欲不振，头面处青紫肿胀。舌苔薄，脉弦细或涩。

治法：活血祛瘀，升清降浊。

方药：通窍活血汤加味。

2. 肝阳上亢

主症：眩晕耳鸣，头痛目胀，易烦易怒，且每因烦劳或恼怒使头晕头痛增剧，面色潮红，少寐多梦，口苦。舌质红，苔黄，脉弦数。

治法：平肝潜阳，清火息风。

方药：天麻钩藤饮加减。

3. 痰瘀交阻

主症：眩晕而见头重如蒙，时轻时重，日久不愈，或有胸闷泛恶。舌苔白腻，脉濡滑。
治法：涤痰化瘀。
方药：礞石滚痰丸加味。

4. 气血亏虚

主症：眩晕动则加剧，劳累即发，面色苍白，唇甲无华，心悸失眠，神疲懒言，饮食减少。舌质淡，脉细弱。
治法：补养气血，健运脾胃。
方药：十全大补汤加味。

5. 肾精不足

主症：眩晕健忘，神疲乏力，腰膝酸软，耳鸣遗精。偏阴虚者，五心烦热，舌质红，脉弦细；偏阳虚者，四肢不温，舌质淡，脉沉细。
治法：偏阴虚者，治宜补肾滋阴；偏阳虚者，宜补肾助阳。
方药：补肾滋阴宜左归丸；补肾助阳用右归丸。

八、麻　木

麻木是机体损伤筋脉后反射于皮表呈现感觉异常，表现为痛觉、触觉和温度感觉障碍。麻泛指肌肤不仁，但犹觉气微流行，或如蚁行感；木泛指痛痒不知，真气不能运及。临床上往往麻木同称，但轻重程度不同。一般麻较轻，而木较重。麻木多见于周围神经损伤或劳损性疾病，以颈、腰源性多见，发病原因常与瘀阻经脉、气血不足有关。

1. 瘀阻经脉

主症：损伤后患肢表现为麻木不仁，或感于疼痛，局部可有肿胀，或肢体关节活动不利，遇寒冷麻木加重，得温则减。舌质紫暗，脉弦涩。
治法：逐瘀通络，祛风通痹。
方药：活络效灵丹加减。

2. 气虚麻木

主症：患者表现为肌肤麻木，神疲乏力，气短懒言，麻木夜轻昼重，遇劳加剧。舌淡，脉细无力。
治法：益气温阳，祛风通络。
方药：补中益气汤合阳和汤加味。

3. 血虚麻木

主症：患者表现为麻木时作时止，夜间尤甚，伴头晕目眩，视物昏花，面色苍白无华。

舌淡，脉细。

治法：益气养血佐以通络。

方药：八珍汤加味。

九、肌　　痿

肌痿即损伤后筋脉弛缓，筋骨软弱失用，日久因不能随意运动则肌肉萎缩。本证常见于脊柱损伤引起的外伤性截瘫及其他损伤后期之失用性肌肉萎缩、关节拘挛等病变。肌痿常与经脉损伤瘀阻、气血不足、筋骨痿废有关。

1. 经脉损伤

主症：患者多有脊柱外伤病史，损伤平面以下肢体感觉、运动功能丧失，伴腹胀、发热、二便失禁等，周围神经断裂则出现相应的肢体痿软不仁。

治法：祛瘀续断，舒筋通督。

处理及方药：神经损伤断裂，当予手术及时重建修补，但治疗效果难以定论，宜在术后行针灸、推拿、药物等综合治疗，以防肌肉萎缩。药物可用新伤续断汤、骨科活络丸、大活络丹、小活络丹等。

2. 经脉瘀阻

主症：患者肢体损伤后可出现局部青紫，肿胀明显，举臂握拳无力，关节屈伸不利，抬腿动足不能，常伴有肢体麻木不仁。舌质或边尖瘀斑，脉弦涩。

治法：活血祛瘀，益气通络。

方药：补阳还五汤加味。

3. 气血亏虚

主症：患者肢体痿软无力、麻木、知觉减退，头昏眼花，气短懒言，食欲不振，神疲乏力，面白无华。舌质淡，脉细无力。

治法：补气养血，舒筋通络。

方药：十全大补汤加味。

4. 筋骨不用

主症：患者伤后长期卧床，或骨折固定日久，肢体肌肉萎缩，肌力减退，肌腱挛缩，关节拘挛，活动受限，甚则出现畸形僵硬。

治法：强筋壮骨，补益肝肾。

处理及方药：加强功能锻炼，筋骨并重，动静结合。配合针灸、推拿、药物熏洗，可使气血宣畅而筋骨强健，辅以内服壮筋养血汤加味。

（叶蕻芝　黄艳峰　谭　雪　李　慧）

第五章　脊柱慢性筋骨病

第一节　颈　椎　病

颈椎病（cervical spondylosis）是一种以椎间盘退行性病理改变为基础的疾病。由于颈椎长期劳损、骨质增生、韧带增厚或椎间盘膨（突、脱）出，致使颈脊髓、神经根、椎动脉受压，交感神经受到刺激，出现一系列功能障碍的临床综合征。

一、病　因　病　机

颈椎位于头部、胸部与上肢之间，是脊柱椎骨中体积最小，但灵活性最大、活动频率最高、负重较大的节段。由于承受各种负荷、劳损，甚至外伤，故极易发生退变。由于颈椎长期劳损、骨质增生，或椎间盘膨（突、脱）出、韧带增厚，致使颈椎脊髓、神经根或椎动脉受压，交感神经受到刺激，从而引发颈椎病。按照解剖结构，颈椎病的病变机制主要分为以下几种。

椎间盘变性：椎间盘由髓核、纤维环、软骨板构成，年龄、慢性劳损或急性创伤是颈椎间盘发生退行性变的主要原因。随着年龄的增大，髓核含水量逐渐减少，致椎间盘失去正常的弹性和张力，纤维网和黏液样基质逐渐被纤维组织和软骨细胞所代替，最后成为一个纤维软骨性实体而导致椎间盘变薄。纤维环变性指纤维环停止发育后，开始发生纤维变粗和透明变性，在此基础上由于较重或多次的急、慢性机械损伤，造成纤维环变弱或发生破裂，髓核可由此裂缝向外突出，从而压迫脊神经脊膜支并反射到后支，引起颈肩痛和颈肌痉挛等。软骨板变性、变薄，软骨板退变出现时间比较晚。软骨板早期变性、后续变薄，甚至损伤及缺损会导致其滋养作用逐渐减退，甚至完全消失，加剧髓核和纤维环的退变。随着年龄的增大，变性扩展，破裂广泛出现，在各种负荷的作用下，髓核从破坏的软骨板裂孔中向椎体内溢出，形成所谓的椎体内髓核突出，称为许莫氏结节（Schmorl nodes）。

颈椎失稳：正常人的颈椎稳定由内源性稳定和外源性稳定组成。内源性稳定是指椎体、附件、椎间盘和相连的韧带结构，也称为静力平衡；外源性稳定是指附着在颈椎的肌肉，也称为动力平衡。动、静力平衡中任何一环节被破坏都会引起颈椎失稳，有学者提出"动力平衡为先，静力平衡为主"的颈椎病发病理论。动力平衡失调导致颈椎失稳、破坏血供、应力和牵拉异常等，是颈椎病发生的始动因素；静力平衡失调导致颈部肌肉运动失衡、颈部活动异常。

关节突及其他附件的改变：由于椎间盘退变、变薄，椎间隙狭窄，颈椎稳定性变差，进而导致黄韧带负荷逐渐增大，从而发生增生、肥厚和钙化。椎间盘退化变薄，相邻椎体发生轻微移位，使椎间孔上下径和前后径变窄，进而压迫神经根、脊髓。椎体、关节突、小关节等由于反复过度活动引起退变、骨赘形成或关节突内聚，而造成骨关节炎或椎管狭窄（图5-1）。

脊神经根或脊髓受压：由于椎间孔狭窄、椎管狭窄、椎间盘突出、后纵韧带钙化、黄韧带增生肥厚等致使脊神经根或脊髓受到挤压（图5-2），可发生炎症、变性及血运障碍而引起不同程度和不同类型的病理变化。

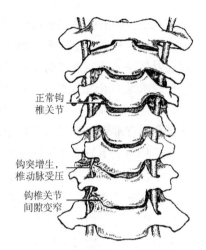

正常钩椎关节

钩突增生，椎动脉受压

钩突关节间隙变窄

图 5-1　钩突增生压迫椎动脉

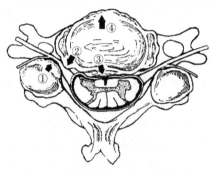

图 5-2　脊神经根或脊髓受压机制

①与②关节突关节及椎体后外侧骨赘使椎间孔变窄，神经根受压；③椎体后方骨赘可压迫硬脊膜及脊髓；④椎体前缘骨赘一般不引起症状，但如过大，可刺激压迫食管

血液循环改变：椎间隙狭窄使得颈椎长度缩短，椎动脉则相对地变长并形成迂曲。当椎动脉本身变异或畸形，或有动脉硬化时，可能会影响其血供。在病理改变及大脑动脉环发育不良或畸形等情况下，因转头过猛或颈部挥鞭样损伤，或因拔牙、全身麻醉或插管等特殊体位下可使椎动脉供血受到影响而出现缺血症状。

颈椎病属中医学"痹证"的范畴，历代多用"眩晕""项痹""头痛""颈肩痛"等来描述。中医学认为，颈椎病的发病，不外乎内因和外因两个方面，但以内因为主。人到中年，肝肾不足，筋骨失养，或筋骨懈惰，引起颈部肌肉筋膜的劳损、椎间盘退变、椎间隙狭窄、骨赘形成等改变，而逐渐出现颈椎病的各种症状。此外，外部的风、寒、湿邪等的侵袭，也可诱发或加重颈椎病。

二、临 床 表 现

根据病变部位、范围、累及组织结构的不同，临床上将颈椎病分为神经根型颈椎病、脊髓型颈椎病、椎动脉型颈椎病和交感神经型颈椎病等。

神经根型颈椎病：颈椎间盘突出偏向侧后方，可刺激或压迫神经根，多侵犯中下段颈椎，累及臂丛神经，故出现手臂痛或手指麻木。本型是颈椎病中较多见的类型，临床上多表现为肩颈背疼痛，枕部和后枕部酸痛，并沿神经根分布向下放射到前臂和手指。轻者为持续性酸痛、胀痛，重者可如刀割样或针刺样痛，有的皮肤过敏，抚摸即有触电感，有的麻木如隔布感；颈后伸或咳嗽、喷嚏、用力排便时疼痛加剧。检查时可有颈部活动受限，颈项部肌肉（如胸锁乳突肌、头夹肌和枕下小肌群等）紧张，并可在其上面找到敏感的压痛点。此外，斜方肌、冈上肌、冈下肌和菱形肌等也常被累及。受累神经根所支配节段的上肢及手指的皮肤感觉减退；严重者可有相应的肌肉萎缩。臂丛牵拉试验为阳性，压颈试验为阳性，神经根受损害时相应分布区会出现感觉减退。腱反射：肱二头肌腱及肱三头肌腱反射早期活跃，久之则反射减退或消失，检查时宜两侧对比。病损神经根所支配的肌肉会出现肌无力或肌肉萎缩，主要为大鱼际、小鱼际或骨间肌肉萎缩。

脊髓型颈椎病：是由颈椎间盘突出、椎管狭窄或椎体后缘骨赘压迫引起的脊髓压迫症状，在伴有椎管狭窄时更易发生。本型颈椎病常是多节段病变，以慢性进行性四肢瘫痪为特征。早期双侧或单侧下肢发紧、麻木、疼痛、僵硬发抖、无力、腿软或易绊倒，步态笨拙、不稳或有踩棉花感；手部肌肉无力，活动不灵活，细小动作失灵，如不能穿针、写小字，持物易坠落。重症者可出现四肢瘫痪，小便潴留或失禁，卧床不起。患者常有头颈部疼痛、半边脸发热、面部出汗异常等。体格检查时可发现颈部活动受限不明显，上肢动作欠灵活。四肢肌张力可增高，腱反射亢进，重症时常可引出病理反射，如霍夫曼征、巴宾斯基征等为阳性，甚至出现踝阵挛和髌阵挛。

椎动脉型颈椎病：患者常有头痛、头晕，颈后伸或侧弯时眩晕加重，甚至猝倒，猝倒后因颈部体位改变而立即清醒。较少见的症状有声音嘶哑、吞咽困难、视物模糊、听力下降、霍纳（Horner）综合征为阳性。偶有心脏症状，如心动过速或过缓，多汗或少汗，若伴有神经根压迫则症状更复杂。检查颈椎棘突有压痛，压颈试验为阳性，仰头或转头试验为阳性。

交感神经型颈椎病：颈部组织结构出现劳损或退变，并刺激分布在关节囊和韧带等组织结构上的交感神经末梢，引起一系列的交感神经反射症状。本型颈椎病可与其他型颈椎病同时发生，常出现交感神经兴奋或抑制的症状。但由于交感神经型颈椎病易与椎动脉型颈椎病的症状相混淆，故临床很少单独诊断交感神经型和椎动脉型颈椎病，多以混合型颈椎病加以诊断。

三、诊断与鉴别诊断

1. 诊断

本病多有慢性劳损史或外伤史，或有颈椎变异，或先天性畸形及颈椎退行性病变。多发于 40 岁以上的中年人或长期低头工作者，往往呈慢性发病。临床表现为颈肩背疼痛、头痛头晕、颈部僵硬或上肢麻木。检查颈部活动受限，病变节段的颈椎棘突或椎旁常有压痛，或有上肢肌力减弱和肌肉萎缩，皮肤感觉减退、臂丛牵拉试验阳性及压颈试验阳性。

影像学检查：X 线正位片示颈椎有退变或不稳等改变，X 线侧位片示颈椎曲度变直，椎间隙变窄，椎体有骨赘形成，但多见于椎体的前下缘或前上缘，或项韧带钙化。CT 及 MRI 检查对定性定位，尤其是椎管狭窄、脊髓受压等情况的诊断有临床意义。

2. 鉴别诊断

各型颈椎病要与肌筋膜炎、脊髓肿瘤、冻结肩、肩袖损伤、颈椎骨关节炎、脑血管病变、冠状动脉供血不足和胸廓出口综合征等相鉴别。

四、治　疗

（一）手法治疗

推拿手法针对筋伤病变部位进行治疗，以起到松解理筋和整复合缝的作用。对于脊髓压迫严重或伴有明显脊髓损伤者、老年严重骨质疏松症患者，应慎用或禁用手法治疗。

1. 松解理筋治疗

颈椎病筋伤部位多表现为以颈项肩背部的一侧为主，或左，或右，或前，或后。在体格检查时发现的压痛点部位施以一指禅推法、滚法、按法、揉法、拨法、推法、拿法等，也可配合叩击、点按、摩、擦等手法进行治疗。

2. 整复合缝治疗

整复合缝治疗分为拔伸法、旋转扳法和侧向推扳法三类操作术式，可选择其中一种进行治疗。

（1）拔伸法：患者取仰卧位，术者立或坐其头端，两手重叠，以示指、中指、环指三指指腹着力，自第7颈椎棘突部位将颈椎微微托起，缓缓向后枕部滑移至发际，反复3~5遍；两手协同，交替进行，由下而上沿督脉和两侧膀胱经的颈段理筋，每条线3~5遍；双手重叠自第3、4颈椎下将颈部稍微托起，与水平方向成15°~20°持续拔伸，着力点位于棘突之间；力量不足时，可以配合间歇性拔伸的端提手法。颈椎病拔伸法也可在患者俯卧位、侧卧位或坐位下完成。

（2）旋转扳法：患者取坐位，术者立其侧后方，一手扶持于患者枕项部，另一手以手掌、前臂或肘部托于下颌部位，嘱患者主动屈颈并侧向转动颈椎，当主动转动到最大角度时，术者顺势两手协同用力，做一个有限的小幅度提转动作即可。如果需要定位，可以扶持之手的拇指指腹抵住需要调整节段的横突或棘突侧方。颈椎旋转扳法也可在患者仰卧位、侧卧位或俯卧位下完成。

（3）侧向推扳法：患者取坐位，术者立其侧后方，一手拇指按于准备调整节段关节突关节部位，另一手以手掌着力按于对侧头顶与颞部，嘱患者主动向患侧侧向屈颈，当主动侧屈到最大角度时，术者顺势两手协同用力，做一个有限的小幅度推扳动作即可。颈椎侧向推扳法也可在患者仰卧位、侧卧位或俯卧位下完成。

（二）中药治疗

1. 内服

（1）风寒湿阻型：可见颈、肩、上肢串痛麻木，以痛为主，头有沉重感，颈部僵硬，活动不利，恶寒畏风。舌淡红，苔薄白，脉弦紧。治宜祛风除湿，温经通络，方用羌活胜湿汤加减。

（2）气滞血瘀型：可见颈肩部、上肢刺痛，痛处固定，伴有肢体麻木。舌质暗，脉弦。治宜行气活血，化瘀通络，方用活血舒筋汤加减。

（3）痰湿阻络型：可见头晕目眩、头重如裹、四肢麻木不仁、纳呆。舌暗红，苔厚腻，脉弦滑。治宜除湿化痰，蠲痹通络，方用天麻钩藤饮加减。

（4）**肝肾不足型**：可见眩晕头痛、耳鸣耳聋、失眠多梦、肢体麻木、面红目赤。舌红少津，脉弦。治宜补益肝肾，活血通络，方用六味地黄丸加减。

（5）**气血亏虚型**：可见头晕目眩、面色苍白、心悸气短、四肢麻木、倦怠乏力。舌淡苔少，脉细弱。治宜益气养血，活血通络，方用黄芪桂枝五物汤加减。

2. 外用

可用狗皮膏、麝香壮骨膏、风湿止痛膏等外贴患处；或用伤筋药水、活血酒等擦揉患处；亦可用热熨药，如坎离砂热熨患处。

（三）针灸治疗

主穴为华佗夹脊、后溪。痹痛证加肩髃、外关、合谷，加温灸；眩晕加印堂、百会、太阳、风池、太冲；气虚加神门、内关、足三里、三阴交；瘫痪加上、下肢三阳经穴位及太冲、行间。

（四）运动治疗

运动治疗适用于各型颈椎病症状缓解期及术后恢复期的患者。运动疗法可增强颈肩背部的肌力，使颈椎稳定，减少神经刺激，改善颈椎间各关节功能，增加颈椎活动范围，减轻肌肉痉挛，纠正不良姿势。进行运动疗法要因人而异，以颈背肌肉劳损为主要症状者，要锻炼颈背部肌肉；上肢肌肉萎缩无力者，以锻炼上肢动作为主；而下肢跛行无力，步行困难者，则要练习行走及蹲立动作；四肢瘫痪的患者，失去自主活动的能力，除加强护理，防止发生各种并发症外，对瘫痪肢体的肌肉要进行按摩，对所有关节进行全范围的被动活动，每日2～3次，可以减轻肌肉萎缩，防止关节僵直和关节畸形。长期坚持运动疗法可促进机体的适应代偿过程，从而达到巩固疗效、减少复发的目的。

（五）物理治疗

1. 直流电离子导入疗法

用各种西药（冰醋酸、维生素 B_1、维生素 B_{12}、碘化钾等）或中药（乌头、红花等）置于颈后，按药物性能接阳极或阴极，另一电极置于患者前臂，每次 20 分钟，适用于各型颈椎病。

2. 低频调制的中频电疗法

多用 2～8kHz 的中频电为载频，用不同波形（方波、正弦波、三角波等），频率为 0.01～0.2kHz 的低频电调制波，调制的方式用连调、断调、变调、间调，以不同频率方式进行组合，编成不同处方。使用时按不同病情选择处方，电极放置方法同直流电，每次治疗 10～30 分钟，适用于各种类型的颈椎病。

3. 超短波

波长 7m 的超短波，一幅中号电极置于颈后和患肢前臂，急性期用无热量，每次 12～

15 分钟；慢性期用微热量，每次 15～20 分钟，12～15 次为 1 个疗程，多用于神经根型颈椎病（急性）和脊髓型颈椎病（脊髓水肿）的患者。

4. 高压电场疗法

用 9kV 或 6kV 的高压电场，患者坐在板状电极上，脚踏绝缘垫，每次治疗 30 分钟。也可同时用滚动电极在颈后、领区或患区滚动 5～8 分钟，每日 1 次，15～20 次为 1 个疗程。用于各种类型颈椎病，以治疗交感神经型颈椎病效果为佳。

5. 超声波疗法

用 800～100kHz 的超声波治疗机，输出功率为 $0.6～1W/cm^2$，声头在颈后、冈上窝、肩胛区移动，每次 8～15 分钟，15 次为 1 个疗程，也可按不同病情选择药物进行导入疗法（可用维生素 B_1、维生素 B_2）、氢化可的松、双氯芬酸等药物与基质或石蜡油混合作接触剂。超声波治疗可用于各种颈椎病，对脊髓型颈椎病效果较好。

（六）其他疗法

1. 牵引治疗

用手法或器械进行颈椎牵引，有利于局部病变组织充血和水肿的消退，缓解肌肉痉挛，牵引可使椎间隙增宽，以扩大椎间孔，降低椎间盘内压，缓解神经根所受的刺激和压迫，松解神经根与周围组织的粘连，并有利于向外突出的椎间盘组织回纳。本法适用于神经根型颈椎病患者，通常采用枕颌带牵引，但是脊髓型颈椎病患者应慎用。

2. 关节松动技术

关节松动术治疗颈椎病的手法主要有拔伸牵引、旋转、松动颈椎棘突及横突等。

（1）拔伸牵引： 常用于颈部肌肉紧张或痉挛。上段颈椎和中段颈椎病变于中立位牵引，下段颈椎病变于 20°～30°前屈位牵引，持续 15～20 秒，休息 5 秒，重复 3～4 次。

（2）旋转颈椎： 患者去枕仰卧，颈部放在床沿。术者站在床头，一手四指分开放在患者健侧颈枕部，拇指放在对侧，用另一手托住其下颌，前臂放在耳前，使患者头部位于术者的手掌、前臂和肩前，操作时躯干及双手不动，双前臂向健侧缓慢地转动患者颈部。

（3）松动棘突： 分垂直松动和侧方松动两种，对于因退行性变引起的颈椎活动受限和颈部肌肉紧张或痉挛特别有效。

（4）松动横突及椎间关节： 术者双手拇指分别放在患侧横突背侧和棘突与横突交界处进行操作，对于颈部活动受限的患者效果较好。

五、预防与调护

合理用枕，选择合适的高度与硬度，保持良好的睡眠体位。颈部外伤后要做早期治疗，长期伏案工作者，应注意经常做颈项部的练功活动，以避免颈项部长时间处于某一低头姿势而发生慢性劳损。急性发作期应注意休息，以静为主，以动为辅，也可用颈围或颈托固定 1～2 周。慢性期以练功锻炼为主。颈椎病病程较长，非手术治疗症状易反复，患者往往有悲观心理和急躁情绪，因此要注意心理调护，以科学的态度向患者进行宣传和解释，帮助患者树立信心，使其配合治疗，以早日康复。

（吴广文）

第二节 落 枕

落枕（stiff neck）亦称为"失枕"。在现代医学中应归类于急性颈椎关节周围炎（acute fibrositis）或颈肩部肌肉筋膜炎，通常由颈肩部肌肉长时间处于过度紧张状态所致。

一、病 因 病 机

一般认为其发生与睡枕、睡眠姿势及受风寒相关。落枕发病与睡枕及睡眠姿势相关。睡枕过高、过低或过硬时将使颈部处于过伸、过屈状态，引起肌肉痉挛劳损；同时睡眠姿势不当也会引起头颈部肌肉过度偏转、拉伸或扭伤。

中医学认为，落枕常因平素缺乏锻炼，身体虚弱，气血运行不畅，舒缩活动失调，复遭受风寒侵袭，致经络不舒，气血凝滞而痹阻不通，不通则痛。

二、临 床 表 现

本病通常无外伤史，主要由于睡眠姿势不佳或偶感风寒所致，是一种急性发作性疾病。患者通常入睡前无症状，睡眠后一侧颈部有疼痛、酸胀感，疼痛可放射至上肢或肩背部，活动不利。颈部不能自由向后旋转，旋转时往往需要与上半身同步旋转，用腰部来代偿颈部的旋转。患侧常有颈肌痉挛，胸锁乳突肌、斜方肌、菱形肌和肩胛提肌等部位常有压痛，在肌肉张力上可触及肿块和条索样改变。

三、诊断与鉴别诊断

1. 诊断

睡眠后一侧颈部出现疼痛、酸胀，并向上肢或背部放射，颈部僵硬滞涩，活动时患侧疼痛加剧，严重者使头部歪向患侧。患侧胸锁乳突肌、斜方肌、大小菱形肌及肩胛提肌等处常有压痛。

影像学检查：由于肌肉的痉挛、头颈部的歪斜，颈椎 X 线侧位片可见颈椎的生理弧度变直，甚或反弓成角。这种状况可以是暂时性的，随着症状的缓解，这些异常改变可消失。

2. 鉴别诊断

（1）颈椎小关节紊乱症：患者颈部一侧或两侧肌肉酸痛，晨起后疼痛加重，稍活动后减轻；棘突上或棘突一侧韧带压痛或明显增厚，X 线片可见到小关节轻度增生或关节间隙模糊。

（2）**颈椎半脱位**：患者多有外伤史，颈项强直，功能活动受限，动则痛剧，重者可出现肩部及上肢疼痛，并觉两手拇指和示指有麻木感；颈部肌肉轻度紧张，头部稍向前倾，损伤棘突有压痛，X线片可明确诊断。

四、治 疗

（一）手法治疗

手法治疗对落枕有很好的疗效，可很快缓解肌肉痉挛，消除疼痛。手法治疗时患者端坐，术者站立于患者背后，先用小鱼际在患者颈项部和肩胛部肌肉上揉摩放松，其后提拿颈项部患处，以患者感到患处酸胀、微痛为宜。上法术毕，嘱患者自然放松颈项部肌肉，做被动前屈和项部拔伸，并缓慢地左右旋转头部，以活动颈椎小关节。最后用力将下颌向一侧做稳妥斜扳，即可听到清脆响声，立感颈项部舒适。运用此手法时，动作要轻柔，用力要适当，以免加重疼痛或损伤。

上述方法效果如仍不佳，可加用此法：患者坐在低凳上，术者一手托住患者下颌，一手托住枕部，两手同时用力向上提，此时患者的躯干部重量起了反牵引的作用。如颈部肌肉痉挛，则有提不动的感觉，应嘱患者尽量放松颈部肌肉，然后在向上提的同时，边提边摇晃头部，以理顺筋络，活动关节。最后将头部缓缓向左右、前后摆动与旋转2～3次后，慢慢放松提拉。此种牵引手法可重复3～5次。

（二）中药治疗

1. 内服

（1）**瘀滞型**：可见晨起颈项疼痛，活动不利，活动时患侧疼痛加剧，头部歪向患侧，局部有明显压痛点，有时可见筋结。舌紫暗，脉弦紧。治宜舒筋活络，祛寒止痛，方用独活寄生汤加减。

（2）**风寒型**：以颈项背部强痛、拘紧麻木为主，可兼有渐渐恶风、微发热、头痛等表证。舌淡，苔薄白，脉弦紧。治宜疏风散寒，宣痹通络，方用桂枝汤或葛根汤加减。

2. 外用

可用狗皮膏、麝香壮骨膏、风湿止痛膏等外贴患处；或用活血酒等擦揉患处；亦可用热熨药（如坎离砂）热熨患处。

（三）针灸治疗

针灸治疗可选用落枕、后溪，配悬钟、昆仑、大椎、风池、阿是穴等，用强刺激手法。耳针可选用颈椎、神门、皮质下等穴，留针20分钟。

（四）物理治疗

物理治疗可选用电疗、磁疗、热敷、超声波等，以使局部透热、缓解肌肉痉挛。中药离子导入治疗落枕具有肯定的临床疗效，单独应用即可收良效。本法可解痉止痛、活血抗炎，即缓解肌肉痉挛，抑制疼痛反应，改善局部血液供应，促使局部受损颈椎关节及软组织的功能恢复。

五、预防与调护

避免睡眠姿势不佳，枕头不宜过高、过低或过硬。睡眠时注意颈部保暖，以防风寒侵袭。枕头后尽量保持头部在正常位置，以放松颈部肌肉。常做头颈的屈伸、旋转运动，以舒筋活络，增加颈部肌肉力量。

落枕起病快，病程短，1周内即可痊愈。对于没有痊愈的患者，要注意是否为其他疾病引起的项部和背部疼痛。

（吴广文）

第三节　腰椎间盘突出症

腰椎间盘突出症（lumbar herniation disc）是腰椎间盘各部分（髓核、纤维环及软骨板），尤其是髓核，出现不同程度的退行性改变后，在外力因素的作用下，椎间盘的纤维环破裂，髓核组织从破裂之处突出（或脱出）于后方或椎管内，导致相邻脊神经根遭受刺激或压迫，从而产生腰部疼痛，一侧下肢或双下肢麻木、疼痛等一系列临床症状。腰椎间盘突出症以$L_{4\sim5}$、$L_5\sim S_1$发病率最高，约占95%。

一、病因病机

椎间盘退变是腰椎间盘突出的根本原因。随着年龄的增长，椎间盘逐渐发生退变，纤维环和髓核的含水量逐渐下降，髓核失去弹性，纤维环逐渐出现裂隙。在退变的基础上，以及劳损积累和外力的作用下，椎间盘发生破裂，髓核、纤维环甚至终板向后突出，严重者压迫神经产生症状（图5-3）。长期低头及弯腰劳动、长期坐位工作等不良生活方式是诱发腰椎间盘突出的重要因素。损伤积累、妊娠、遗传因素和先天性发育异常也与腰椎间盘突出有关。

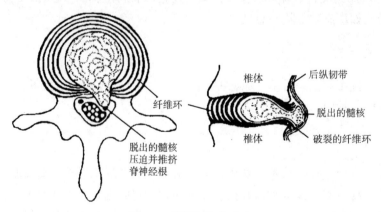

图5-3　腰椎间盘突出症

中医学认为，腰椎间盘突出症归属于"腰痛"或"痹证"的范畴，具有本虚标实的临床特点。引起腰痛的原因有风、寒、湿、热、闪挫、瘀血、气滞、痰饮等，而其根本原因在于肾虚。痹是气血闭塞不通所致的肢体痛，骨节错落、风寒湿邪外袭、气血虚弱、运化乏力是其发病的原因。因此，本病的病因病机在于肝肾不足，筋骨不健，复受扭挫，或感受风寒湿邪，经络痹阻，气滞血瘀，不通则痛。病延日久，则气血益虚，瘀滞凝结而缠绵难愈。

二、临 床 表 现

多数患者的病变起始于腰痛或腰酸，随后出现坐骨神经痛，也有部分患者先有下肢放射痛或同时出现腰腿痛。随着疾病的进展，大多数患者表现为下肢放射痛重于腰痛，而少数患者始终只有腿痛。下肢放射痛主要是坐骨神经痛，少数患者为股神经痛。坐骨神经痛放射的部位有一定规律，具体由椎间盘突出的节段所决定，$L_5 \sim S_1$椎间盘突出多压迫 S_1 神经根，放射痛经股前侧、腘窝、小腿外侧至足背及小趾。$L_{4\sim5}$椎间盘突出多压迫 L_5 神经根，放射痛经臀部、股后侧、小腿外侧至外踝。$L_{3\sim4}$椎间盘突出多压迫 L_4神经根，放射痛经股前，下行小腿内前方到足背内侧。当上位腰椎间盘突出压迫神经根时表现出股神经痛，由下腹部及腹股沟区放射至股内侧所致。腰腿痛可因咳嗽、打喷嚏、伸懒腰、用力排便、行走或站立过久加重，卧床休息或采取屈膝屈髋体位可减轻。受累神经根所支配区域的皮肤可出现感觉异常，早期多为皮肤过敏，继而出现麻木或感觉减退。

患者的腰椎姿势异常，主要是生理前凸变浅或消失，甚至后凸。80%～90%的患者有代偿性脊柱侧弯。急性期患者因保护性腰肌痉挛，而致腰椎活动受限，尤以腰部后伸困难较为明显。慢性期和复发时，前屈和向患侧弯腰受限较多，强制弯曲时，将加重放射痛。

临床体检时，80%～90%的患者可出现直腿抬高试验阳性，部分患者还可出现屈颈试验阳性。突出间隙棘上韧带、棘间韧带及棘突旁常有压痛，并伴有放射性神经痛。棘突旁压痛多在突出椎间隙偏外 2～3cm 处。压痛点也可出现在受累神经干或其分支上，如患侧臀部、坐骨切迹、腘窝正中、小腿后侧等。一般情况下，$L_{3\sim4}$椎间盘突出，引起小腿前内侧皮肤感觉异常；$L_{4\sim5}$椎间盘突出，引起小腿前外侧、足背前内侧和足底皮肤感觉异常；$L_5 \sim S_1$椎间盘突出，引起小腿后外侧、足背外侧皮肤感觉异常。中央型突出则表现为马鞍区麻木，并可出现膀胱、肛门括约肌功能障碍，大小便失禁等临床表现。另外，部分患者尚可出现下肢发凉、间歇性跛行等症状。

椎间盘突出后受压神经根所支配的肌肉可出现肌力减退、肌肉萎缩。如 L_4 神经根受压，可引起股四头肌肌力减退、肌肉萎缩；L_5神经根受压，可引起伸长肌肌力减退，趾背伸困难；S_1 神经根受压，可引起踝跖屈功能减弱。同时，由于神经根的受压还可表现为相应的腱反射减弱或消失。如 L_4神经根受压，引起膝腱反射减弱或消失；S_1神经根受压，引起跟腱反射减弱或消失。

三、诊断与鉴别诊断

1. 诊断

X线、脊髓造影、CT或MRI等影像学检查，以及肌电图检查对诊断有重要参考价值。部分患者的腰椎X线片可显示椎间盘突出的间接征象，如生理前凸平浅或消失，甚至后凸，椎间隙变窄，骨质增生等。腰椎X线片除了可为腰椎间盘突出症的诊断提供间接依据外，还可据此排除其他疾病或与腰椎相关的疾病进行鉴别诊断，如结核、原发肿瘤、转移癌、腰椎滑脱等。造影检查对腰椎间盘突出症的诊断符合率较高，但有一定的副作用，近年来随着CT和MRI的广泛运用，该方法已不常用，只在一些特殊情况下才采用脊髓造影。CT扫描可直接显示椎间盘突出物的位置、大小、形状及其与周围结构的关系；可显示硬膜囊和（或）神经根受压变形、移位、消失的压迫征象；还可显示黄韧带肥厚、椎体后缘骨赘、小关节突增生、中央椎管及侧隐窝狭窄等伴发征象。MRI对软组织的分辨率较CT高，能清楚地显示椎间盘退变、突出状态和椎管内硬膜囊、神经根受压状态，对腰椎间盘突出症的诊断价值较大。肌电图检查对腰椎间盘突出症的诊断有效率为75%～85%，根据异常肌电图的分布范围可以判断受累神经根的节段及其对所支配肌群影响的程度。

大多数患者在一般情况下依据腰痛加腿痛、压痛、放射痛等症状，结合病史、临床表现与体征，可以初步考虑腰椎间盘突出症的可能，再配合X线片、CT或MRI、肌电图、脊髓造影等检查可做出诊断，突出的间隙也易于定位。腰椎间盘突出症临床诊断的主要依据：伴或不伴有腰痛的下肢痛，并呈典型坐骨神经分布区疼痛，或伴有下肢麻木；直腿抬高试验阳性，加强试验阳性，屈颈试验阳性；具有肌肉无力、反射减弱、感觉减退三种神经体征；支持临床症状与体征的影像学改变。

2. 鉴别诊断

腰椎间盘突出症最主要的临床症状是腰腿痛，因此，凡可出现腰痛、腿痛或腰腿痛并存的疾病都应与之相鉴别，如果单纯腰痛患者诊断为腰椎间盘突出症需慎重。其中较常见者主要有下列一些疾病。

（1）**腰椎结核**：腰痛可伴有坐骨神经痛，常有全身症状，午后低热，乏力盗汗，腰部强直，血沉增快，下腹部可触及寒性脓肿。X线片显示椎间隙模糊、变窄，椎体相对边缘有骨质破坏。

（2）**马尾神经瘤**：以神经纤维瘤为多见，初期一般腰痛及局部压痛不明显，也无脊柱侧凸、下腰椎活动受限等症状。发病较为缓慢但持续加重，无间歇性缓解，卧床时感到疼痛加重，夜不能眠。严重者可因肿瘤压迫马尾神经而出现下肢感觉和运动障碍，以及括约肌功能障碍。MRI可确认。

（3）**椎弓峡部裂和脊柱滑脱**：腰痛常伴有坐骨神经痛，多数发生在$L_{4\sim5}$，椎弓峡部裂在斜位X线片上显示椎弓峡部有裂隙和骨缺损，椎体或棘突有台阶样表现。X线片显示椎弓峡部有裂隙，腰椎有移位。

（4）**强直性脊柱炎**：中年男性多见，腰背及骶髂关节疼痛，脊柱强直，各方向活动均受限。症状多与气候变化有关，血沉较快，病变呈进行性发展。X线片早期可见骶髂关节及腰椎小关节模糊，后期脊柱呈竹节样改变。

（5）梨状肌综合征：患者的主要症状是臀部痛或臀腿痛，患髋关节内收、内旋活动时疼痛加重，严重者可有跛行。梨状肌肌腹体表投影处可有明显的压痛，并可向下肢放射，部分患者可触及深部的条索状结节或痉挛的肌块。梨状肌紧张试验阳性，即患髋关节内收、内旋活动时疼痛加重，直腿抬高试验在小于 60°时疼痛加重，而大于 60°时疼痛反而减轻，梨状肌局部封闭后疼痛会消失。

四、治　疗

非手术治疗为首选疗法。主要适用于初次发作，病程短的患者，或症状、体征较轻者。非手术治疗包括卧床休息、骨盆牵引、推拿手法、针灸疗法、封闭疗法、中西药物及功能锻炼等。10%～20%的患者需手术治疗。中西医结合治疗方法有利于提高临床疗效，同时强调积极的功能锻炼，以增强脊柱的稳定性，减少各种后遗症的发生。

（一）一般治疗

绝对卧床休息是指 24 小时持续卧床，包括卧床用餐、排便等，主要适用于急性期、症状重的患者，一般以 3 周为宜。卧床休息可以减缓体重对病变椎间盘的压力，有利于由髓核突出所引起的非特异性炎症反应的吸收和消散，可减轻或消除对神经根的刺激或压迫。慢性期或症状缓解后可与功能锻炼交替进行。3 个月内不做弯腰持物动作。

（二）手法治疗

推拿手法的治疗机制并非将退变突出的椎间盘完全复位，而是改变和调整突出的椎间盘组织与受压神经根的相对位置关系，以减轻其对神经根的压迫，松解粘连，消除神经根的炎症反应，从而使突出的髓核趋于"无害化"，以达到治愈和缓解症状的治疗目的。推拿手法主要适用于首次发作，病程较短，或病程虽长，但症状较轻，诊断为单侧隐藏型和突出型，同时 X 线片显示椎管无狭窄或骨质疏松者，尤其对大多数青壮年患者更为适用。常用的推拿手法如下。

1. 循经按揉法

患者取俯卧位，术者先以按揉法沿脊柱两侧自上而下数次放松竖脊肌，力度适中，侧重腰部肌肉的放松；继以大鱼际或掌根循两侧足太阳膀胱经反复按揉 3 次；再以双手叠掌，掌根自胸腰椎督脉向下逐次移动按压，以患者能耐受为度。

2. 穴位点压法

以两手拇指指腹，在 L_3 横突上及秩边、环跳、殷门、承山等穴按压，至患者感觉酸胀时止，再以掌根轻柔按摩。

3. 脊柱斜扳法

患者取侧卧位，术者面向患者，术者一手按肩后部，一手按髂前上棘，两手同时做相反方向斜扳，通常可闻及一清脆的弹响声。

4. 拔伸按腰法

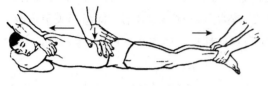

图 5-4　拔伸按腰法

患者取俯卧位，嘱患者双手上举拉住床头，一助手双手握患者双踝做拔伸牵引，术者叠掌按压突出部位棘突，在助手持续拔伸牵引下骤然向上抖动时用力下压掌根，要求配合默契，动作协调（图 5-4）。

5. 屈膝屈髋法

患者取仰卧位，屈膝屈髋，术者两手扶患者双膝关节做正、反方向环转后用力下按，尽量使膝关节贴近胸壁，然后将患肢由屈膝屈髋位拉向伸直位，反复 3 次。

6. 俯卧扳腿法

患者取俯卧位，术者一手按压突出部位棘突，一手托住患者对侧膝部，使下肢尽量后伸，双手同时协调用力，左右各一次。

7. 直腿抬高法

患者取仰卧位，嘱尽量抬高患侧下肢，术者以一手推膝部，另一手握足前部，使踝关节尽量背屈（图 5-5）。

8. 坐位旋转法

患者取坐位，下肢相对固定，术者一手拇指按压突出部位偏歪棘突旁，一手穿偏歪一侧的腋下按颈后部，双手相对用力，使脊柱做顺时针或逆时针方向旋转。

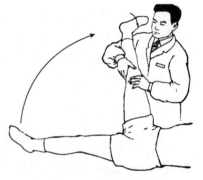

图 5-5　直腿抬高法

上述手法可根据病情需要及患者的具体情况有针对性地选用。对中央型突出者，或骨质增生明显、突出物有钙化者，或骨质疏松者，或病程长、反复发作及已经多次推拿治疗效果欠佳者，不宜采用以上手法治疗。

（三）中药治疗

1. 气血瘀滞型

此型可见曾有外伤史，急性发作，腰腿疼痛剧烈，痛如刀割，痛有定处，痛处拒按，并向下肢放射，胸腹胀满，大便难行。舌淡红有瘀斑，苔薄黄，脉涩或弦细。治宜活血化瘀，通痹止痛，方用身痛逐瘀汤加减。

2. 湿热痰滞型

此型可见下肢疼痛、酸胀或麻木，麻痛俱重，反复发作，缠绵不愈。舌红，边尖有瘀点，苔白厚腻或黄腻，脉沉弦涩或濡滑。治宜祛风除湿，理气豁痰，方用大活络丹加减。

3. 风寒湿痹型

此型可见多无明显外伤史，起病缓慢，腰痛转侧不灵，痛引下肢，遇寒痛增，得温则减。舌淡，苔白，脉沉紧。治宜祛风散寒，行痹止痛。方用独活寄生汤加减。

4. 肝肾亏虚型

此型可见病程较长，腰痛酸痛，时轻时重，伴下肢酸软乏力，患肢肌肉萎缩，纳差，面色㿠白。舌质淡，苔白稍腻，脉沉迟。治宜补肾固腰，通络利湿，方用益肾固腰汤加减。

（四）针灸治疗

针灸治疗腰椎间盘突出症侧重于循经取穴与局部取穴，亦可取患椎旁华佗夹脊穴（棘突下旁开 0.5 寸）。常用穴位有腰阳关、肾俞、腰夹脊、八髎、环跳、承扶、殷门、风市、阳陵泉、委中、承山、昆仑、悬钟等。一般患侧取穴，每次 3～5 穴，针刺泻法或平补平泻，或用电针。可留针 15～20 分钟，以红外线灯做穴位透热照射，至皮色潮红，以患者能耐受为度，其间以强刺激泻法捻针 1 次。每日或隔日 1 次，10 天为 1 个疗程。

（五）运动治疗

运动治疗应在疼痛得到初步缓解的基础上进行，运动疗法的强度应以不明显增加疼痛为参考。一般每天进行 2～3 组的运动训练，每组每个动作 10～20 次，开始时动作幅度应小，次数可逐渐增加。腰椎功能训练方法很多，大致可分为伸肌训练和屈肌训练两大类。

1. 伸肌训练

伸肌训练可有效地减小腰椎间盘后纤维环及神经根的张力，改变椎间盘内的压力，使椎间盘髓核前移；通过伸肌训练还可以增强伸肌肌力、耐力和柔韧性，改善腰椎后凸及骨盆后倾。因此，通过伸肌训练可减轻腰痛症状。

（1）常用的伸肌训练

1）俯卧法：双上肢后伸，上胸部及伸直的两下肢缓慢同时离床，做背伸运动，维持 5～10 秒或以后缓慢恢复俯卧位。该训练为最常用方法，适用于青壮年患者。患者两下肢伸直交替做后伸上举动作或两下肢固定不动，上身逐渐向后做背伸运动，适合老年或肥胖患者训练。

2）仰卧法：五点支撑法，以双足、双肘及头为支撑点，用力使躯干及下肢离床，做脊柱和髋关节过伸训练。此种方法疗效较好，为仰卧法中常用方法；但老年患者或合并颈椎疾病的患者应慎用此方法。四点支撑法，以双足、双肘为支撑点，用力使躯干及下肢离床，做脊柱和髋关节过伸锻炼。此方法避免了颈椎受力，弥补了上述方法的不足，但疗效较之稍差。

（2）麦肯基背伸训练：麦肯基背伸训练的目标是使疼痛局限化。如某患者有腰痛、右臀部痛、右大腿痛及右小腿痛，则麦肯基背伸训练可使疼痛局限于腰痛、右臀部痛、右大腿痛，然后局限于腰痛、右臀部痛，最后仅仅局限于腰部。Adams 等认为该训练可减轻腰椎间盘后纤维环的压力，甚至使突出椎间盘髓核复位。具体方法如下。

1）俯卧：患者取俯卧位，双上肢置于躯干两侧，头转向一侧，保持该姿势 5～10 分钟。

2）双肘支撑：患者取俯卧位，双肘和前臂支撑上身，双髋及下肢触地，腰部放松，保持此姿势 5～10 分钟。如果疼痛，则重复训练 A，然后再尝试该训练。

3）俯卧撑：患者取俯卧位，两掌近肩关节，缓慢抬起肩关节，髋关节及下肢触地，使腰及腹部下陷，然后缓慢放平肩关节，重复 10 次。

4）胸部垫枕：患者取俯卧位，胸部垫枕，几分钟后，加入第 2 枕，如无疼痛，数分钟后，加入第 3 枕，保持该姿势 10 分钟后，依次取出每个垫枕。

5）站立伸展运动：患者站立，双手置于腰两侧，身体后倾，保持 20 秒。重复多次。每日工作后，尤其是腰屈曲位，如搬重物、坐立、开车等适宜做这种训练。

（3）腰背肌等长收缩训练：患者取仰卧位，收缩腰背肌，挺胸挺腹，但肩部及臀部不离床面，每次 5～10 秒，每组 10～20 次。

2. 屈肌训练

（1）腹肌训练：腰痛及椎间盘突出的患者腹肌训练有助于腹压的维持，减少腰椎的负载和增加腰部的稳定性。腹肌训练时取仰卧位屈髋屈膝使腰前凸减少，然后头肩离床，手触膝，使腹肌持续等长收缩 5～10 秒或以后平卧，动作应平稳以保持腰部的相对稳定。根据患者训练后疼痛改变的情况决定每组训练的次数，一般一组训练 10～20 次，每天训练 2～3 组。

（2）威廉姆斯（Williams）体操：也称躯干屈曲体操，可增强腹肌肌力，改善脊柱稳定性，具体步骤如下。

1）双膝触腋运动：仰卧，用力缩紧腹肌，并使腰背紧贴床面，然后双手抱持双膝，使之接近腋部，并维持 30 秒左右，再慢慢回到起始位置，放松。重复 10 次。

2）摸足尖：坐位，双腿伸直，双手平举，用力收缩腹肌，使上身前倾，双手触及足尖，并维持 30 秒左右，再慢慢回到起始位置。重复 10 次。

3）平背运动：仰卧，弯曲双腿，收缩腹肌和臀肌，使腰背部平贴床面，数到 5 后放松。重复 10 次。

4）仰卧起坐运动：仰卧，双腿屈曲，双手上举，用力缩紧腹肌，使上半身离开床面直到坐起。重复 5～10 次。

5）弓腰运动：跪卧，收缩腹肌，使腰部向上弓起，并维持 30 秒左右，再回到起始部位。重复 10 次。

6）下蹲起立运动：站立，双足分开 30°或保持相距 30cm，足跟不能离地，脊柱呈 "C" 形弯曲，头低下，慢慢下蹲，双手不动，手指指向地面并触及地面，然后慢慢起立，回到起始位置。重复 10 次。

总体而言，腰椎弓根不连、腰椎滑脱症及腰椎关节紊乱者不适合过伸性训练，而腰椎间盘突出症患者急性期不适合屈曲性训练。功能锻炼应遵循以下原则：不诱发神经根症状加重原则；个体化原则；渐进性和长期性原则。

（六）物理治疗

1. 高频电疗法

此法常用的有超短波、短波等疗法，通过其深部透热作用，改善腰背部肌肉、软组织及神经根的血液循环，促进功能恢复。治疗时电极于腰腹部对置，或腰部、患肢斜对置，急性期采用无热量模式，每次 10 分钟，每日 1 次；亚急性期或慢性期采用微热量模式，每次 12～15 分钟，每日 1 次，15～20 次为 1 个疗程。

2. 红外线照射疗法

红外线灯于腰骶部照射，照射距离为 30～40cm，温热量，每次 20～30 分钟，每日 1 次，20 次为 1 个疗程。

3. 石蜡疗法

利用加热后的石蜡敷贴于患处，使局部组织受热、血管扩张，循环加快，细胞通透性增加。由于热能持续时间较长，故有利于深部组织水肿消散、抗炎、镇痛。常用腰骶部盘蜡法，温度 42℃，每次 30 分钟，每日 1 次，20 次为 1 个疗程。

4. 直流电离子导入疗法

此法应用直流电导入各种药物治疗。可用中药、维生素 B 类药物、碘离子等进行导入，作用极置于腰骶部疼痛部位，非作用极置于患侧肢体，电流密度为 $0.08～0.1mA/cm^2$，每次 20 分钟，10～15 次为 1 个疗程。

5. 低频调制中频电疗法

电极于腰骶部并置，或腰骶部、患侧下肢斜对置，根据不同病情选择相应处方，如止痛处方、调节神经功能处方、促进血液循环处方，每次 20 分钟，每日 1 次，15～20 次为 1 个疗程。

6. 超声波

治疗作用是热效应、机械效应和理化效应。在对腰椎间盘突出症的治疗中，超声波能起到松解神经根粘连、延缓韧带退变钙化和局部止痛等作用。具体方法为超声波治疗仪置于腰背部旁进行超声波治疗，每次 8～10 分钟，每日 1 次，10～15 次为 1 个疗程。

（七）其他疗法

1. 牵引治疗

骨盆牵引多采用仰卧、略微屈膝屈髋位，每侧牵引悬重在 10～15kg。牵引可对抗腰部肌肉痉挛，适当增宽椎间隙以利于椎间盘内减压，使突出物与神经根之间的位置产生松动或位移。牵引方向一般在水平线向上 15°左右，亦可在股后侧垫一枕头，使腰部平直，体位舒适，有利于腰腿肌肉放松。牵引时间一般每次 30～60 分钟，每日 1～2 次。每次牵引时间过半，疼痛减缓后，可嘱患者尽力做直腿抬高动作，使受压或粘连的神经根产生松动。

2. 封闭疗法

封闭疗法具有镇痛、抗炎、保护神经系统的作用。常用方法有痛点封闭、硬膜外封闭、骶管封闭。选用曲安奈德（2ml）加 2%普鲁卡因 4ml（或利多卡因、丁哌卡因）行局部痛点封闭或硬膜外封闭。经骶管封闭药物时，可用脉络宁 10ml、2%普鲁卡因 5ml、生理盐水 10ml 混合注射。

五、预防与调护

急性期应严格绝对卧床（硬板床）3 周，手法治疗后亦应卧床休息，使损伤组织得以修复。疼痛减轻后，应加强锻炼腰背肌，以巩固疗效。久坐、久站时可佩戴腰围保护腰部，避免腰部过度屈曲或劳累或受风寒。弯腰搬物姿势要正确，避免腰部扭伤。

（吴广文）

第四节　腰椎管狭窄症

腰椎管狭窄症（straitness of lumbar vertebrae）是指各种原因引起的椎管各径线缩短，压迫硬膜囊、脊髓或神经根，从而导致相应神经功能障碍的一类疾病。它是导致腰痛及腰腿痛等常见腰椎病的病因之一，又称腰椎管狭窄综合征，多发于 40 岁以上的中年人。安静状态或休息时常无症状，行走一段距离后出现下肢痛、麻木、无力等症状，需蹲下或坐下休息一段时间后，方能继续行走。随着病情的加重，行走的距离越来越短，需休息的时间越来越长。

一、病因病机

腰椎管狭窄症的病因主要分为原发性狭窄和继发性狭窄：原发性狭窄由椎管发育性狭窄、软骨发育不良、隐性脊柱裂或骶骨裂引起。继发性狭窄主要由于椎管周围组织结构退行性改变，脊柱不稳或滑脱，创伤性骨折解剖关系异常，以及术后医源性损伤，导致椎管内径和体积较正常状态变小和变窄所致（图 5-6）。退行性椎管狭窄是临床上最常见的椎管狭窄。

腰椎管狭窄症的基本病理改变主要为椎管内压力增高所产生的马尾神经缺血症状。神经根受压在腰椎活动时（尤其是后伸动作）表现更为明显，增生组织使神经根被刺激或摩擦而充血肿胀。同时椎管内压力增高产生硬膜外静脉回流障碍和椎管内无菌性炎症，引起神经根或马尾神经出现相应的临床症状。退行性改变所致的椎管容积减小是渐进性缓慢发生的过程，神经组织在能够适应的情况下并不产生症状，而当超过神经所能耐受的极限时，则出现症状，这是临床症状时轻时重的病理机制和症状特点。

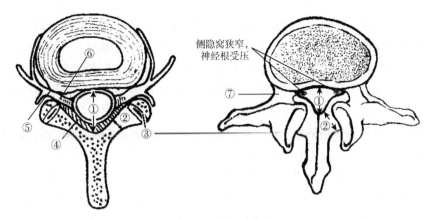

图 5-6　腰椎管狭窄症

①椎管矢状径<11mm；②椎板厚度＞5mm；③小关节增生肥厚；④黄韧带肥厚；⑤椎间孔狭窄；⑥侧隐窝狭窄；⑦椎弓根变短

　　中医学对腰椎管狭窄症的认识大多归属于腰腿痛的范畴。先天不足、后天失养均对本病产生重要影响，与西医学有着相似之处。内因多为肾气不足、肝肾衰退，外因则属劳役伤肾、寒湿入络，即与反复遭受外伤、慢性劳损、风寒湿外邪侵袭有关。本病主要病理机制在于肾虚不固为本，经络痹阻为标，气滞血瘀，痰瘀互阻，营卫不调，以致腰腿痛势缠绵难愈。

二、临 床 表 现

　　本病主要表现为下腰痛、腿痛和马尾神经源性间歇性跛行，临床表现具有以下特点。

　　（1）下腰痛常伴有单侧或双侧臀部、股外侧胀痛，感觉异常或下肢无力。行走或站立时症状较重，下蹲或平卧时症状减轻或消失，骑自行车的体位比较舒适。

　　（2）脊柱后伸时症状加重，前屈时症状减轻或消失。脊柱位于后伸位时椎间盘突入椎管内，黄韧带皱缩折叠随之突入椎管，压迫神经根，所以腰腿痛症状加重；脊柱前屈位时可使椎间盘在椎管内突出减少，椎管后壁明显增长，黄韧带伸展，椎管内容积相对增加而使症状趋缓或消失。

　　（3）马尾神经源性间歇性跛行为腰椎管狭窄症的典型症状，也是诊断本病重要的临床依据。大多数患者表现为行走或锻炼后出现单侧或双侧下肢麻木、沉重、疼痛和无力，越走症状越重，被迫休息、下蹲后症状很快缓解，继续行走则又出现同样症状。

　　（4）主诉多而体征少。患者主诉有严重腰腿痛，少数病例因压迫马尾神经而影响大小便，甚至造成下肢不完全性截瘫或性功能障碍。但检查神经体征不明显，弯腰正常，直腿抬高基本正常，主要表现为腰背后伸时症状明显加重。

三、诊断与鉴别诊断

1. 诊断

　　X 线作为常规检查时，可考虑以下几个方面。脊柱弧度的改变：可有脊柱弧度平浅，促使椎间盘退变，成为椎管狭窄症的诱因。椎间隙变窄：是脊椎退变的表现，同时又是退变性椎管狭窄的根源，多见于 $L_{4\sim5}$、$L_5\sim S_1$ 间隙，可伴有椎体滑脱。骨质增生：多见于椎体前缘，一般不产生神经症状，而椎体后缘的骨质增生可引起椎管狭窄，常见于 L_3、L_4、L_5 椎体的后缘。有时不局限于一个节段，而是广泛性腰椎管狭窄，椎板密度增高，椎板间隙变窄及椎弓根变短。关节突关节退变肥大：见于椎间盘退变萎缩的病例，由于椎间盘变薄，后关节互相重叠，长期劳损可导致关节肥大增生，甚至呈球形，小关节间隙狭窄模糊，后关节突硬化，可出现左右关节间的距离变窄。

CT、MRI 均能测定椎管的管径和观察椎管形态。CT 不仅能清楚地显示出椎管的大小及形态，而且能够反映出侧隐窝的形态、大小，以及是否伴有椎间盘突出、椎间盘钙化、骨关节炎和黄韧带增厚等。MRI 则能清楚地观察椎管的矢状面，能清晰地显示脊髓影像，对鉴别诊断具有重要意义。

2. 鉴别诊断

腰椎管狭窄症引起的腰腿痛症状主要侧重于"间歇性跛行"，具有症状重体征轻的特点。临床与其相鉴别的疾病如下。

（1）血栓闭塞性脉管炎：属缓慢性进行性动、静脉同时受累的全身性疾病，患者多有动脉硬化病史，虽有下肢麻木、酸胀、疼痛和间歇性跛行症状，但后期静息痛逐渐加重休息后也不缓解。同时伴有足背动脉和胫后动脉搏动减弱或消失，可产生肢体远端溃疡或坏死。腰椎管狭窄症的患者，其胫后动脉搏动是正常的，不会发生坏死。据此两者不难鉴别。

（2）马尾肿瘤：虽与腰椎管狭窄症在症状上有某些相似之处，但其所显示的症状为缓发和持续加重。初期仅累及一个神经根，表现为腰痛及下肢神经痛，但腰痛并不明显；后期因肿瘤增大累及多数神经根时，则两侧下肢均有疼痛，卧床休息时疼痛加重，下地行走时反而减轻。腱反射早期亢进，后期减弱，晚期消失，有时合并尿潴留现象。腰椎穿刺显示不全或完全梗阻。必要时可做脊髓造影、CT、MRI 等进行鉴别。

（3）腰椎间盘突出症：多见于青壮年，起病较急，咳嗽及腹压增加时疼痛加重，有反复发作的病史。腰痛合并下肢放射痛。体征上多显示脊柱侧弯，生理前凸减弱或消失，下腰部棘突旁有压痛及下肢放射痛，直腿抬高试验和加强试验阳性。

四、治　　疗

腰椎管狭窄症病因复杂，其临床表现和体征也不尽相同，应根据病程长短，区分轻重缓急，针对患者的具体情况选择治疗方法。常用的非手术疗法有手法治疗、药物治疗、物理治疗或封闭疗法等。手术治疗主要适用于有括约肌功能障碍、神经功能缺损、跛行进行性加重、反复发作及非手术疗法无效者。

（一）手法治疗

手法可以减轻腰部肌肉紧张，松解神经根粘连，扩大椎管容积，促进无菌性炎症的吸收、消散，从而达到减轻或缓解疼痛、麻木等主要症状的治疗目的。

1. 拔伸抖按法

患者取俯卧位，一助手握患者两侧腋下部，一助手握两足踝部，分别在两端做持续拔伸牵引，术者先叠掌自上胸腰椎逐次按压脊柱棘突至腰骶部，然后在持续拔伸牵引下，嘱握两足踝部的助手向上一起一伏抖动，术者则双手叠掌根于腰骶部，随抖动起伏而按压，一般抖按 15～20 次。

2. 屈髋牵伸法

患者取仰卧位，患侧屈膝屈髋，术者立于患侧旁，以一手握住患肢踝关节前侧，另一手托住小腿后侧，在患者髋、膝部放松的情况下，术者双手配合做正、反方向旋转髋关节活动 3～5 次（如同推磨状），然后用力牵拉患侧髋、膝关节于伸直位并加以抖动。

3. 直腿抬高屈踝法

在患侧位于直腿抬高的基础上，术者一手分别使踝关节置于内旋或外旋位，另一手用力背屈踝部 2～3 次。必要时对侧亦以同样方法进行操作。

4. 直腿牵腰法

患者端坐床上，两腿伸直，术者立于床头，以两侧大腿前部抵住患者伸直两腿的足底，以两手握住患者的双腕，使腰骶向前屈曲到一定程度之后，一拉一松，利用弹性冲击法使腰部产生一张一弛的屈曲活动，其活动范围以患者能耐受为度，可重复 6～10 次。病情较重的患者应卧床休息，必要时做骨盆牵引或重力牵引，以利于扩大椎管容积。重体力劳动者工作时可佩戴腰围，以防止和减少腰骶部的过伸，亦有助于疼痛症状的缓解。肥胖患者应考虑适当减轻体重。

（二）中药治疗

1. 气虚血瘀型

此型可见面色少华，神疲无力，腰痛不耐久坐，疼痛缠绵，下肢麻木。舌质瘀紫，脉涩。治宜益气养血，活血化瘀，方用补阳还五汤加减。

2. 风寒痹阻型

此型可见腰部冷痛重着，拘急不舒，遇冷加重，得热痛缓，遇阴雨天疼痛发作或加重，静卧时腰痛不减甚或加重。舌苔白腻，脉沉紧。治宜温阳补血，散寒通滞，方用阳和汤加减。

（三）物理治疗

物理治疗主要是采用醋离子加中药透入疗法或红外线透热治疗。

（四）其他疗法

椎旁软组织、骶管及硬膜外局部封闭，用类皮质激素做硬膜内或硬膜外注射，能迅速且明显改善症状，但不宜过量多次注射，2～3 次为 1 个疗程。

五、预防与调护

症状缓解后，应加强腰腹部及下肢肌肉的锻炼，以减缓竖脊肌的挛缩和紧张，调整静脉回流，减轻疼痛，恢复正常姿势。常用的锻炼方式有"飞燕点水式""三点式""五点式""拱桥式"等支撑练功的方法，应循序渐进，以增强腰部肌力；下肢锻炼可做脚踩空车、仰卧蹬空、侧卧外摆等动作，有利于增强腿部肌力。手术治疗的康复阶段，亦应强调积极合理的功能锻炼，巩固疗效，防止复发。非手术疗法可以缓解症状，减轻疼痛。手法操作宜轻柔缓和，慎用扳法。急性期需要卧床休息，下床需佩戴腰围加以保护，防止腰部后伸。平时注意腰部保暖，避免风寒侵袭，以防诱发和加重症状。特别是中后期需加强腰背肌锻炼，以增强脊椎的稳定性，有利于代偿或减缓椎间压力以减轻症状。

（陈　俊）

第五节　慢性腰痛

慢性腰痛（chronic lumbago）是指腰背、腰骶和骶髂部的疼痛，有时伴有下肢感应痛或放射痛。腰背痛绝大多数表现在下腰椎和腰骶、骶髂部。腰背痛是脊柱最常见的疾病。腰背部皮肤、皮下组织、肌肉、韧带、脊椎、肋骨、脊髓和脊膜之中的任何一种组织的病变均可引起腰背痛。

中医学认为，慢性腰痛与久病体虚、气血亏损、肝肾不足、气滞血瘀、风寒湿邪痹阻经络等相关。在临床上引起慢性腰痛的原因很多，以下仅介绍具有代表性的常见病种。

一、腰 肌 劳 损

腰肌劳损（lumbar muscle strain）是指腰部肌肉及其附着点的积累性损伤，引起局部慢性无菌性炎症，以腰部隐痛，反复发作，劳累后加重为主要临床表现的疾病，又称"慢性腰部劳损""腰背肌筋膜炎""功能性腰痛"等。

（一）病因病机

急性腰肌损伤：局部肌肉、筋膜、韧带、关节囊等渗出肿胀，出现组织痉挛、缺血、水肿、无菌性炎性细胞浸润而产生疼痛，若没有得到及时有效的治疗，或治疗方法不当，可产生纤维结缔组织增生、肌纤维变性及局部粘连，进而刺激末梢神经引起腰痛症状。

慢性积累性损伤：腰部是人体保持平衡和完成各种动作及活动的枢纽，肌肉、韧带是受力较大且频繁牵拉的组织，日积月累的劳作会引起小的纤维损伤、出血、渗出，会产生粘连和遗留瘢痕。且腰背肌长期处于牵伸状态，易发生疲劳性损伤，久之则容易出现慢性劳损。同时遇天气寒冷潮湿时症状加重。

脊柱外伤：脊柱外伤后伴随韧带损伤和脊柱的稳定性破坏，脊柱的内在平衡系统受到影响，引起外源性平衡系统的失调，导致结构上的紊乱，亦是产生腰肌劳损的重要因素。

局部结构缺陷：先天性畸形（如隐性脊柱裂，小儿麻痹症）有下肢畸形、腰骶角异常等，使腰椎姿势不平衡，从而产生腰肌劳损等。

中医学将腰肌劳损归属于"肾虚腰痛"或"风湿痹证"的范畴，临床以风寒湿痹阻最为常见。寒主收引，湿性黏滞，风寒湿侵袭导致局部气血经络阻滞不通，气血运行不畅，不通则痛而致本病。

（二）临床表现

腰背部或腰骶部的胀痛、钝痛，腰部酸胀无力感常因劳累后明显加重，休息时减轻。患者多不能久坐、久立，不能坚持弯腰工作，常频繁更换原有姿势，并常以拳头叩击腰部以放松肌肉，缓解疼痛。腰部喜暖畏寒，与天气变化有着直接关系，遇阴雨天、风寒及潮湿症状明显加重。睡眠时喜仰卧位，多把腰部垫高有所依托以维持正常生理曲度而减缓症状。

一般无特殊变化，部分患者出现一侧或两侧竖脊肌僵硬，肌肉失去正常柔韧度且有压痛感，通常压痛点较为广泛，部位多在竖脊肌、腰骶部棘突旁或棘突间、腰椎横突、髂嵴等处（图5-7）。患者感觉及活动功能无明显影响，也无反射障碍和肌肉萎缩，神经系统检查多无阳性体征。

多无实质性异常改变，少数患者 X 线检查会提示腰椎失稳，不同程度的骨质增生，腰椎或腰骶部先天性变异（脊柱侧弯畸形、移行椎、隐性脊柱裂等）。CT 及 MRI 检查可排除其他腰骶椎的器质性病变。实验室检查（包括血沉、抗链球菌溶血素"O"等）一般都在正常值范围。

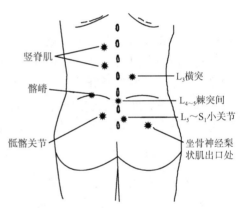

图 5-7　腰肌劳损常见压痛部位

（三）诊断与鉴别诊断

1. 诊断

本病的诊断依据：急性损伤失治、误治或治疗不彻底，症状反复发作；经常弯腰或负重劳动，平时缺乏锻炼，工作姿势不良；病后体虚过早劳动；压痛广泛，肌肉僵硬，疼痛与休息或劳累程度相关；影像及实验室检查无异常发现。

2. 鉴别诊断

（1）臀上皮神经损伤：患者外伤史多不明显，痛点主要在髂后上棘的外上方，即臀上、臀中皮神经支配区，局部除压痛外，常可摸到条索状硬结，有时压痛可向股后侧放射，甚至影响直腿抬高活动。但外观及骨关节检查无异常。

（2）第三腰椎横突综合征：腰部一侧或两侧疼痛，程度不一，以慢性间歇性疼痛、酸胀、乏力为主。弯腰直起时疼痛较重且有困难，第 3 腰椎横突有局限性压痛，可触及一纤维性软组织硬节，X线检查示第3腰椎横突过长或左右不对称。

（四）治疗

腰肌劳损治疗强调"防重于治"，多以综合治疗为主，重视医患合作，并以疗程判定疗效。

1. 手法治疗

推拿手法具有舒筋活血（改善局部血液循环）、松解粘连、缓急止痛（促进无菌性炎性物质的吸收消散）的作用。手法操作主要有循经揉推法、腰背按揉法、局部弹拨法、散手拍打法、卧位斜扳法等，根据患者年龄、体质、症状的特点及耐受程度灵活掌握。

2. 中药治疗

（1）内服

1）风寒湿阻型：可见腰背部疼痛、僵硬，活动不利，恶寒畏风。舌质淡红，苔薄白，脉弦紧。治宜祛风除湿，温经通络，方用独活寄生汤加减。

2）气滞血瘀型：可见腰背部刺痛，痛处固定。舌质暗，苔白，脉弦。治宜行气活血，化瘀通络，方用身痛逐瘀汤加减。

3）肝肾不足型：可见腰部酸困无力，劳累后明显加重，伴失眠多梦、面红目赤。舌红少津，脉细。治宜补益肝肾，活血通络，方用六味地黄丸加减。

（2）外用：外用药为中医特色治疗，具有祛风散寒、温经通络、缓解肌肉痉挛等功效，常用的有热敷袋、坎离砂、驱寒止痛砂及中药熏洗药、中药溻渍等。

3. 针灸治疗

（1）毫针针刺治疗：以针刺肾俞、腰阳关、委中、三阴交及局部阿是穴为主，配以灸法或拔火罐，温通血脉，活血止痛。

（2）小针刀疗法：对压痛点可触及条索状结节的组织粘连部分实施局部剥离，具有疏通经络、松解粘连的治疗效果。

4. 运动治疗

运动治疗重点在于腰背肌的锻炼，以增强脊柱的外在平衡，恢复肌肉的正常舒缩功能和弹性。常用的方法为"三点式""五点式""拱桥式""飞燕点水式"等支撑练功方法。功能训练可分为伸肌训练和屈肌训练两大类。

（1）伸肌训练：通过伸肌训练可以增强伸肌肌力、耐力和柔韧性，改善腰椎后凸及骨盆后倾。因此，通过伸肌训练可减轻腰痛症状。常用的伸肌训练如下。

1）俯卧法：双上肢后伸，上胸部及伸直的两下肢缓慢同时离床，做背伸运动，维持5~10秒或以后缓慢恢复俯卧位。该训练为最常用方法，适用于青壮年患者。患者两下肢伸直交替做后伸上举动作或两下肢固定不动，上身逐渐向后做背伸运动，适合老年或肥胖患者训练。

2）仰卧法：五点支撑法，以双足、双肘及头为支撑点，用力使躯干及下肢离床，做脊柱和髋关节过伸训练。此种方法疗效较好，为仰卧法中常用方法；但老年患者或合并颈椎疾病的患者应慎用此方法。四点支撑法，以双足、双肘为支撑点，用力使躯干及下肢离床，做脊柱和髋关节过伸锻炼。此方法避免了颈椎受力，弥补了上述方法的不足，但疗效较之稍差。

（2）屈肌训练： 常用威廉姆斯（Williams）体操（也称躯干屈曲体操），可增强腹肌肌力，改善脊柱稳定性，具体步骤如下。

1）双膝触腋运动：仰卧，用力缩紧腹肌，并使腰背紧贴床面，然后双手抱持双膝，使之接近腋部，并维持30秒左右，再慢慢回到起始位置，放松。重复10次。

2）摸足尖：坐位，双腿伸直，双手平举，用力收缩腹肌，使上身前倾，双手触及足尖，并维持30秒左右，再慢慢回到起始位置。重复10次。

3）平背运动：仰卧，弯曲双腿，收缩腹肌和臀肌，使腰背部平贴床面，数到5后放松。重复10次。

4）仰卧起坐运动：仰卧，双腿屈曲，双手上举，用力缩紧腹肌，使上半身离开床面直到坐起。重复5～10次。

5）弓腰运动：跪卧，收缩腹肌，使腰部向上弓起，并维持30秒左右，再回到起始部位。重复10次。

6）下蹲起立运动：站立，双足分开30°或保持相距30cm，足跟不能离地，脊柱呈"C"形弯曲，头低下，慢慢下蹲，双手不动，手指指向地面并触及地面，然后慢慢起立，回到起始位置。重复10次。

5. 物理治疗

物理治疗可采用红外线、超短波、蜡疗、磁疗、中药离子导入等配合治疗，以缓解肌肉痉挛，改善局部血循环。

6. 其他疗法

其他疗法多采用曲安奈德-A（2ml）加利多卡因4ml做痛点注射，每7天1次，3次为1个疗程。

（五）预防与调护

腰肌劳损治疗病程较长，显效缓慢，症状易于复发。因此，平时应注意劳动姿势，经常变换体位，改善工作条件，注重劳逸结合。同时避免风寒湿邪的侵袭，适当节制房事，坚持腰背肌锻炼，增强体质。

二、第三腰椎横突综合征

第三腰椎横突综合征（transverse process syndrome of third lumbar vertebra）是腰痛或腰腿痛患者常见的一种疾病，好发于青壮年体力劳动者。由于第3腰椎横突特别长，且水平位伸出，附近有血管、神经束经过，有较多的肌筋膜附着。在正位上第3腰椎处于腰椎生理前凸弧度的顶点，为承受力学传递的重要部位，因此易受外力作用的影响，容易受损伤而引起该处附着肌肉撕裂、出血、瘢痕粘连、筋膜增厚挛缩，使血管神经束受摩擦、刺激和压迫而产生症状。

（一）病因病机

导致本病的内因是第 3 腰椎横突由于解剖学和生物力学的因素，所受的应力较大。腰椎前屈、侧弯及旋转运动时易致横突尖端附着的软组织出现肌肉撕裂、小血管破裂等病理变化，引起组织水肿，压迫和刺激腰神经后支的外侧支，引起所支配的肌肉痉挛，并在局部形成纤维化、瘢痕样组织，出现一系列症状。第 3 腰椎横突过长或两侧不对称等解剖上的变异，也是内因之一。

中医学认为腰部感受风寒，扭伤或劳损，伤及气血，气滞血瘀，经络痹阻，不通则痛。

（二）临床表现

腰部一侧或两侧疼痛，程度不一，以慢性间歇性疼痛、酸胀部位广泛、乏力为主。劳累后、晨起或弯腰直起时疼痛较重，稍事活动，又有所减轻，单一姿势很难持久，疼痛可向臀部、股外侧或膝外侧放射。第 3 腰椎横突有局限性压痛，有时可触及一纤维性软组织硬节，腰椎活动一般正常。直腿抬高试验无放射痛，无神经根受累征。X 线检查可见第 3 腰椎横突过长或左右不对称。实验室检查无异常。

（三）诊断与鉴别诊断

1. 诊断

本病的诊断依据主要为腰部一侧或两侧疼痛，程度不一，休息后减轻，疼痛可沿下肢放射，但与腹压增高无关，第 3 腰椎横突尖端有局限性压痛，有时可触及纤维性硬结。X 线检查可见第 3 腰椎横突过长。

2. 鉴别诊断

（1）腰椎间盘突出症：压痛多位于腰骶部，腿痛重于腰痛，并呈典型神经分布区疼痛，或伴有麻木。疼痛与腹压增高有关，直腿抬高试验及加强试验阳性，屈颈试验阳性。CT 或 MRI 检查提示腰部有椎间盘突出。

（2）梨状肌综合征：臀部及下肢后侧、后外侧疼痛，时有小腿外侧麻木，自觉臀部有"刀割样"或"烧灼样"疼痛，梨状肌部位有压痛和放射痛，局部可触及条索状隆起，梨状肌紧张试验阳性，患侧直腿抬高到 50°时出现疼痛，但超过 70°后反而减轻。CT 或 MRI 检查无异常。

（四）治疗

1. 手法治疗

手法治疗可缓解疼痛，解除痉挛。第 3 腰椎横突弹拨法对本病的治疗效果明显。操作时以两手拇指于第 3 腰椎横突尖端部（即疼痛敏感点），由外向内做与纤维性硬节垂直方向的反复弹拨，拨动时应由浅入深，由轻到重，以患者能耐受为度，然后用掌根或大鱼际在局部做按揉松解。

2. 针灸治疗

（1）毫针针刺治疗： 多取阿是穴针刺治疗，深度至横突骨膜为宜，用强刺激泻法，可留针 10～20 分钟。每日 1 次，10 次为 1 个疗程。

（2）小针刀疗法： 在局部麻醉下，用小针刀直接刺入达第 3 腰椎横突尖部，在其周围进行剥离松解。要求穿刺部位准确，掌握适宜深度，以免伤及血管、神经。

3. 中药治疗

（1）内服

1）肾气虚型：可见腰部慢性疼痛，劳累后加重，伴倦怠无力、面色㿠白、畏寒肢冷。舌质淡，苔薄白，脉细弱。治宜补肾益气，活血通络，方用补肾活血汤加减。

2）气滞血瘀型：可见腰部酸胀疼痛，以刺痛为主，部位固定。舌质暗，苔白，脉弦涩。治宜行气活血，化瘀通络，方用桃红四物汤加减。

3）风寒湿阻型：可见腰部、臀部，股外侧酸胀疼痛，部位广泛，伴恶寒畏风、活动不利。舌淡红，苔薄白，脉弦紧。治宜祛风除湿，温经通络，方用独活寄生汤加减。

（2）外用： 外用药可局部外敷狗皮膏、南星止痛膏等。腰部疼痛较重者可佩戴腰围。

4. 其他疗法

用曲安奈德（2ml）加利多卡因 2ml 做第 3 腰椎横突痛点注射，要求定位准确。每周 1 次，可连续 2～3 次。

（五）预防与调护

大多数患者通过非手术治疗可使症状获得缓解或治愈。对症状时轻时重、酸痛且易于疲劳者，可通过功能锻炼的方法减轻疼痛或巩固疗效。除俯卧位"飞燕点水式"练功外，可以站立位，两足分开与肩同宽，两手拇指向后叉腰，拇指顶按第三腰椎横突，然后做腰部旋转，连续做 5～10 分钟，再做腰后伸，双手掌根按揉腰部，以放松肌肉，解除粘连，消除炎症。长期坚持有利于减缓症状及防止复发。

三、梨状肌综合征

梨状肌综合征（pyriformis syndrome）是指坐骨神经在梨状肌区域受到卡压的一种综合征，主要表现为患侧臀部疼痛及下肢放射性疼痛，在下肢神经慢性损伤中最为多见。

梨状肌起始于骶骨前面，肌纤维经过坐骨大孔向外，抵止于股骨大转子的后内侧（图 5-8），是髋关节外旋的主要肌肉，受骶丛神经支配。坐骨神经自梨状肌下缘出骨盆，自臀大肌前下方进入股后侧，开始分为胫神经和腓总神经，支配大腿、小腿及足部的肌肉，感觉支分布到小腿和足部的皮肤。梨状肌的体表投影，可以自尾骨尖至髂后上棘作连线，并于该线中点向股骨大转子顶点作连线，此直线恰好为梨状肌下缘。梨状肌通过坐骨大孔把

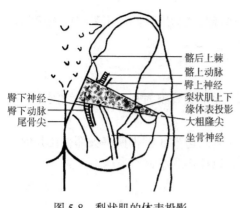

图 5-8　梨状肌的体表投影

神经、血管分为上、下两部分，上孔有臀上神经及臀上动、静脉穿过，下孔有阴部神经、股后皮神经、坐骨神经及臀下动、静脉穿过。坐骨神经与梨状肌关系密切，髋关节过度内旋、外旋或外展，可损伤梨状肌。

（一）病因病机

梨状肌综合征大多由间接外力所致，髋关节过度外旋和外展或蹲位站起时，因梨状肌突然收缩或牵拉而损伤，致使梨状肌肌腱撕裂、渗血和水肿，产生的炎症反应可与周围组织发生粘连，促使肌肉形成保护性痉挛，刺激相邻的组织和神经，引起臀部和下肢疼痛的症状。梨状肌本身的变异、骶髂部病变导致臀部肌肉紧张痉挛、坐骨切迹的退变畸形、坐骨神经走行变异等也是导致疼痛的原因。

中医学将梨状肌损伤归属于"痹证"的范畴，与气血凝滞、痹阻经络相关。

（二）临床表现

梨状肌综合征的主要症状为患侧臀部疼痛，疼痛沿着坐骨神经的走行放射（疼痛从臀部经股后侧，向小腿和足部放射）。疼痛剧烈时患者会出现疼痛性跛行，并出现行走困难。盘腿坐、弯腰、举重可导致疼痛加重，通过牵引可以有不同程度的缓解。在臀部可触到梭形、腊肠状的块状物（瘢痕或骨痂）。

（三）诊断与鉴别诊断

1. 诊断

根据症状和体征即可明确诊断，也可查肌电图协助诊断。

2. 鉴别诊断

（1）腰椎间盘突出症：压痛多位于腰骶部，梨状肌综合征压痛主要位于臀部，两者均可产生坐骨神经激惹症状。前者随着直腿抬高的角度增加而疼痛逐渐加重，后者则直腿抬高到 50°时出现疼痛，但超过 70°后反而减轻，且腰部活动一般不受限。结合 CT 或 MRI 检查可进一步明确诊断。

（2）腰椎间盘炎：患者虽有臀部、股后和坐骨神经分布区疼痛，但同时伴有低热或发热，有的体温可达 39℃以上，病变椎间隙及棘上压痛，血沉增快，X 线及 MRI 检查可见椎间隙狭窄等表现。

（四）治疗

1. 手法治疗

（1）压揉梨状肌：对梨状肌进行起止点压揉，也可以在对梨状肌拉伸的状态下压揉。

（2）**拉伸梨状肌**：患者取仰卧位，治疗侧的髋部和膝部屈曲，治疗师一手抓住膝盖，并尽可能地屈曲髋关节，并外旋 45°～60°，用前臂贴着小腿并将小腿摆在内收位置，稍微下压以防髋部抬起；另一手放在肌肉终点处往肌腹方向拉伸梨状肌。

2. 针灸治疗

针灸治疗可取阿是穴及秩边、环跳、承扶、阳陵泉、足三里等，以泻法为主，配合捻转提插，急性期每日 1 次，慢性期隔日 1 次。

3. 中药治疗

（1）内服

1）气滞血瘀型：可见一侧臀部刺痛、酸胀，部位固定。舌质紫暗，苔白，脉涩。治宜活血化瘀，通络止痛，方用桃红四物汤、活血止痛汤加减。

2）风寒湿阻型：可见臀部疼痛、沉重，伴活动不利、跛行、恶寒畏风。舌质淡红，苔薄白，脉弦紧。治宜温筋和络，祛风除湿，方用独活寄生汤、蠲痹汤加减。

（2）外用：外用药可采用宝珍膏、南星止痛膏外贴患处，亦可配合中药热敷。

4. 物理治疗

物理治疗可采用经络频谱仪、红外线透热照射、中药离子导入、超短波等物理疗法治疗。

5. 其他疗法

用曲安奈德（2ml）加利多卡因 2ml 做梨状肌表面压痛点注射，要求定点准确。每周 1 次，可连续 2～3 次。

（五）预防与调护

平时尽可能避免髋关节过度外旋和外展或长期下蹲位工作，注意避免风寒侵袭，劳逸适度，加强锻炼，增强体质。同时注意在进行各种体育活动锻炼过程中，需先做一些适应性的准备活动，以防再度出现损伤。

（陈振沅）

第六节　脊柱慢性筋骨病述评

脊柱慢性筋骨病是由于人体自然退变，并因创伤、劳损、感受外邪、代谢障碍等因素加速其退变，造成脊柱筋骨动、静力平衡失调，出现颈部及腰部为主的肢体疼痛、肿胀、麻木、肌肉萎缩、活动受限等症状、体征的综合征。本节着重对国内外文献进行整理分析，从脊柱慢性筋骨病的核心发病机制——椎间盘退变及临床诊疗进展两个方面做一论述。

一、椎间盘退变的病因病机研究进展

微观上，椎间盘是由三种不同组织构成的机械性结构，包括髓核、纤维环和软骨终板。其中 I 型胶原蛋白组成的同心环称为纤维环；Ⅱ 型胶原蛋白和蛋白多糖组成的黏性物质为髓核。人类从 20 岁左右椎间盘就开始出现退变趋势，其发生、发展过程主要与过度机械负荷、髓核细胞的衰老和凋亡、髓核细胞外基质降解的增加、髓核纤维化增多、纤维环破损和软骨终板钙化，炎症因子的增多、感染及遗传等多种因素相关，从而成为引起腰椎间盘突出、颈椎病、腰椎管狭窄症等疾病的重要病理基础。研究表明椎间盘退变主要表现为细胞外基质的改变，其成分的降解是引发椎间盘退变进而突出的主要原因。椎间盘细胞外基质主要包括蛋白多糖和胶原，蛋白多糖包括核心蛋白多糖、蛋白聚糖、二聚糖等，主要起到维持和修复细胞外基质框架的作用，而胶原主要提供弹性，能够分散椎间盘上的张应力，对抗因张应力导致的椎间盘过度膨胀，二者共同存在、协同作用，为保持椎间盘的生理结构与力学特性起到重要作用。

椎间盘退变的病因十分复杂，传统观点认为年龄、性别、身高、吸烟、负重和体育锻炼加速了椎间盘退变，然而这只是部分原因。随着研究的深入，科研人员从细胞、分子、基因水平对椎间盘退变机制的研究已经有了更多发现和阐释。随着人类基因组计划的顺利完成，椎间盘退变在转录组水平的基因调控成为最近几年的研究热点。下面我们从转录组水平来探讨单核苷酸多态性、编码基因和非编码 RNA 在椎间盘退变的病理情况下发挥的重要作用。

（一）miRNA

目前已被检测到可编码人类的成熟基因 miRNA 已有 2000 余种，并被证实参与调控包括体内细胞的增殖、凋亡、转移以及分化等生理活动在内的 30%～50%基因的表达调控。目前探究 miRNA 参与椎间盘退变的机制已经成为脊柱外科领域的研究热点。

1. miRNA 调控细胞外基质相关机制

miR-7 在退变髓核细胞和 IL-1β 刺激的髓核细胞中高度表达。miR-7 和 miR-132 可负性调节下游靶向生长分化因子 5 造成椎间盘中的细胞外基质受损，进而加速椎间盘退变。通过基因转染技术实验证实 miR-155 敲低有助于 MMP-16 的表达水平升高，MMP-16 的进一步降解多聚蛋白和 Ⅱ 型胶原蛋白，导致椎间盘脱水和变性。研究表明，miR-155 与 ERK1/2 能够通过某种关联来调节髓核细胞退变；miR-491-5p 表达显著下调，并且与椎间盘退变程度呈负相关；小鼠椎间盘退变模型髓核细胞中 miR-181a 表达下调。miR-199a-5p 及 miR-154 则被证明在退变的椎间盘中表达水平高出正常椎间盘。

2. miRNA 调节细胞凋亡相关机制

miR-21 表达水平在髓核细胞中下调，而骨髓间充质干细胞衍生的外泌体可以延缓髓核细胞凋亡过程，并且部分通过外泌体中 miR-21 成分减轻椎间盘退变。miR-199 对肿瘤坏死

因子 α 诱导的髓核细胞凋亡的抑制作用随着 MAP3K5 表达敲低被消除，从而抑制髓核细胞损伤。上调 SOX9 抑制 miR-30d 可增强髓核细胞活力并减少凋亡，同时增加 Ⅱ 型胶原蛋白和多聚蛋白数量，最终可以减缓椎间盘的退变。miRNA-125a 与髓核细胞凋亡呈负相关，而 miR-222-3p 表达与髓核细胞凋亡呈正相关。

3. miRNA 调节细胞自噬相关机制

椎间盘退变的严重程度与 miR-21 表达水平呈正相关。miR-21 主要通过自噬作用上调 MMP-3 和 MMP-9 的表达，增加 Ⅱ 型胶原蛋白和多聚蛋白的降解。另一项研究显示，基因间长链非编码 RNA00641 通过 miR-153-3p 影响自噬相关蛋白 5 的表达、细胞死亡及椎间盘退变。miR-210 通过沉默自噬相关蛋白 7 抑制自噬，导致退变髓核细胞中 Ⅱ 型胶原蛋白和多聚蛋白降解增加。

4. miRNA 与软骨终板退变相关机制

有实验证明，miR-221 可以阻止骨髓间充质干细胞软骨分化。miR-221 可能通过靶向雌激素受体 α 而削弱雌激素对退变软骨终板细胞的保护作用，上调 miR-34a 表达水平增强 Fas 介导的软骨终板细胞凋亡。miR-365 过表达显著降低软骨终板细胞组蛋白去乙酰化酶 4 蛋白表达水平，组蛋白去乙酰化酶 4 过表达抑制了 miR-365 延缓软骨终板细胞退变。

5. miRNA 调节与纤维环退变相关机制

褪黑素具有促进纤维环细胞增殖、诱导自噬和抑制细胞凋亡的作用，miR-106a-5p 直接与纤维环细胞中的 3'UTR 结合来介导自噬相关蛋白 7 表达。退变纤维环细胞中 miR-221 表达水平与正常纤维环细胞相比显著降低，原因可能与 miR-221 调节 BMP-Smad 的途径相关。

（二）LncRNA

LncRNA 广泛存在于自然界中，可见于动物、植物、酵母、原核生物及病毒等，常呈低表达状态，又被认为是"转录噪音"。在表观遗传调控过程中，LncRNA 充当"信号分子""分子向导"或"分子支架"的作用。在纤维环细胞及髓核细胞内，均有 17 号非同源染色体上的 SOX9 表达。随着年龄的增长，椎间盘会发生相应退变，而 SOX9 表达会相应减少，进而影响 Ⅱ 型胶原和纤维软骨的生成。通过高通量检测，结合生物信息学分析，对椎间盘退变进行统计学分析，可得到差异表达基因、基因功能归类注释、基因相互作用网络、代谢及信号通路等结果，从而预测基因功能。通过正常及退变的髓核进行高通量检测，发现在 33 045 个 LncRNA 中，116 个 LncRNA 表达高于正常组 10 倍，LncRNAKCNQ1OT1、OIP5-AS1、UGDH-AS1、NCDN、FOXF1 和 PKD1 也参与椎间盘的退变。因此，LncRNA 的异常表达可能通过多种机制参与椎间盘的退变过程。

1. 激活髓核细胞的凋亡通路

过表达 GAS5 可以激活髓核细胞内线粒体凋亡通路，通过下调 Bcl-2 和上调 Caspase-3 表达，促进髓核细胞凋亡。当 FAF1 过表达时，可增强 Fas 通路介导的细胞凋亡，并且抑制泛素蛋白的降解，进而导致细胞死亡增加。另有研究表明，增强子样 RP11-296A18.3 在退变的椎间盘中表达上调，在一定程度上可能介导邻近的 FAF1 基因过表达，从而调节 Fas 通路的生物学效应。LncRNA 在 Fas/FasL 通路中，可能是介导椎间盘退变的机制之一。

2. 介导细胞外基质的降解

NEAT1 在退变的椎间盘组织中呈高表达状态，其可能通过 ERK/MAPK 通路减少蛋白多糖、胶原纤维的成分，而致 ADAMTS4 和 MMP-13 水平升高，从而导致椎间盘发生退变。UBA52 在椎间盘退变中上调表达并且可以编码泛素蛋白，蛋白质被泛素蛋白标记后，被蛋白酶体识别并将其降解。故 LncRNA 可能通过介导细胞外基质降解，引起椎间盘退变。

3. 对软骨细胞的作用

过表达 GAS5 可通过抑制 miRNA-21，促使 MMP-2/-3/-9/-13 和 ADAMTS-4 的表达水平增加，从而激活细胞凋亡通路并抑制自噬反应。GSK3 可导致髓核细胞 SOX9 和 COL1A2 低表达，并通过 Wnt/β-catenin 信号通路抑制软骨细胞增殖，诱导软骨凋亡。HOTAIR 可能通过介导 IL-1β 导致软骨破坏，而 HOTTIP 则通过抑制整合素 α1 的表达，破坏软骨细胞与细胞外基质间的连接，导致软骨破坏。

4. 参与炎症反应

在退变的椎间盘内，可能存在多种 LncRNA 参与增加或减少炎症因子的（ TNF-α、IL-1β、IL-6 等 ）产生和释放。Lnc-IL7R 在脂多糖的刺激下，使 IL-6 基因启动区的 H3K27me3 减少而激活转录，促进炎症的发生。lincRNA1992 与 TNF-α 发生负反馈调节，可减少炎症反应的过度损伤。

5. 其他 LncRNA

RP11-296A18.3 在退变的椎间盘组织中上调表达，其通过充当"miRNA 海绵"，沉默 miR-138，可促进 HIF1A 表达，使髓核细胞增殖和细胞外基质合成增加。在最近的研究中发现，TUG1 可通过抑制 Wnt/β- catenin 信号通路，延缓或阻止细胞的衰老或凋亡，改善细胞外基质的分解（合成）代谢平衡。MALAT1 过表达可通过抑制炎症反应，从而起到延缓椎间盘退变进展的作用。通过调控某些 LncRNA，可诱导椎间盘血管生成、抑制炎症反应，或者促进髓核细胞增殖、细胞外基质的合成增加，使其起到保护椎间盘的作用。

LncRNA 在退变的椎间盘中呈差异性表达，而且可能与 DNA、mRNA、miRNA、蛋白质及炎症因子等发生相互作用，或者激活椎间盘退变通路的靶点，这对于椎间盘机制的研究提供了新的思路，比如其可作为用于疾病诊断的生物标志物或者药物治疗的靶点等，从而在疾病的预防和治疗中发挥重要作用。

（三）circRNA

与线性 RNA 不同，circRNA 是共价闭合的连续环，在哺乳动物中充当基因调节因子。circRNAs 在生物体中的调节作用机制有多种，包括海绵吸附作用，转录或翻译修饰物，以及剪接修饰物。circRNA 本身结构特殊，呈环状，不易被核酸酶识别切割，所以它们比线性 RNA 更稳定，它们的半衰期大约是线性 RNA 的平均半衰期的 2.5 倍，因此，circRNA

可能作为潜在的生物标志物为疾病的诊断和疾病的预后判断带来帮助。

研究表明，circRNAs 在椎间盘退变的发生过程中发挥着一定作用。通过纯化正常人和椎间盘退变患者的髓核细胞，用 circRN 芯片构建了椎间盘退变的 circRNA 差异表达谱，共发现了 7294 个差异表达 circRNA。通过 has-miR-17-3p 介导的 CD74 与 has-circ- 0001320 和通过 hsa-let-7a-2-3p 介导的 PAPSS2 与 has-circ-0000077，两组 ceRNA 关系在椎间盘变性中起到了重要的分子调控作用，而这两个 circRNA 的靶基因的功能注释也与椎间盘的炎症反应和骨发育相关。circ-GRB10 可能是 IDD 的新治疗靶点。

除了物理因素外，转录水平上的大量差异均提示椎间盘退变的发生过程具有一定的基因、分子层面的更为复杂的机制，其研究也能为生物学治疗提供更多的理论支持。circRNA-104670 直接与 miR- 17-3p 结合，而 MMP-2 是 miR-17-3p 的直接靶点；circRNA-104670 在椎间盘退变组织中的高表达，可干扰 miR-17-3p，也减少了细胞外基质的形成。circVMA21 可以通过 miR-200c-XIAP 通路，抑制与炎症因子相关的髓核细胞凋亡。circ-4099 可以逆转 miR-616-5p 对 Sox9 的抑制作用，进而促进下游 Ⅱ 型胶原蛋白和聚蛋白多糖的表达，故 Circ-4099 可能是椎间盘退变的保护性因素，能够恢复髓核细胞功能。circRNA 由于其本身特殊结构特点，具有高度的稳定性、保守性、空间及组织特异性等特点，从而可能为椎间盘疾病的科学研究提供更多思路。

二、颈 椎 病

颈椎病（cervical spondylosis）又称为"颈肩臂综合征"，是一种由于颈椎长期的劳损、骨质增生、椎间盘突出等所致的退行性疾病，是颈椎骨关节炎、颈椎间盘突出症等疾病的总称。颈椎病临床表现多样化，根据专家共识分成颈型颈椎病、神经根型颈椎病（CSR）、脊髓型颈椎病（CSM）、其他型颈椎病[包括交感神经型颈椎病（CSS）、椎动脉型颈椎病（CSA）]。

（一）基础研究

1. 颈椎病的西医病因病机

（1）颈椎的退行性变：颈椎退行性改变是颈椎病发病的主要因素，其中椎间盘的退变极其重要，也是颈椎诸多结构退变的主要因素，并由此演变出一系列颈椎病的病理解剖及病理生理改变。研究表明，颈椎病的退行性病变主要分为 5 个相关因素：椎间盘变性；韧带-椎间盘间隙的出现与血肿的形成；椎体边缘骨刺形成；颈椎其他部位的退变；椎管矢状径及容积减小。

（2）发育性颈椎管狭窄：颈椎管狭窄是诱发颈椎病的高危因素，特别是矢状径，其不仅关系着颈椎病的发生及今后的发展，还会影响颈椎病的临床诊疗及手术选择。通过对 32 例颈椎病患者进行研究，结果表明颈椎退变严重的患者，骨赘增生较为明显，但并不会立即发病。归根结底是因为这些患者的颈椎管矢状径较宽，椎管内存留着极大的代偿间隙。但也有些患者骨赘情况及颈椎退变并不严重，而颈椎病症状较为严重，这也间接地表明了矢状径是造成颈椎病发病的重要参数依据。

（3）慢性劳损：是指超过正常生理活动范围最大限度或局部所能耐受时值的各种超限活动。因其有别于明显的外伤或生活、工作中的意外，因此易被忽视，但其对颈椎病的发生、发展、治疗及预后等都有着直接关系，一般来说，慢性劳损主要分为下述几种情况。

1）睡眠：是保障人们生活的关键性因素。近年来，由于生活节奏不断加快，我国失眠及睡眠体位不正确的人群呈现递增趋势，诸多患者经常熬夜，且睡眠体位不当。这就造成了大脑不休息或是休息也无法调整的状态，势必会造成颈部肌肉、关节等功能的失调，长此以往出现颈椎病变。

2）工作姿势：大量统计材料表明，即使工作量不大、强度不高，但长久处于坐位且低头的工作者，其颈椎病的发病率也较高。

3）缺乏体育锻炼：大量研究数据表明，正常的体育锻炼能够提升患者的自身免疫抗力，有助于健康。但目前人们的生活压力、节奏均较快，造成了长时间不锻炼的现状，进而使得颈部活动耐量降低，一旦活动，就容易引发颈椎病。

（4）**颈椎的先天性畸形**：在对正常人的颈椎进行健康检查或做对比研究性摄片时，常发现颈椎段可见各种异常，其中属骨骼明显畸形的约占5%。

（5）**力学失衡**：颈椎病的发病机制极为复杂，其根本原因在于外在刺激或压迫导致颈椎内外力学平衡失调。现代生物学、人体力学认为，骨骼、韧带、肌肉共同作用使颈椎力学处于平衡状态，其中股骨、韧带之间的静力平衡和肌肉的动力平衡作用是维持关节稳定、平衡的关键。颈椎病是外力刺激作用下机体生物力学平衡被破坏的结果，颈椎载荷-应变与位移异常增加，颈椎刚度明显下降，椎动脉及其神经丛受到牵扯、挤压，椎-基底动脉系统供血严重不足，进而致病。

（6）**细胞因子**：IL-1β可诱导细胞间黏附分子的表达，并介导了单核细胞、中性粒细胞的浸润和聚集，是ILs家族中介导免疫应答及炎症反应最重要的一员。研究表明，IL-1β是一个潜在的始动因素，对椎间盘退变的过程中的多个环节存在影响，既可以通过诱导一氧化氮及金属蛋白酶使髓核中的蛋白聚糖分解加剧而使合成受到抑制，导致蛋白聚糖丢失从而直接影响椎间盘退变，也可通过影响其他炎性介质间接影响椎间盘退变，为继发性病理过程。颈椎退变过程中局部IL-1β的高表达介导了强大的炎症反应，而当炎症反应在局部加剧时，椎间盘细胞基质的降解及细胞氧化速度也随之加快，从而又促进了椎间盘的退变。在一项颈椎病大鼠的实验研究中，发现颈椎退变过程中可能伴随着血清IL-1β表达水平升高。一项不同剂量的川芎嗪对IL-1β诱导的大鼠椎间盘软骨终板细胞退变的影响研究，发现6.25～25.00μmol/L的川芎嗪可抑制IL-1β的表达，并逆转IL-1β诱导的大鼠椎间盘软骨终板细胞退变，这一结论提示了消除局部炎症因子、恢复椎间盘内各种细胞因子的正常表达或可治疗颈椎间盘退变。IL-6是一种多效应细胞因子，对细胞生长、分化乃至基因表达均有一定的影响。有研究表明，IL-6在退行性关节病发病中作为炎症介质起着重要的作用。在椎间盘退变的炎症过程中，IL-6可促进炎性细胞的聚集并促使炎症介质释放，其效果相当于炎症的促进剂。颈椎间盘突出患者的血清IL-6水平有明显的上调。另一项研究结果提示大鼠退变椎间盘组织中的IL-6在造模成功16周内均呈现高表达状态。TNF-α具有多种免疫调节作用，在细胞因子级联反应中发挥起始作用，可诱发自身和其他细胞因子释放，从而导致机体损伤。TNF-α 的许多损伤作用需要依靠其他因素产生，在椎间盘退变的过程中，可降低椎间盘基质降解酶的活性，并对炎症反应起到促进作用，导致髓核脱水、弹性减弱，使椎间盘力学性能发生改变，从而引发退变。有研究发现，与假手术大鼠相比较，颈椎病大鼠组织中的 TNF-α 存在高表达，提示椎间盘退变多通过自分泌或旁分泌产生细胞因子，不会引起血液中细胞因子的浓度升高，而仅在退变的椎间盘局部产生相应的效应。

2. 颈椎病的中医病因病机

少阳之经络包括手少阳三焦经及足少阳胆经，两者均经过头颈部，其走行位置与颈椎及椎动脉相近。《灵枢·经脉》提及"胆足少阳之脉，起于目锐眦，上抵头角，下耳后，循颈""手少阳三焦之脉上耳后，入耳中，出耳前，止于目锐眦，其支者布胸中，络心包，下膈"，《灵枢·经脉》曰："足少阳胆经于外眼角接手少阳三焦经之气，从头走足，顺降而下；足少阳内寄相火，经气下行，相火随之下降。"李东垣提出，胆者，少阳春生之气，春气升则万物安，故胆气春升，则余脏安之，所以十一脏取决于胆也。少阳主春生之气功能失常，则气机不利，气血无法上承，供血不足则脑失所养。不仅如此，春生万物，胆之气为万物之源，胆不主春生之气则气血生化乏源。《素问·阴阳离合论》曰："太阳为开，阳明为阖，少阳为枢……三阴之离合也，太阴为开，厥阴为阖，少阴为枢。"《灵枢·根结》曰："少阳根于窍阴，结于窗笼，窗笼者，耳中也……少阳为枢……枢折则骨繇而不安于地，故骨繇者取之少阳。"可见，少阳主枢的功能直接影响到骨的生理，为骨伤科疾病从少阳论治提供了依据。少阳枢机不利，则气血生化乏源，清阳不升，聚湿生痰化瘀；少阴虚火上炎，五脏功能失调。《灵枢·经脉》中"胆足少阳之脉……是主骨所生病者……胸胁肋髀膝外至胫绝骨外踝前及诸节皆痛"，《素问·热论》中"伤寒……三日，少阳受之，少阳主骨"，提出少阳受病，可累及诸骨，引起骨节疼痛。范薇等认为少阳主骨其原因不外乎少阳胆经循行骨，少阳胆腑强韧骨，少阳春生之气促生骨。据此，累及颈椎骨结构及其椎间盘的疾病，多与少阳相关。

（二）临床研究

1. 颈椎病的西医临床研究进展

非手术治疗：根据《中华外科杂志》（2018）颈椎病相关问题专家共识，颈椎病的治疗以非手术治疗为主。合乎生理要求的生活和工作体位是防治颈椎病的基本前提，应避免高枕、长时间低头等不良习惯。非手术治疗应视为颈型、神经根型及其他型颈椎病的首选和基本疗法。非手术治疗包括头颈牵引、物理治疗、运动疗法、药物疗法、传统医学疗法。

颈椎病手术治疗：手术治疗的主要目的是中止颈椎病相关病理变化对神经组织造成的持续性和进行性损害。

颈型颈椎病：以正规、系统的非手术治疗为首选疗法。对于疼痛反复发作、严重影响日常生活和工作的患者，可以考虑采用局部封闭或射频治疗等有创治疗方法。

神经根型颈椎病：原则上采取非手术治疗。

脊髓型颈椎病：凡已确诊的脊髓型颈椎病患者，如无手术禁忌证，原则上应手术治疗。

对于症状呈进行性加重的患者，应尽早手术治疗。一项对 180 例老年 CSM 患者采用颈椎前路椎间盘切除椎间融合术（ACDF）和后路椎板成形术治疗的研究，发现前者手术效果更好。相较于后路手术，颈椎前路手术可直接去除来自脊髓前方的压迫，如发生退行性变的椎间盘组织、椎体后缘增生的骨赘、钩椎关节的增生组织、后纵韧带骨化物等，可有效恢复椎间隙高度，维持颈椎稳定性，符合颈椎病的病理特点。故 ACDF 是目前治疗 CSM 的常用术式，疗效确切。有学者在 64 例脊 CSM 的手术中，运用双小切口 ACDF 治疗连续 4 节段 CSM。与既往术式相比，双小切口 ACDF 具有优势：切口暴露更加充分，切口软组织牵拉少；可降低术后吞咽困难的发生率；完整保留肩胛舌骨肌，术后效果满意。

其他型颈椎病：对于存在眩晕、耳鸣、视物模糊、手部麻木、听力障碍、心动过速等自主神经症状的颈椎病患者，由于其病因和发病机制尚不明确，应慎重选择手术治疗。颈椎病患者如因骨赘压迫或刺激食管引起吞咽困难，经非手术疗法无效者，应手术切除骨赘。

2. 颈椎病的中医临床研究进展

（1）中药治疗：对古代名方的研究、继承与发展中，不同类型颈椎病的经方运用略有不同。

1）神经根型颈椎病（CSR）：对于 CSR 的临床治疗而言，现代中医家采用中医药物内服方法治疗 CSR 均取得了一定的疗效。有学者根据传统中医学原理，以活血通络、补肾强肺为治疗原则，自拟中医方剂治疗 CSR 患者 80 例，通过为期 3 个月的中医方剂内服治疗发现，总有效率为 95.00%。遵从仲景颈椎病治疗之葛根汤古方，并加味桂枝治疗 49 例 CSR 患者，取得满意疗效。羌活舒筋汤治疗 CSR 患者 109 例，自拟舒颈汤治疗风寒阻络型 CSR 患者 80 例，加味芍药汤与羌活胜湿汤治疗风湿寒型 CSR 患者 56 例，临床均取得了满意效果，有效率均在 90% 以上。

在辨证论治 CSR 的基础上，中医药物外用能在一定程度上改善部分 CSR 患者的临床症状。以羌活、姜黄、赤芍等中医药物放置于枕头，并以此采用中医药物外用方法治疗 CSR 患者 38 例，远期（1 年）治疗有效率高达 87.5%。自制温经膏外用加米字型颈椎保健操治疗风湿寒型 CSR 患者，显示外用联合内服组治疗有效率（96.7%）显著高于单用葛根汤内服组（83.4%）。以含有羌活、防风、当归等中草药湿敷治疗 CSR，远期疗效确切。

2）椎动脉型颈椎病（CSA）：CSA 的中药汤剂治疗多从"痰""瘀""虚"论治，以益气化痰、活血祛瘀为治则，药选黄芪、白术、山药、天麻等以健脾益气，丹参、当归、地龙、乌梢蛇等活血祛瘀。CSA 患者多为痰、瘀致病，采用半夏白术天麻汤为基础方，加用乌梢蛇、土鳖虫等虫类药，1 周后患者头晕、颈部疼痛等相关症状明显缓解，椎-基底动脉血流速度较治疗前明显改善。此外，运用半夏白术天麻汤结合颈部放松、拔伸复位法综合治疗 CSA，其有效率为 97%。以益气活血通络为治则，自拟益气活血通络方剂治疗 113 例确诊患者，与对照组（口服盐酸氟桂利嗪胶囊）对比，治疗组椎动脉和基底动脉舒张末期峰值流速、收缩期峰值流速改善优于对照组，表明益气活血通络方剂可有效改善患者的脑血循环，缓解肌肉痉挛，从而改善临床症状。从"瘀"论治本病，认为其病理实质为颈部气血运行受阻，脑失所养，治疗应以活血化瘀为主，兼补气活血通络。自拟化痰通络方口服治疗本病，有效率为 86%。

3）脊髓型颈椎病（CSM）：中医对 CSM 分型为气虚血亏型、瘀血阻络型、肝肾亏虚型，分别以益气补血法、活血通络法、补益肝肾法为治疗原则。以益气补血为治则，使用独活寄生汤加减治疗老年绝经女性骨质疏松伴下颈椎不稳的患者 70 例，对照西药治疗组，中药对骨密度、骨钙素和骨碱性磷酸酶方面改善更明显。治疗 CSM 颈椎前路术后 56 例患者，分别采用口服益气通络汤结合西医治疗和单纯西医治疗，中西医结合治疗组疗效明显优于单纯西医治疗。补阳还五汤治疗 42 例 ACOF 术后的 CSM 患者 2 个月，对比单纯手术患者，中药组的颈椎功能障碍指数（NDI）评分明显改善。在补阳还五汤治疗术后 CSM 患者的研究中得出同样的结论。分别采用活血通络中药配合针灸推拿和单纯针灸推拿治疗 82 例 CSM 患者，中药组视觉模拟评分（VAS）评分改善更加明显，表明中药联合针灸推拿疗效更显著。采用口服通经柔筋方治疗 CSM 患者，结果显示通经柔筋方单纯口服或配合针灸对 CSM 均有显著疗效。从久病伤肾、督脉受损角度出发，运用益肾养肝、温养督脉为原则的益肾通络汤治疗 CSM 患者 60 例，与西药组对比，治疗 8 周后中药组临床治愈率和总有效率显著高于西药组，且中药不良反应发生率显著低于西药，认为中药在降低内皮素水平、提高临床疗效和改善脊髓功能评分方面有明显优势。采用壮骨益肾方颗粒治疗 CSM 患者 30 例的研究中取得满意疗效。

4）交感神经型颈椎病（CSS）：牵引疗法、推拿疗法联合葛根汤对 42 例 CSS 患者进行治疗，有效率为 92.86%。通络舒筋汤联合推拿按摩治疗 CSS 患者，对照常规推拿治疗，治疗组治疗前后症状积分与颈椎功能的评分显著优于对照组。对 120 例 CSS 的研究中，设立中西医结合组（桃红四物汤结合低温等离子射频消融术）及西医对照组（单纯低温等离子射频消融术），中医对照组（单纯桃红四物汤），每组各 40 例，结果显示中西医结合组在交感症状程度改善、临床综合疗效方面及椎动脉血流改善情况方面效果最优。对 71 例 CSS 患者的研究中，温胆汤加减治疗 CSS 有效率与西药组疗效相差不大，差别无统计学意义，且中药组副作用低，故温胆汤或可替代非甾体抗炎药和扩张微循环药成为治疗 CSS 的首选方剂。采用半夏白术天麻汤加减治疗 90 例 CSS 患者，对比西医非手术治疗，半夏白术天麻汤加减治疗能够显著改善颈椎病症状和自主神经功能，效果良好。

（2）针灸治疗

1）神经根型颈椎病（CSR）：针刺疗法现在已经普遍应用于 CSR 治疗，可通过针刺穴位，如针刺夹脊穴，收到缓解受压迫神经根痉挛、进一步改善颈椎部位微循环、促进机体新陈代谢、降低炎症反应等效果。通过针刺患侧三大天穴（天容穴、天窗穴及天鼎穴）治疗 CSR，治疗中配以证型辨证配穴（风寒湿型针刺曲池穴、风门穴；气滞血瘀型针刺血海穴；偏头痛者针刺太阳经穴；背部麻痹者针刺肩前穴、肩贞穴及肩中穴等），对比分析了不同深度毫针治疗 CSR 的疗效，取颈夹脊穴为主，以患侧风池穴、曲池穴、合谷穴为辅，根据病变椎体 X 线片，选取病变较严重节段的颈夹脊穴，实验组以 30 号 3 寸毫针垂直进针 1～2 寸深度，对照组采用 30 号 1.5 寸毫针垂直进针 0.5～1 寸深度，结果证实，实验组针刺深度疗效更为显著。采用颈三针结合维药穴位贴敷治疗 CSR 患者 120 例，取穴天柱、百劳、大杼及贺氏腹针记载的诸穴，治疗有效率高达 95%。

电针疗法主要通过刺激颈夹脊穴来改善病变部位血供，从而起到促进新陈代谢、降低炎症反应等作用，在缓解及避免疼痛、肌肉萎缩等方面效果显著。由于电针疗法是毫针疗法与生物电效应的结合针刺法，因此既有毫针的通调作用，也有生物电刺激的生理效应，故被广泛应用于 CSR 的临床治疗。以电针刺激颈夹脊穴、后溪穴来治疗 CSR 患者，取得良好疗效。借助影像学手段提升了颈夹脊穴定位的准确性，采用电针治疗仪治疗 CSR 患者 78 例，针刺 3 个疗程（12 次后），临床有效率高达 89.4%。采取辨证与辨病相结合的方式，选取 $C_4 \sim C_7$ 节段颈夹脊穴及压痛点穴位进行温针灸，40 例 CSR 患者临床症状均得到缓解。另有研究采取温针灸雀啄刺法治疗 CSR 患者 47 例，先温针灸腕骨穴及阳陵泉穴，后温针灸颈夹脊穴，并在颈部加以艾草灸之，结果显效 34 例，有效 10 例。

2）椎动脉型颈椎病（CSA）：各医家对于针刺多穴治疗 CSA 的研究较多，主穴多选颈夹脊穴、双侧风池、风府、百会、手三里等，总体有效率都在 90% 以上。60 例 CSA 患者随机分为观察组和对照组各 30 例，观察组针刺颈五针（风府，两侧风池，天柱）治疗，结果观察组有效率为 96.7%，高于对照组的 80.0%。用十字颈部针法治疗 40 例 CSA 患者，取颈夹脊、百会、大椎、双侧天柱、陶道，疗程结束后发现总有效率超过 96%。用针刺项六针治疗 50 例 CSA 患者，选择风池、大椎、百会、太冲、颈夹脊，针刺得气后留针 30 分钟，结果治愈率达到了 76%，总有效率达到 96%。以上单纯毫针治疗 CSA 表明针灸能有效地缓解 CSA 患者症状，减轻患者痛苦，但存在着较难彻底治愈及可能复发的缺点。有学者利用电针治疗 32 例 CSA 患者，主穴取天柱、风府、百会、风池、颈夹脊，常规针刺得气后，接通电针仪，留针 30 分钟，每天 1 次，治疗 15 天，疗程结束后治愈率为 78.13%、有效率为 100%，证实电针治疗 CSA 取以上穴位疗效确切，可以推广使用。

（3）推拿治疗：整脊推拿以"通"为主，即通经活络，调理患者自身的气血，遵循"松则通、顺则通、正则通"的基本原则。通过整脊推拿手法让病灶周围的组织呈现活化，恢复颈椎力学平衡，起到舒筋活络的作用。头面部手法能够刺激交感神经，使其紧张性降低，促进反射性血管扩张，实现相关区域的血管网重建，改善周围组织供血；旋转手法能够有效解除椎-基底动脉的血管痉挛、挤压、扭曲，纠正颈椎中的小关节错位，从而实现椎体平衡。

1）神经根型颈椎病（CSR）：颈椎推拿技术对 CSR 有着立竿见影的疗效，其主要机制是：可通过改善颈椎间隙扩大椎间孔隙，起到疏通经络、防止椎体滑脱、解除神经压迫的作用；可通过消除炎症、水肿等不良反应，从而松解神经根与软组织的粘连，起到解除疼挛、改善血液循环的作用；可通过手法整复来纠正颈椎小关节紊乱及颈椎小关节错位，从而松解组织粘连，解除神经压迫。以常规一指禅推法松弛浅层肌群后，在以弹拨法深层理筋，最后采用摇法、扳法、拨法等整复颈椎关节错位，然后选取风池、风府、百劳等穴位按摩疏通经络，临床治疗 CSR 3 个月的有效率为 94.8%。采用揉法推拿治疗 CSR，可起到良好的镇痛作用。采用"三步五法"推拿技术治疗 CSR 患者 104 例，该推拿技术促进了突出髓核的修复和颈椎畸形的矫正，治疗 4 个疗程后，98 例患者病情得到有效缓解。卧位整脊推拿技术在整复颈椎动、静力平衡方面具有较大的优势，从而可有效缓解 CSR 患者的临床症状。

2）椎动脉型颈椎病（CSA）：中医整脊手法治疗颈椎病有着丰富的临床经验，旋转手法是最常用的手法之一，其中医理论基础是"经脉受阻，气血运行不畅""筋出槽、骨错缝""骨对缝、筋入槽"。旋转手法治疗 CSA 的临床疗效，对照组给予牵引治疗，两组比较差异有统计学意义，证明旋转手法治疗 CSA 疗效较好。在一项对 30 例 CSA 治疗中，表明旋提手法治疗 CSA 疗效佳，且安全性较高。在一项采用牵引下颈部定位旋扳法治疗颈性眩晕的研究中，对照组采用传统推拿加牵引治疗，治疗组采用牵引下颈部定位旋扳手法治疗，结果示治疗组总有效率为 95.45%，优于对照组的 88.37%，表明牵引下手法整脊是安全简便且操作重复性强的适宜技术。在一项采用南少林理筋整脊手法治疗 CSA 的临床疗效的研究中，治疗组采用传统推拿手法配合南少林理筋整脊手法治疗，对照组采用传统推拿手法治疗，结果示治疗组总有效率高于对照组。在一项采用美式整脊配合龙氏正骨手法纠正颈椎小关节紊乱治疗 CSA 的疗效的研究中，对照组采用传统手法，结果示治疗组的治愈率和总有效率与对照组比较，差异有统计学意义，提示美式整脊结合龙氏正骨手法治疗颈性眩晕起效快，疗效好，不良反应少。在一项定点旋转手法配合中频治疗 CSA 的临床效果的研究中，结果表明，定点旋转手法配合中频治疗 CSA 疗效优于单纯推拿治疗。在一项针刀闭合性松解术结合整脊手法治疗 CSA 的研究中，观察患者的颈椎 X 线片的变化和血流动力学的变化，对照组予以盐酸氟桂利嗪与颈复康颗粒。结论：治疗组对颈椎生理曲度及对椎-基底动脉血流动力学改善明显，其疗效明显优于常规的药物治疗。

3）交感神经型颈椎病（CSS）：在一项将牵引加推拿手法运用于 CSS 且中医辨证为心阳痹阻型 100 例患者的研究中，结果显示治愈率为 76%，总有效率为 98%。推拿手法能有效消除刺激交感神经的各种因素，调整神经功能，疗效确切。以针灸疗法为对照组的 60 例病例研究中，显示整脊疗法治疗 CSS 总有效率明显高于对照组，据此认为采用整脊疗法治疗 CSS 疗效显著。以 84 例 CSS 患者作为研究对象，治疗组运用脊柱调横法，对照组采用常规推拿，结果显示治疗组有效率更佳。

（4）综合疗法

1）神经根型颈椎病（CSR）：拔罐疗法是中医治疗颈椎病的常用方法。研究药罐、水罐、空罐等拔罐疗法在 CSR 治疗中的临床效果，结果显示这三种拔罐疗法均能起到缓解临床症状的作用，但集中草药、热透、拔罐于一体的药罐疗法临床疗效最优。血罐加理筋手法治疗 80 例 CSR 患者，临床显效率为 87.5%。经络刮痧加刺络拔罐疗法治疗 66 例 CSR 患者，取得满意临床效果。葛根汤联合针灸推拿治疗 CSR 患者，疗效显著，临床有效率高达 98%。针灸推拿配合加味葛根汤治疗 56 例 CSR 患者，临床显效 48 例，取得了满意的临床效果。针刺推拿技术结合葛根通络方治疗 CSR 患者，即先以针刺太溪穴，然后寻找最痛点推拿按摩，且给予补肾地黄汤口服治疗，临床效果满意。正骨推拿联合理疗治疗 CSR 患者，治疗 1 个疗程后患者疼痛 VSA 评分得到显著下降。三步针罐疗法联合自拟方药治疗，三步针罐疗法为：首先远道平衡针刺中平穴及后溪穴，然后温针灸颈夹脊穴，最后刺络拔罐阿是穴，自拟方药以羌活胜湿汤为基础加味治疗，结果显示综合治疗疗效优势明显。另外穴位埋线、钩针松解、腹针、拔罐、艾灸等不同组合疗法在 CSR 治疗中均有应用，且报道的临床疗效均较好。在中医综合疗法的基础上，对 CSR 患者进行疗效评价与长期随访，结果显示取得显著疗效。但与单纯现代中医疗法相比，综合疗法也存在着治疗步骤烦琐、疗程较长、费用也较多的缺点，因此不易被患者接受，具有一定的应用局限性。

2）椎动脉型颈椎病（CSA）：CSA 的综合治疗方法多选择针刺、推拿手法结合牵引进行治疗，而此种治疗方法治疗效果明显优于某一单纯的治疗方法，起到了优势互补的作用，中医综合手段也是目前临床上治疗 CSA 的最常用方法。一项 92 例 CSA 患者的研究中，对照组采用单纯针刺医治，穴位选择风池、四神聪、天柱、百会、颈夹脊等穴，治疗组采用针刺与三步推拿手法结合治疗，治疗 1 个月后，治疗组疗效明显优于对照组。另一项针刺配合推拿治疗 54 例 CSA 患者的研究，结果亦显示，联合治疗疗效优于单一疗法。对 120 例 CSA 患者行松筋微调手法联合活血定眩胶囊治疗 CSA 患者进行研究，结果显示，单纯进行松筋微调手法治疗显效率（60%）低于治疗组（85%）。另一项 60 例 CSA 患者的研究中，治疗组采用通塞脉片联合颈椎牵引治疗，对 CSA 患者具有比较明显的医治作用。200 例 CSA 患者的大宗研究中，对照服用常规西药治疗的患者，采用坐位拔伸牵引手法联合温针刺颈夹脊穴、双侧风池穴疗法治疗 1 个月的患者，视物模糊、眩晕、头痛症状得到明显改善。

随着医学技术的快速发展，颈椎病的治疗方法较多，现临床多采用两种或两种以上方法综合治疗，取得了较好临床效果。医者需对患者病情展开分析，从而选择最佳的治疗方案。

三、落　枕

落枕（stiff neck）是由于露卧当风、外伤或颈椎小关节滑脱嵌顿、半脱位等原因，从而导致颈部肌肉痉挛或肌肉筋膜产生无菌性炎症，出现以颈部疼痛、活动受限为主的一种疾病。中医学在落枕的治疗上有独特的优势，下面着重介绍落枕的中医治疗进展。

（一）落枕的中医病因病机

落枕属于中医学"失颈""失枕""项强"等范畴，最早源于《素问·骨空论》"失枕在肩上横骨间，折使瑜臂齐肘正，灸脊中"，《素问·至真要大论》"诸痉项强，皆属于湿""湿淫所胜……病冲头涌，目似脱，项似拔"，《素问·痹论》"风寒湿二气杂至，合而为痹也。其风气胜者为行痹，寒气胜者为痛痹，湿气胜者为着痹"的论述。其他相关论述有《灵枢·本脏》的"经脉者，所以行血气而营阴阳、濡筋骨，利关节者也"；《灵枢·杂病》的"项痛不可俯仰，刺足太阳；不可以顾，刺手太阳也"，《伤科汇纂·旋台骨》的"有因挫闪及失枕而颈强痛者"，《证治准绳·杂病》的"颈痛非风邪，既是气搓，亦有落枕而痛者"。

（二）落枕的中医临床研究进展

目前落枕的中医治疗一般采用针刺疗法为主，或配合推拿、中药汤剂等行综合治疗。

1. 针刺疗法

75 例门诊落枕患者采用针刺双侧后溪穴治疗，治愈率达到 92.5%，临床效果显著。另一项 48 例落枕的研究中，以 1 寸毫针斜刺劳宫穴方，深度为 15～20mm，复捻转泻法，留针 20 分钟，行针 3 次，得到满意疗效。通过针刺外劳宫治疗落枕 96 例，方法为直刺入穴，得气后施泻法，每 10 分钟用捻转平补平泻手法行针 1 次，留针 30 分钟后起针；复以拔罐疗法，留罐 10 分钟。结果 96 例患者中 1 次治愈 87 例（90.6%），2 次治愈 6 例

（6.3%），3次治愈3例（3.1%），治愈率为100%。将62例患者随机分组，治疗组根据疼痛的部位分经取穴，对照组选取落枕穴，结果显示治疗组总有效率（93.55%）明显高于对照组（83.87%）。

2. 针刺配合其他疗法

取70例门诊患者分组治疗，治疗组采用按摩结合眼针治疗（取穴：双侧肩髃、风池、风府、天柱、肩井、阿是穴），对照组选用吲哚美辛胶囊。结果显示，治疗组总有效率为97.14%，对照组的总有效率为85.71%，治疗组疗效明显优于对照组。选取颈痛穴（即中渚穴）运用平衡针疗法配合原始点按摩手法治疗47例落枕患者，疗效显著。采用飞腾八针法配合刺血拔罐法治疗25例落枕患者，治疗3次，结果显示总有效率为96%，临床效果优于常规针刺拔罐治疗法。另一项110例门诊落枕患者的治疗研究显示，针刺阳陵泉穴时配以压痛点拔罐，疗效优于常规针刺组。41例患者选取健侧颈穴运用频针疗法结合运动疗法进行治疗，结果显示，总有效率为100%，且1次治愈25例，治愈率为85.37%。采用针刺后溪、阳陵泉配合运动疗法治疗20例落枕患者，取得满意疗效。另一项212例门诊落枕患者的研究中，对照单纯针刺组，针刺联合运动疗法组的患者颈椎活动度评分明显更高。将针灸、推拿、刺络放血相结合，针刺疗法选取大椎、后溪、悬钟、颈夹脊、肩井、肩中俞、曲垣、天宗、阿是穴，采用平补平泻法。推拿疗法采用㨰法、推法、揉法、拿法。放血疗法选用压痛点或条索状肌肉结节放血，结果显示，治愈率为80%，好转率为20%，总好转率为100%。运用针刺落枕穴、手三里配合红外线治疗仪对56例落枕患者进行治疗，结果显示，治疗一个疗程后（3天为1个疗程），46例患者达到临床治愈标准，10例患者好转，临床疗效显著。还有学者将薄氏腹穴皮下浅刺法、椎针疗法、浮针治疗特色针法运用于落枕的治疗，均取得满意疗效。

3. 推拿手法

3例典型落枕患者采用肩中俞按揉手法治疗落枕，取得较好的临床效果。采用寸劲推拿治疗落枕，对57例落枕患者进行临床研究，治疗组29例治疗手法为寸劲推拿手法，对照组28例选用常规推拿手法进行治疗，结果显示治疗组显效率为69%，对照组显效率为39.3%。另一项对60例落枕患者的研究显示，罗氏动伸推拿法对比一般推拿法疗效更佳，值得推广。常规推拿手法配合点按新落枕穴治疗30例落枕患者，取得满意疗效。对60例落枕患者采用分筋理筋手法治疗，较拔罐治疗组效果更好，且因其具有便利性等优点更适宜在社区推广应用。

4. 中药汤剂配合其他疗法

对18例落枕患者采用桂枝加葛根汤配合推拿刺络放血法治疗，选用18例采用常规推拿配合刺络放血，两组进行对比，结果显示，桂枝加葛根汤配合推拿刺络放血法治疗的治愈时间较常规推拿配合刺络放血组的时间短，且3天治愈率更高。加味芍药甘草汤离子导入法治疗40例落枕患者，结果显示，加味芍药甘草汤离子导入法治疗的总有效率达到97.5%，其中治愈率为82.5%，取得满意疗效。选用通络止痛汤配合推拿手法对40例落枕患者进行治疗，结果显示，联合治疗组疗效明显高于常规推拿组。

5. 灸法

灸法对于晕针、惧针及不适宜推拿手法的患者来说无疑是一种较好的选择。运用循经艾灸法治疗 46 例落枕患者进行临床对比观察，将 46 例落枕患者随机分为治疗组和对照组，其中治疗组 23 例，对照组 23 例，治疗组治疗方法为艾灸阿是穴和双侧阳陵泉穴，对照组给予针刺阳陵泉并配合推拿手法进行治疗。结果显示，治疗组的总有效率为 100%，对照组的总有效率为 90.9%，说明循经艾灸法对落枕患者具有可靠的疗效，且具有独特优势。

6. 火罐法

平衡火罐是由传统拔罐法演化而来的多种手法，如闪罐、揉罐、推罐等，此种治疗方式也被应用于落枕的治疗中。对平衡火罐治疗落枕的疗效进行临床观察，结果显示平衡火罐组总有效率为 98%，高于针刺组的 94%；治疗后两组的疼痛数字评分法（NRS）评分与颈椎活动度评分相比较，平衡火罐组优于针刺组，说明平衡火罐法作为一种绿色疗法，在落枕的治疗中可能是通过负压及温热作用促进患处血液循环，而达到治疗目的，临床疗效显著。

目前中医治疗落枕因其方法简便、安全、无不良反应、费用较低等特点被广泛接受。对于临床治疗落枕，集诸家所长，可供参考之用。相信随着医学的进步和发展，落枕治疗的方法也在逐渐增多，呈现多元化、优质化的发展势头。

四、腰椎间盘突出症

腰椎间盘突出症（lumbar disc herniation，LDH）是骨科门诊的多发病和常见病，其好发于 $L_{4\sim5}$ 及 $L_5\sim S_1$ 椎间盘。其主要发病机制是椎间盘的纤维环破裂以致髓核向外突出，压迫和刺激神经根，导致释放化学物质，从而引起神经根及周围组织水肿、充血及组织变性等非特异性的炎症反应。据调查，在临床上，至少有三分之一的患者腰腿疼痛症状是由此病症引起的，其已严重降低了此患病群体的生活质量。随着现代生活习惯方式的变化，此病的发病率逐年增高，并有低龄化趋势。

（一）基础研究

1. 腰椎间盘突出症的西医病因病机

（1）椎间盘退行性变是基本因素：见前述。

（2）积累伤力：是椎间盘变性的主要原因，也是椎间盘突出的诱因。积累伤力中，反复弯腰、扭转动作最易引起椎间盘损伤，故本病与某些职业、工种有密切关系。椎间盘承受压力时，表现为向四周膨出，脊柱各个方向的活动都会承受一定的张应力，椎间盘所承受的压力超出椎间盘自身膨胀力时，就会出现破裂突出，而 $L_{4\sim5}$，$L_5\sim S_1$，在脊柱上负重大、活动多，且相对水平面的角度较大，是人体躯干活动剪切应力中心，最容易发生突出。一次性暴力（高处坠落或者重物击中背部）多引起椎骨骨折，甚至压碎椎间盘，但少见单纯纤维环破裂、髓核突出者。

（3）**骨质疏松**：腰椎骨质疏松使得腰椎椎体能够承受的压力减小，相应的作为代偿，椎间盘所承受的压力将会增大，随着椎间盘弹性的降低，髓核受到压缩，此时环状纤维所受的离心力加大，迫使纤维受到被动拉伸，如果此力超出承受的范围，则导致髓核突出。腰椎骨质疏松所引发的椎体滑脱，脊柱侧弯及椎体不稳，均可以导致局部异常的应力增高从而直接损伤椎间盘结构。腰椎间盘的纤维环前侧及左右两侧均较厚，那么突破口就是相对薄弱的后侧和后外侧，所以容易引起纤维环后外侧的破裂及髓核的后突。

（4）**妊娠**：妊娠期腰椎间盘突出症的发病机制可能主要有以下几点。妊娠期胎儿、羊水的重量逐渐增加，使腰部所承受的压力愈发增大；加之妊娠期女性受激素影响，水钠潴留，造成孕妇本身的体重加重，增加了机体的负荷；增大的妊娠子宫压迫下腔静脉，致血液回流不畅，直接影响腰椎间盘的血供，造成椎间盘的损伤加重，妊娠期女性受孕激素的影响，使骨盆扩张，腰椎间盘周围的环状韧带和后纵韧带松弛，致使椎后小关节不稳、移位。

（5）**细胞因子**：椎间盘基质包括蛋白多糖、胶原、水及弹性蛋白，腰椎间盘突出症主要表现为基质内生物大分子的结构、功能、含量的变化。前期研究表明，椎间盘退变与基质金属蛋白酶（MMP）有关，IL-1α 可刺激 MMP，抑制椎间盘基质中蛋白多糖的合成，进而导致腰椎间盘突出症。TNF-α 在影响蛋白聚糖含量的变化导致椎间盘退变的同时，促进 MMP 分泌，导致软骨基质降解，并能抑制软骨细胞合成，具有透明软骨特性的 II 型胶原和蛋白聚糖，促进具有成纤维细胞特性的 I 型胶原生成，进而导致软骨细胞变性坏死。

与腰椎间盘突出症有关的其他细胞因子（如 5-羟色胺、组胺、磷脂酶 2、磷酸二酯酶 2 和 6-酮-前列腺素 F1α 等）主要起致炎因子的作用，它们的含量增加必然导致椎间盘细胞外基质降解及椎间盘中的炎症反应，最终引起腰椎间盘突出症及相关症状的发生。

（6）**免疫反应**：最早述及椎间盘突出的自身免疫学说，指出椎间盘是人体最大的无血运封闭结构，它与人体血循环隔绝，因而具有自身抗原性，一旦出现纤维环破裂，髓核中隔绝抗原被人体识别为外源性抗原并诱发自身免疫反应，进而产生炎症反应。可见在腰椎间盘突出症的发病机制中，自身免疫反应发挥了重要的作用，同时针灸可通过调节自身免疫反应机制改善腰椎间盘突出症患者的临床症状。

（7）**神经机械损伤**：在腰椎间盘突出过程中发挥着重要作用，压迫或牵引等机械因素可引起腰部神经根的结构性损伤。观察腰椎间盘突出症模型家兔坐骨神经超微结构时发现，家兔坐骨神经纤维出现广泛洋葱状变性、施万细胞坏死、水肿，胫前肌及腓肠肌收缩的肌肉动作迟缓、腓总神经和胫神经的运动神经传导速度下降、F 波的潜伏期延长，神经损伤严重。

（8）**微循环障碍**：神经根相较于周围神经对于压迫更为敏感，承受一定压力时，可致神经根周围动静脉系统回流受阻，出现神经根局部功能性缺血、炎性水肿和酸性代谢产物积聚，最终导致神经根传导功能下降，进而出现腰腿痛等临床症状。因而，机械性压迫因素所致神经根微循环与营养障碍被认为是腰椎间盘突出症重要的致痛机制。

2. 腰椎间盘突出症的中医病因病机

本病属于中医学"腰痛""痹证"之范畴，关于此病之病因病机，首先，《素问》曰"肾主骨生髓，肝主筋而藏血"，可见此病的发生与肾脏的虚实密不可分。骨借筋而立，肝脏虚损，则筋不固，筋病势必造成骨病。再者，中医学认为，肝肾同源，精血同源，肝血虚则必会导致肾精虚损，精血亏虚，则会导致骨骼不能濡养，从而导致骨病的发生。《灵枢·五癃津液别》载"五谷之津液，和合而为膏者，内渗于骨空，补益脑髓而下流于阴股"，五谷入于胃，赖于脾之运化，从而内充于骨，保证了骨骼的正常生长发育，故而一旦脾胃功能失常，则会髓海不足，骨骼失于滋养，导致骨病的发生。无疑肾、肝、脾三脏亏虚，腰椎及其相关组织将不可避免地出现退化、变性，从而造成此病的发生。而后隋代巢元方在《诸病源候论·腰背病诸候》中指出，"凡腰痛病有五：一曰少阴，少阴肾也，十月万物阳气伤，是以腰痛。二曰风，风寒着腰，是以痛。三曰肾虚，役用伤肾，是以痛。四曰肾腰，坠堕伤腰，是以痛。五曰寝卧湿地，是以痛"。王焘又在《外台秘要·腰脚疼痛方》中指出，肾气不足，同时感受风、寒、湿之气，风、寒、湿三气与正气相争，此病出现；或久感外邪而不得愈，导致风、寒、湿三邪痹阻于筋脉，从而导致此病的发生。"病源肾气不足。受风邪之所为也。劳伤则肾虚。虚则受于风冷。风冷与真气交争。故腰脚疼痛也"，又"卧冷湿地。当风所得……冷痹疼弱重滞"。而后尤怡又指出，外伤瘀血可导致此病的发生。《金匮翼》曰："瘀血腰痛者，闪挫及强立举重得之。盖腰者一身之要，屈伸俯仰，无不由之。若一有损伤，则血脉凝涩，经络壅滞，令人卒痛，不能转侧，其脉涩，日轻夜重者是也。"瘀血腰痛与现代临床青年人群之发病特点颇为相似。通过以上论述可以看出，此病发生总以肾、肝、脾三脏亏虚为主，同时又兼有外感风、寒、湿邪或瘀血为辅。因此在现代临床治疗此病过程中须注意其病因的辨证从而对证论治，切不可盲目下药。

（二）临床研究

1. 腰椎间盘突出症的西医临床研究进展

（1）流行病学研究：腰椎间盘突出症的危险因素主要为体质量指数、久坐时间、劳动强度、腰部损伤史、弯腰程度及职业，个别提到与年龄、家族史，是否睡硬板床，甚至与饮食有关。对200例住院患者的调查研究中，显示家族史、肥胖、职业类型、单一姿势每日持续时间、腰椎负荷均是腰椎间盘突出症的危险因素。腰椎间盘突出症女性患者生活质量普遍偏低，应引起多方面重视，加强健康指导，并给予心理与社会支持。另有研究表明，空调环境与腰椎间盘突出症密切相关，应适当减少患者在空调环境中工作、生活的时间，以提高腰椎间盘突出症患者的生活质量。

（2）治疗研究

1）非手术治疗：80%的患者由非手术治疗缓解或治愈。主要方法有绝对卧床休息、持续牵引、理疗按摩推拿、皮质激素硬膜外注射、髓核化学溶解法等。

2）手术治疗：腰椎间盘突出症的手术治疗方法种类较多。研究表明，单纯椎间盘突出且不合并椎管狭窄及椎节不稳的复发腰椎间盘突出症患者，单纯髓核摘除术临床效果满意。而复发腰椎间盘突出症的手术治疗应遵循个体化原则，术前充分评估，不合并椎管狭窄或腰椎失稳的患者可行扩大开窗髓核摘除术，存在椎管狭窄或腰椎失稳的患者则需行椎间植骨融合内固定术，前者存在椎间隙高度丢失、继发腰椎失稳的风险，后者可保护椎间隙高度，同时确保重建腰椎的稳定性。后路经椎间孔椎体间融合术（TLIF）是治疗复发腰椎间盘突出症较为理想的一种手术方式。

2. 腰椎间盘突出症的中医临床研究进展

（1）**中药治疗**：中药内服治疗腰椎间盘突出症可减轻炎症反应程度、缩短炎症期及减轻结缔组织的形成，促进神经纤维的恢复，减轻瘢痕化及瘢痕对组织的挤压，从而缓解疼痛。临床治疗当分标本虚实，实则以活血化瘀、通络止痛为主，虚则以补肾强骨为主。在一项运用独活寄生汤对椎间孔镜术后的 120 例患者进行治疗的研究中，联合独活寄生汤治疗腰椎间盘突出症，可取得明显疗效，明显改善患者腰椎功能。有学者采用身痛逐瘀汤治疗腰椎间盘突出症顽固性腰腿痛患者 69 例，其临床有效率为 92.5%。在 54 名腰椎间盘突出症患者的治疗中，采用身痛逐瘀汤联合侧隐窝注射治疗，疗效显著高于隐窝注射疗法，表明中药疗法可明显改善腰椎间盘突出症患者的临床症状。张仲景《金匮要略》中甘姜苓术汤，有散寒除湿、通痹止痛之功，治疗寒湿腰痛 84 例，疗效显著。一些学者运用四妙散辨证治疗湿热腰痛患者，有效率为 91.4%，明显高于口服塞来昔布胶囊组。另一些研究中，应用右归丸加减辅以牵引治疗腰椎间盘突出症取得满意疗效。

（2）**针灸治疗**：针灸疗法是根据针刺的整体效应及穴位局部刺激作用，达到阴阳和调、筋脉通畅、气血和顺、通则不痛的目的。对 90 例 LDH 患者采取通脱法治疗：急性发作期先"通"后"脱"，以"通"为主，慢性期先"脱"后"通"，以"脱"为主。结果：治疗 2 个疗程，总有效率达 92.20%。一些学者将 106 例 LDH 患者随机分为两组：治疗组给予贺氏针灸三通法治疗（微通法：以毫针疗法为主；温通法：以火针、艾灸疗法为主；强通法：以三棱针放血为主），对照组给予牵引联合推拿治疗，治疗 3 周后发现治疗组疗效优于对照组。将 116 例寒湿痹阻型腰椎间盘突出症患者随机分成温针组与对照组，分别给予施氏温针治疗与口服塞来昔布治疗，治疗 20 天。结果：温针组在近期疗效、远期疗效、复发率三个方面均优于对照组。电针疗法是在针刺疗法的基础上结合电刺激，以防治疾病的一种临床常用疗法。临床上治疗腰椎间盘突出症多以腰夹脊穴为主穴，且电针波形、频率的不同对其疗效有着不同的影响。用不同针刺方法治疗腰椎间盘突出症患者，其中电针组用爪切和夹持进针法并配合大幅度的捻转补泻操作手法，普通针刺组采用爪切和夹持进针法配合提插捻转手法（不施用补泻法），结果显示，电针组总有效率为 91.1%，普通针刺组总有效率为 88.9%，使用电针疗法较普通针刺疗法优越。治疗组腰椎间盘突出症患者采用电针疏密波治疗，对照组采用传统针灸疗法。结果：治疗组 VAS 评分和 PPI 治疗后大幅度低于对照组，2 个疗程后治疗组总有效率（88.33%）明显高于对照组（71.67%）。

（3）**针刀疗法**：针刀疗法的特点是通过小范围的切开及钝性分离，对软组织进行松解减压，从而达到止痛祛病的目的，临床上常用于软组织损伤性病变和骨关节病变等。目前临床上应用针刀治疗腰椎间盘突出症的临床研究，主要是以治疗中央型和旁中央型为主，一方面是因为这两种类型的病发率较高；另一方面应归因于椎间孔、侧隐窝等结构的解剖学研究，他们为临床针刀操作提供了安全有效的理论指导。将 240 例腰椎间盘突出症患者随机分成两组：治疗组根据临床分度不同而采取不同针刀疗法，并联合中药治疗；对照组采用牵引联合西药疗法，不予分度。结果针刀联合中药总有效率达 96.64%，显著优于牵引联合西药的 72.81%。小针刀治疗腰椎间盘突出症患者 800 例，优良率达 92.38%。

（4）**推拿治疗**：对腰椎间盘突出症患者进行推拿治疗可有效地改善其腰部的血液循环，减轻其腰椎神经压迫及神经根粘连的严重程度，缓解其疼痛感。在 64 例腰椎间盘突出症患者的临床治疗中，对照组患者口服盘龙七片，治疗组在此基础上进行推拿治疗连续 1 个月。结果显示：推拿组患者治疗的总有效率（90.62%）高于对照组患者治疗的总有效率（68.75%）；推拿组患者疼痛症状的评分较对照组降低，腰椎功能的评分高于对照组，差异有统计学意义。另有一项 80 例腰椎间盘突出症患者的治疗报道，推拿疗法联合针灸治疗腰椎间盘突出症，能够改善患者脊柱功能，减轻肌肉痉挛，使其滑膜组织嵌顿情况得到纠正，有效改善髓核突出、神经根的压迫状况，加快损伤组织的修复速度，缩短患者的治疗时间，提高腰椎功能评分法（JOA）评分及降低 VAS 评分，还能有效提升其临床疗效。

（5）**综合疗法**：由于腰椎间盘突出症往往是多种致病因素综合作用的结果，而单一疗法作用较为局限，故在临床治疗中常联合多种疗法综合治疗，通过多种疗法之间的优势互补，以达到更好的治疗效果。对 135 例腰椎间盘突出症患者的研究显示：针灸配合药物治疗，总有效率达 86.67%，高于中药组的 66.67% 与针灸组的 64.45%，说明针刺配合药物疗法在疗效上优于单独采用中药或针灸疗法。在 100 例腰椎间盘突出症患者的针刺配合手法的研究中，针灸配合手法治疗总有效率优于单纯手法治疗。采用邵氏无痛手法配合针灸治疗腰椎间盘突出症患者 50 例，取得满意疗效。一项运用电针结合中药治疗阳虚寒凝型腰椎间盘突出症的研究中，以单纯予电针治疗和口服中药为对照，结果：愈显率针药组为 79.6%，电针组 54.8%，中药组为 51.4%，故电针结合中药是治疗阳虚寒凝型腰椎间盘突出症的较佳疗法。将 86 例腰椎间盘突出症患者随机分成两组，各 43 例，治疗组采用温针灸配合委中穴拍打放血疗法，对照组仅采用温针灸疗法，治疗 3 个疗程。结果：治疗组总有效率为 92.68%，优于对照组的 85.71%。另有研究表明，针灸疗法配合中药熏蒸治疗腰椎间盘突出症能够迅速缓解患者的腰部疼痛，提高疗效，减少复发率，总有效率为 94%。针刺疗法结合艾灸疗法，临床上常用于寒盛湿重、经络壅滞之证。可发挥"针"与"灸"二者之长。对 185 例腰椎间盘突出症患者的临床研究显示：对比普通针刺治疗，使用温针齐刺在临床疗效、镇痛时效、复发率等方面具有更好的效果。对 90 例腰椎间盘突出症患者的研究显示：对比单纯牵引疗法，运用针灸推拿联合间歇性牵引疗法总有效率更高，差异有统计学意义。分别以 VAS 和 JOA 为两组疼痛程度及腰椎功能的判定依据：两组治疗后 VAS 评分下降，JOA 评分上升，且观察组变化幅度显著大于对照组。运用脊柱定点旋扳复位手法联合针刀整体松解术治疗腰椎间盘突出症，选取的 43 例腰椎间盘突出症患者总有效率为 97.67%，且随访 1 年复发率仅为 2.33%。在针刀松解的基础上加用手法调节腰椎错位，可改善椎管容积，解除神经根压迫，改善脊柱内外平衡。运用针刀配合整脊治疗腰椎间盘突出症患者 40 例，有效率为 9.5%，针刀可剥离粘连，消除炎症，改善循环，临床效果显著。另有研究运用补肾活血祛痛方联合小针刀治疗腰椎间盘突出症，取针刀疏通经络，活血化瘀，行气止痛，改善循环，促进局部水肿消散，消除神经压迫，达到"通则不痛"之功效。在此基础上运用补肾活血祛痛方补益肝肾，活血通络，临床效果显著。另有研究运用针刀联合中药熏洗治疗腰椎间盘突出症，将 76 例患者分为观察组（针刀联合中药熏洗）、对照组（中药熏洗），各 38 例，观察组有效率为 97.36%，明显高于对照组（78.94%），提示针刀联合中药熏洗效果较好。

五、腰椎管狭窄症

腰椎管狭窄症（straitness of lumbar vertebrae）是导致腰痛及腰腿痛等常见腰椎病的病因之一，临床上以间歇性跛行为主要表现。

（一）基础研究

1. 腰椎管狭窄症的西医病因病机

腰椎管狭窄症病因十分复杂，退行性椎管狭窄是临床上最常见的椎管狭窄，包括椎管矢状经<11mm，椎板厚度>5mm，小关节增生肥厚，黄韧带肥厚，椎间孔狭窄，侧隐窝狭窄，椎弓根变短等。

（1）黄韧带肥厚：黄韧带肥厚钙化、骨化是腰椎管狭窄的重要原因，黄韧带主要由大量平行排列的弹性蛋白纤维组成。长期慢性损伤致使黄韧带局部形成无菌性炎症并机化为胶原纤维，取代弹力纤维而形成褶皱。胶原纤维的进一步增生导致黄韧带肥厚，从而造成恶性循环，使得腰椎管的横截面积进一步减少。在体外实验中发现肥大的黄韧带中 TGF-β 的 mRNA 表达量增高，并能刺激 I / II 型胶原蛋白的表达，促进黄韧带的进一步肥厚。

（2）腰椎间盘突出：腰椎间盘突出时，髓核从两边破损的纤维环脱出，致使椎管狭窄并压迫神经而引起的一系列的临床症状。

2. 腰椎管狭窄症的中医病因病机

中医学认为，腰椎管狭窄症属于"痹证"的范畴，《素问》曰"腰者，肾之府。转摇不能，肾将惫矣""血不养筋，筋不固骨"。病机为肝肾精气虚，肾虚为其本也，筋骨失养，风、寒、湿三气杂至，合风寒湿热瘀滞，留连筋骨间者，导致气滞血瘀久，而为痹也。肾主骨生髓，腰痛为腰椎管狭窄症之标，而肾气虚衰为其本；肝养筋藏血，肝肾亏损，导致筋脉失养、湿外邪侵袭、痰湿夹瘀、气血阻滞。

（二）临床研究

1. 腰椎管狭窄症的西医临床研究进展

腰椎管狭窄症轻型及早期病例以非手术疗法为主，无效者则需行手术治疗。

（1）非手术治疗：腹肌锻炼；腰部保护；对症处理：理疗推拿按摩、药物外敷；非甾体抗炎药、镇痛药等药物对症处理；硬膜外封闭术等。

（2）手术治疗：主要适用于如下情况。经非手术治疗无效者；出现明显的神经根症状；对于继发性腰椎管狭窄，进行性加重的腰椎滑脱及伴有腰椎侧凸或后凸者，已伴有相应的临床症状和体征。传统常规治疗方式包括椎板开窗、半椎板切除、全椎板切除等，也可以采用微创技术治疗。对于需要"减压+固定"病例可以采用传统常规治疗方式，也可以采用微创技术治疗。而融合技术可以选用横突间后外侧融合技术、椎板间后侧融合技术、椎间融合技术等。回顾性分析 63 例老年腰椎管狭窄症（LSS）患者，在局部麻醉下行经皮内镜椎间孔入路减压（FETD）的临床资料。术后使用腰椎侧方椎管狭窄（CLLSC）分型进行狭窄部位分区评价，采用组内相关系数（ICC）检测 CLLSC 分型的观察者内部和观察者间的信度。随访时，采用疼痛 VAS 评价腰痛及腿痛改善情况，Oswestry 功能障碍指数（ODI）评价患者活动功能变化，采用改良 Macnab 量表进行患者对手术效果的自我评价。结果显示：CLLSC 分型在老年 LSS 的诊断中具有较高的信度，结合 FETD 手术可以实施精准诊断、微创的手术干预，达到安全、有效的临床疗效。对近年来接受双门户内镜脊柱外科单侧椎板切开术的 383 名患者的 5 种独特的研究进行系统回顾和荟萃分析，结果显示，与显微侧椎板切开减压术相比，两种术式在疗效和安全性方面缺乏显著差异，但是双门户内镜脊柱外科单侧椎板切开术患者术后住院时间较短并可减少阿片类镇痛药的使用剂量，为新术式的推广提供了有利证据。

2. 腰椎管狭窄症的中医临床研究进展

（1）**中药治疗**：辨证施治是中医治疗腰椎管狭窄症的根本，中医学认为，腰椎管狭窄症主要分为肾气亏虚型、风寒痹阻型和气虚血瘀型。观察益肾活血汤联合电针对退变性腰椎管狭窄症 80 例患者的临床疗效，与对照组患者采用电针加推拿治疗相比，治疗组临床总优良率、血液流变学指标、间歇性跛行评分、腰痛及腿痛 VAS 评分、JOA 评分均显著优于对照组，证明益肾活血汤联合电针治疗退变性腰椎管狭窄症疗效显著。在老年性腰椎管狭窄症患者行微创减压术（MID）前后给予壮骨颗粒，与仅行微创减压术组相对照，予壮骨颗粒能改善疼痛 VAS 评分和 ODI 评分，对老年性腰椎管狭窄症的治疗效果起到积极作用。另一项 60 例腰椎管狭窄症患者的临床疗效评价中，通督活血汤加减取得满意效果。对 48 例腰椎管狭窄的患者采用温通针法联合独活寄生汤治疗，针灸取穴（主穴为腰阳关、腰夹脊、委中，风寒痹阻配合阴陵泉、关元，肾气亏虚配合肾俞、太溪），经过连续 4 周的治疗，有效率达 93.75%。

（2）**针灸治疗**：在椎管狭窄的治疗中，一些医者独取一穴或是以一穴为主穴，临床效果良好。李宝武曾独取后溪穴治疗患者 1 例，治疗时取两侧的后溪穴并结合捻转补法，针后即刻见效。另一项研究中，医者以大肠俞为主穴，配以患侧的委中、承山等穴位，予以常规补泻手法，治疗的 41 名椎管狭窄患者总有效率为 95.12%。相比单纯针灸，温针灸温补作用更强，且比针刺手法中补法效果更好。对 70 例患者分别施以针灸和同穴温针灸，证明温针灸组总有效率更高。另一项普通针法结合按摩治疗的对照研究，结果表明温针灸组（肾俞、气海俞等为主穴）症状改善更明显。选取 100 例门诊患者观察针刺配合热敏灸治疗 10 天和 20 天的效果并随诊 3 个月，发现近期疗效和远期疗效都令人满意。对 55 例老年椎管狭窄患者用针刀松解黄韧带结合温针灸诊治，穴位以环跳、委中、肾俞为主，肾阴虚阳虚时分别辨证配以太溪或命门并施以灸法，既能达到有效改善局部循环，又能达到效缓解下肢症状的目的，总有效率为 90.91%。

（3）**推拿治疗**：临床治疗上的正骨调脊手法和推拿松筋手法有着不同的适应证。正骨调脊手法治疗常以按法和扳法为主，能很好地减轻对神经根管的挤压，效果类似牵引，能够调节椎管和神经根管的平衡，增强脊柱的稳定性。而推拿松筋手法有助于调节脊柱受力，改善脊柱活动度和椎管微循环。值得一提的是，无论是之前的温针灸、毫火针，还是联合中药，都可以辅助增强"补"的作用。因为手法治疗不能进行补的效果，所以针刺时常采用补法或联合其他治法。在针灸和身痛逐瘀汤联合运用的基础上加用关节松动术，总有效率为97.06%，得到满意疗效。对72例患者进行分组治疗，探究以针刺联合手法综合治疗椎管狭窄的效果。针刺取穴（大肠俞、关元俞、气海俞为主）进针后，用手法推拿及下肢以后伸为主的扳法进行复位治疗。综合治疗组针刺治疗方法相同，并配合手法治疗仪（以调理核心肌群和掌推复位为主），口服中成药骨康健生丸。治疗结束后，通过比较治疗后的JOA评分，可以看出综合治疗组效果更优，总有效率为94.44%。

（4）综合疗法： 针灸联合中药治疗是遵循中医病因进行治疗，以补肾、活血、祛寒为主。依据腰椎狭窄症的三个证型（风寒痹阻证、肾气亏虚证、气虚血瘀证）进行辨证论治。对48名患者实施针灸联合独活寄生汤加减治疗，针灸治疗采取温通针法，选取腰阳关、腰椎夹脊、委中为主穴，配以独活寄生汤口服，连续4周。结果：总有效率为93.75%。在60例腰椎管狭窄症患者的治疗中，发现丹鹿通督片联合康复理疗治疗（牵引、按摩和热电针）取得满意疗效。另一78例年龄超过60岁的老年腰椎椎管狭窄症患者的治疗资料显示，活血通督汤联合针灸、推拿等手法，通过JOA、VAS评分及对血清炎症因子INF-α、IL-1α的影响，结果显示，对照单用汤药治疗组，治疗组效果更优。以上研究表明，当针灸配合中药内服时可以起到标本兼治、内外兼治的作用，能增强疗效，适合病程久、年龄大的患者。

六、腰肌劳损

腰肌劳损（lumbar muscle strain）有发病率高、病程长、反复发作、迁延难愈的特点，目前国内外尚无疗效十分肯定的治疗方法。但中医内治法治疗腰肌劳损具有独特的优势，下面对中医治疗腰肌劳损新进展做一论述。

（一）腰肌劳损的中医病因病机

腰肌劳损中医学称为"腰痛"，属于"痹证"的范畴。《素问·上古天真论》曰："七八肝气衰，筋不能动……肾藏衰，形体皆极。"张志聪在注释《素问·五脏生成》时说："脾主运化水谷之精，以生养肌肉，故主肉。"张景岳在《景岳全书》中强调肾虚腰痛的多发性，腰痛之虚证十居八九，但察其无表邪，又无湿热，而或以年衰，或以劳苦，或以酒色斫丧，或七情忧郁所致者，则悉属真阴虚证。《素问·至真要大论》曰："湿淫所胜……病冲头痛，目似脱，项似拔，腰似折，髀不可以回。"《素问·六元正纪大论》曰："感于寒则病人关节禁固，腰椎痛，寒湿推于气，交而为疾也。"《理伤续断秘方》曰："劳伤筋骨，肩背疼痛。"

（二）中医临床研究进展

"急则治其标，缓则治其本"为治疗原则。本病缓解期重点在于以补益肝、脾、肾之虚为主治其本，急性发作期以攻邪为主治其标。

1. 中药治疗

补益肝肾法：运用独活寄生汤加减治疗中老年人腰部劳损证 108 例，治疗后总有效率为 89.81%，得出独活寄生汤加减治疗中老年人腰部劳损证疗效满意。采用三两半汤治疗肾气亏虚型腰痛 40 例患者的研究中发现，总有效率为 92.5%，得出三两半汤治疗肾气亏虚型腰痛疗效确切。

祛邪除湿法：运用加味葛根汤治疗寒湿型腰肌劳损 30 例得到满意疗效。在加味干姜苓术汤治疗寒湿腰痛 48 例的过程中，观察到其总有效率为 98.92%，结论：加味干姜苓术汤治疗寒湿腰痛，可达到药到病除之效。

活血化瘀法：运用身痛逐瘀汤加减治疗慢性腰肌劳损 36 例中，有效 33 例，无效 3 例，得出身痛逐瘀汤加减治疗慢性腰肌劳损确有良效。在身痛逐瘀汤加减治疗慢性腰肌劳损 60 例临床观察中，得出其总有效率为 95%，疗效确切，值得临床推广应用。

柔筋补脾法：由此有学者提出了柔筋补脾的治疗法则，以《伤寒论》中的芍药甘草汤辨证加减组成加味芍药甘草汤进行施治。在观察柔筋补脾法治疗腰肌劳损 41 例临床研究中发现取得满意疗效。在观察从肝脾立论应用调理肝脾方加减治疗腰肌劳损青年患者 30 例的临床疗效中发现，腰肌劳损的青年患者中，男性多见，以血瘀证最常见，其次为湿热证，运用调理肝脾方加减治疗后，治疗组疗效优于对照组，治疗组痊愈率为 53.3%，有效率为 96.7%，优于对照组，得出青年腰肌劳损患者，实证多见，内责于肝脾，外邪中湿热常见，从肝脾立论应用调理肝脾方加减治疗青年患者腰肌劳损有很好的临床效果。

2. 针灸治疗

针灸是中医外治疗法的代表，可以改善组织微循环，促进炎症的吸收，缓解肌肉痉挛，从而缓解疼痛，改善临床症状。将 180 例患者分为意气组和捻转组，以阿是穴为主穴观察了针灸手法对疗效的影响，结果表明，意气组的疗效优于捻转组。采用腕踝针治疗 45 例，取患病处同侧下 6 区为留针处，用三指持针柄，斜行进针皮肤，针尖通过皮肤后，压低针体与皮肤平行，沿纵行向皮下进针，得气后留置 3 天，结果显示，治愈 20 例，总有效率达 93.3%，治疗后血清中 β-内啡肽水平明显升高。选取 30 例慢性腰肌劳损（CLMS）患者，针刺肾俞、大肠俞、腰阳关、腰部夹脊穴、次髎、环跳、委中、阿是穴。得气后连接电针，取得满意疗效。电针斜刺治疗 35 例腰肌劳损患者，以病损处为中心，针尖对刺，且在最痛点处交叉，同时连接电针仪，结果总有效率为 91.43%。

3. 推拿治疗

推拿可以通过加速局部血液循环，提高局部组织的痛阈达到止痛的目的。分别采取改良型腰椎后伸扳法（治疗组）和传统推拿治疗方法（对照组）治疗 104 例病患，结果表明，有效率分别为 94.11% 和 80.76%。观察推拿手法结合滚床法，通过点、按、揉、压以疏通膀胱经；定位整复法治疗棘突偏歪，后伸压腰法恢复腰椎生理曲度，配合滚床法锻炼，隔日 1 次，10 天为 1 个疗程，2 个疗程后，35 例患者治愈 25 例，显效 6 例，有效 4 例，总有效率为 100%。探究推拿治疗 CLMS 的近远期疗效，推拿者沿患者腰部两侧膀胱经，用揉法上下往返，使腰部肌肉松弛；用较重的手法刺激按揉肾俞、大肠俞、三焦俞等穴位；最后施以振荡法 1～2 分钟，每天 1 次，连续推拿治疗 7 天，加银质针治疗共 10 天，为 1 个疗程，连续 2 个疗程。经治疗后近期有效率为 70.8%，远期有效率为 47.9%。直指横推为主辨证治疗 CLMS 的临床疗效，在治疗 200 例患者的过程中均使用直指横推为主的推拿疗法，总有效率＞92%。

综上，腰肌劳损的中医外治具有其突出的优势，但也存在缺陷，需要在保持中医诊疗特色的同时，通过大样本、规范化的实验和临床研究来制定中医外治规范化治疗计划，以寻找简便易行有效的治疗方案，适宜在临床上推广，从而更好地为患者服务。

脊柱慢性筋骨病属中医学"痹证"的范畴，关于"筋骨"的病机、治则、方药有着深入研究。中医药诊治脊柱慢性筋骨病具有独特优势与特色，有中药、针灸、推拿、牵引、针刀、拔罐等治疗方法，临床疗效显著，但其诊疗客观化与作用机制等研究有待深入开展。因此，应在中医整体观念与辨证论治的理论指导下，借助现代生物学与医学技术，深入研究脊柱慢性筋骨病的病理特点与中医诊疗规范，从而实现中医诊疗脊柱慢性筋骨病的客观化与标准化。

参 考 文 献

柏青.2018. 通络舒筋汤联合推拿按摩疗法治疗交感型颈椎病的效果观察[J]. 大医生，3（3）：58，60.

蔡慧芳，罗凛，周纯祎，等.2017. 动伸推拿治疗落枕临床疗效观察与分析[J]. 新疆医科大学学报，40（1）：51-54.

蔡珉魏，马童，薛华明，等.2016. 单侧 TLIF 单边固定治疗复发性腰椎间盘突出症[J]. 生物骨科材料与临床研究，13（3）：17-20.

曹盼举，于海洋，张晓刚，等.2018. 腰椎间盘突出症的中医病因病机及其治疗思考[J]. 中医药临床杂志，30（11）：1999-2002.

畅亚鑫，李文雄，杨锋.2017. 中医整脊法治疗椎动脉型颈椎病研究进展[J]. 陕西中医，38（9）：1315-1316.

陈贤彪，林晓芳，王春富，等.2018. 中医外治法治疗慢性腰肌劳损研究进展[J]. 新中医，50（11）：32-35.

陈毅斌，潘汉升.2018. 腰椎间盘突出症的中医治疗进展[J]. 湖南中医杂志，34（8）：233-234.

陈志令，朱建光.2018. 电针骶丛神经配合推拿、中药辨证治疗腰椎管狭窄症[J]. 中医学报，33（10）：2048-2052.

程永博，窦群立.2020. 椎动脉型颈椎病的针刺治疗进展[J]. 按摩与康复医学，11（8）：10-12.

邓德万，王彬，周震，等.2020. 针灸治疗腰椎间盘突出症机制研究概况[J]. 针灸临床杂志，（1）：91-94.

丁宁.2020. 探析腰椎间盘突出症通过针灸推拿与牵引相结合治疗的效果[J]. 中国社区医师，36（6）：104-105.

董玉喜，尚丽霞.2017. 针刺联合运动疗法治疗落枕的临床观察[J]. 河北中医，39（5）：751-753.

杜江.2017. 近 5 年腰椎间盘突出症流行病学调查研究概况[J]. 临床医药文献电子杂志，4（28）：5529-5530.

郭世宁，郭玄，吕发明.2018. 中医内治法治疗腰肌劳损的研究进展[J]. 新疆中医药，36（2）：154-156.

郭素娟.2020. 身痛逐瘀汤联合侧隐窝注射治疗腰椎间盘突出症患者的临床疗效观察[J]. 四川解剖学杂志，28（1）：99-100.

胡宝阳，杨学军.2020. MicroRNA 影响椎间盘退变过程的研究进展及可发展空间[J]. 中国组织工程研究，24（21）：3372-3378.

纪振伟，姚立东，周杰，等.2018. 颈椎病大鼠模型血清 IL-1β、IL-6 及 TNF-α 的表达及意义[J]. 中国老年学杂志，38（11）：2706-2708.

鞠超.2018. 针刺配合红外光谱治疗仪治疗落枕 56 例[J]. 中国民间疗法，26（2）：58.

孔宇，仲崇文，张欣.2017. 改良型腰椎后伸扳法治疗腰椎旋转型腰肌劳损[J]. 吉林中医药，37（2）：202-204.

李文辉，梁爱萍.2020. 针灸联合推拿疗法治疗腰椎间盘突出症疗效[J]. 中国卫生标准管理，11（2）：101-103.

李欣艳.2018. 腰椎间盘突出症的治疗进展[J]. 内蒙古中医药，37（10）：113-115.

廖庆华，覃朝锋，王逸柳.2016. 分筋理筋手法治疗落枕在社区的应用[J]. 齐齐哈尔医学院学报，37（4）：477-478.

林华杰，金甬，贾晋荣，等.2020. 独活寄生汤治疗腰椎间盘突出症椎间孔镜术后临床研究[J]. 新中医，52（5）：50-52.

刘建强，张盼，苏林雪.2019. 整脊推拿治疗颈椎病的机制及临床应用进展[J]. 湖南中医杂志，35（6）：163-165.

刘胜伟.2017. 小针刀配合整脊治疗腰椎间盘突出症效果评价[J]. 中国医疗设备，32（S2）：69.

马秋华，周晓辉.2014. 骨质疏松相关基因研究进展[J]. 中国老年学杂志，34（20）：592-5931.

马熙兰，王秀华，张志星.2019. 针灸治疗腰椎管狭窄的研究进展[J]. 新疆中医药，37（6）：93-96.

邵晨, 袁伶俐, 朱勋兵, 等. 2019. 复发腰椎间盘突出症的病因及治疗进展[J]. 中国骨与关节损伤杂志, 34（5）: 558-559.

邵拓, 胡宇航, 张轩硕, 等. 2019. 微 RNA 与椎间盘退变: 从机制向临床转化迈进[J]. 医学综述, 25（13）: 2558-2562.

沈宝良, 沈洪兴, 陈智, 等. 2020. 双小切口前路颈椎间盘切除融合术治疗连续 4 节段脊髓型颈椎病[J]. 脊柱外科杂志, 18（1）: 19-23, 57.

宋春华, 徐梦, 陈梦媛, 等. 2015. 针刺结合放血拔罐治疗腰肌劳损的临床观察[J]. 针灸临床杂志, 31（8）: 17-18.

宋永忠. 2019. 推拿治疗交感神经型颈椎病 100 例[J]. 中医临床研究, 11（29）: 88-90.

孙冬阳, 何威. 2016. 桂枝加葛根汤配合推拿刺络放血治疗落枕 36 例[J]. 中医临床研究, 8（14）: 105-106.

孙宏芝, 孙中仪, 林浩, 等. 2019. 环状 RNA 与椎间盘退行性变[J]. 中国矫形外科杂志, 27（24）: 2262-2266.

孙力盟, 李长勤, 姚健. 2016. 腰肌劳损磁共振影像学研究现状及进展[J]. 泰山医学院学报, 37（1）: 116-120.

谭琦, 郎继孝, 陈德喜, 等. 2019. 壮骨颗粒联合微创减压治疗老年性腰椎管狭窄的临床研究[J]. 陕西中医药大学学报, 42（5）: 97-99, 104.

涂国卿, 曾丽琴. 2017. 眼针配合推拿治疗腰椎管狭窄症临床研究[J]. 中医药临床杂志, 29（12）: 2101-2103.

王冰, 张涛, 庞浩. 2018. 温针灸联合针刀松解黄韧带治疗老年腰椎管狭窄临床观察[J]. 实用中医药杂志, 34（11）: 1376-1378.

王飞, 王伟, 吴翔. 2020. 对腰椎间盘突出症患者进行推拿治疗的效果评价[J]. 当代医药论丛, 18（1）: 195-196.

王福育. 2018. 温通针法联合独活寄生汤治疗退行性腰椎管狭窄症的疗效及对炎性因子的影响[J]. 针灸临床杂志, 34（9）: 24-27.

王福育. 2018. 温通针法联合独活寄生汤治疗退行性腰椎管狭窄症的疗效及对炎性因子的影响[J]. 针灸临床杂志, 34（9）: 24-27.

王红. 2019. 脊柱调衡疗法治疗交感神经型颈椎病的疗效分析[J]. 中国民康医学, 31（4）: 111-112, 130.

王教香. 2015. 妊娠期腰椎间盘突出症临床观察[J]. 数理医药学杂志, 28（4）: 533-534.

王俊英, 周在超, 曹敏. 2017. 平衡火罐治疗落枕的临床观察[J]. 中国中医急症, 26（12）: 2229-223.

王楠, 孟琢, 唐田, 等. 2019. 从少阳论治椎动脉型颈椎病理论探析[J]. 江苏中医药, 51（12）: 6-9.

王培信. 2019. 脊柱定点旋扳复位手法联合小针刀整体松解术治疗腰椎间盘突出症疗效观察[J]. 临床研究, 27（9）: 10-12.

王新刚, 王明怀, 王小明, 等. 2018. 活血通督汤联合穴位针灸对老年腰椎管狭窄症疗效及相关炎症因子的影响[J]. 山西医药杂志, 47（23）: 2825-2828.

王秀艳, 于希军. 2019. 中西医治疗腰椎间盘突出症研究进展[J]. 现代中西医结合杂志, 28（10）: 1132-1136.

王宜娅, 王宜娜, 刘丽秀, 等. 2017. 腕踝针通过提高血清 β-内啡肽水平治疗腰肌劳损的研究[J]. 中国现代医生, 55（3）: 22-25.

吴芳, 刘天举, 李佑飞, 等. 2017. 通络止痛汤配合推拿手法治疗落枕 40 例临床观察[J]. 湖南中医杂志, 33（1）: 69-70.

吴素芳, 尚国栋, 苏新亚, 等. 2018. 康复理疗并丹鹿通督片综合治疗腰椎管狭窄症的疗效及腰椎 CT 分析[J]. 世界中西医结合杂志, 13（10）: 1435-1438.

夏圆元, 赵继. 2020. 中医治疗椎动脉型颈椎病研究进展[J]. 河南中医, 40（2）: 317-320.

项柏冬, 王成研, 韩春霞. 2018. 整脊疗法治疗交感神经型颈椎病 60 例疗效分析[J]. 中国社区医师, 34（24）: 91, 93.

谢瑞, 于杰, 尹逊路, 等. 2019. 神经根型颈椎病的现代中医治疗研究进展[J]. 海南医学院学报, 25（17）: 1356-1360.

徐秀梅, 曾学文, 何兴伟. 2019. 针灸治疗腰椎间盘突出症临床研究进展[J]. 江西中医药大学学报, 31（6）: 104-107, 116.

徐震球, 张明才. 2019. 益肾活血汤联合电针对退变性腰椎管狭窄症患者的临床疗效[J]. 中成药, 41（11）: 2809-2812.

许金海, 杨爱民, 施问民, 等. 2019. 活血化瘀类中药治疗神经根型颈椎病有效性和安全性的系统评价[J]. 中医正骨, 31（12）: 20-28.

杨挺. 2017. 用牵引疗法、推拿疗法联合葛根汤对 42 例交感型颈椎病患者进行治疗的效果[J]. 当代医药论丛, 15（23）: 96-97.

于召龙, 王云浩, 黄凯, 等. 2019. 长链非编码 RNA 及其介导椎间盘退变机制的研究进展[J]. 中国矫形外科杂志, 27（17）: 1585-1588.

余城墙, 张宇, 谢程欣, 等. 2019. 椎间盘退变分子生物学机制及再生治疗的优势与未来[J]. 中国组织工程研究, 23（30）: 4889-4896.

袁港, 宋柏林. 2019. 落枕的中西医临床研究进展[J]. 长春中医药大学学报, 35（1）: 188-192.

张立强, 鄢卫平, 强天明, 等. 2019. 腰椎间盘突出症的针刀治疗进展[J]. 世界最新医学信息文摘（连续型电子期刊）, 19（99）: 145-146.

赵波, 曾芙蓉, 郭珀宏, 等. 2019. 半夏白术天麻汤辨证加味治疗交感神经型颈椎病的效果观察[J]. 中医临床研究, 11（7）: 86-88.

赵晓龙. 2019. 通督活血汤加减治疗腰椎椎管狭窄症 30 例[C]//中国中西医结合学会骨伤科专业委员会. 2019 楚天骨科高峰论坛暨第二十六届中国中西医结合骨伤科学术年会论文集. 中国中西医结合学会骨伤科专业委员会: 中国中西医结合学会: 427-428.

钟洪正, 宋锋, 侯玉茹, 等. 2016. 循经透刺合热敏灸治疗腰椎管狭窄症的疗效观察[J]. 光明中医, 31（24）: 3636-3638.

朱立国, 唐彬, 陈忻, 等. 2020. 中药治疗脊髓型颈椎病的研究进展[J]. 现代中西医临床, 27（1）: 66-70.

邹璟，姜梦雅，李解，等. 2018. 夹脊电针对腰椎间盘退行性病变兔模型椎间盘髓核蛋白聚糖表达的影响[J]. 中国中西医结合杂志，38（2）：223-226.

邹卫华. 2017. 点按新落枕穴治疗落枕 30 例疗效观察[J]. 云南中医中药杂志，38（7）：57-58.

Costa F，Alves OL，Anania CO，et al. 2020. Decompressive surgery for lumbar spinal stenosis：WFNS spine committee recommendations[J]. World Neurosurgery：X.

Deng X，Zhao F，Kang BL，et al. 2016. Elevated interleukin-6 expression levelsare associated with intervertebral disc degeneration[J]. ExpTher Med，11（4）：1425-1432.

Huang Y，Xie J，Li E. 2019. Comprehensive circular RNA profiling reveals circ_0002060 as a potential diagnostic biomarkers for osteoporosis[J]. J Cell Biochem，120（9）：15688-15694.

Oh JS，Cho IA，Kang K R，et al. 2016. Biochanin-A antagonizes the interleukin-1β-induced catabolic inflammation through the modulation of NF-κB cellular signaling in primary rat chondrocytes[J]. Biochem Biophys Res Commun，477（4）：723-730.

Raymond P，Michael AL，Rachel V，et al. 2020. Biportal Endoscopic Spinal Surgery Versus Microscopic Decompression for Lumbar Spinal Stenosis-A Systematic Review and Meta-analysis[J]. World Neurosurgery.

Winter Sara M. 2019. What is causing this patient's headache and stiff neck? [J]. Journal of the American Academy of Physician Assistants，32（12）：54-56.

YANG S F，LI L H，ZHU L G，et al. 2019. Bu-Shen-Huo-Xue-Fang modulates nucleus pulposus cell proliferation and extracellular matrix remodeling in intervertebral disk degeneration through miR-483 regulation of Wnt pathway[J]. J Cell Biochem，120（12）：19318- 19329.

YANG S，LI L，ZHU L，et al. 2019. Aucubin inhibits IL-1β- or TNF-α-induced extracellular matrix degradation in nucleus pulposus cell through blocking the miR-140-5p/CREB1 axis[J]. J Cell Physiol，234（8）：13639-13648.

（陈　俊）

第六章　上肢慢性筋骨病

第一节　肩　周　炎

肩关节周围炎（periarthritis of shoulder）简称肩周炎，俗称冻肩、凝肩、五十肩、露肩风，是一种肩关节周围的软组织慢性非感染性炎症，好发年龄在 50 岁及以上，女性发病率略高于男性，左肩多于右肩，多见于体力劳动者。目前国际将该病定义为排除一切已知因素和器质性损伤，病因不明、发病机制不清楚的以关节疼痛和活动受限逐渐加重为主要症状的一种疾病。肩周炎的临床症状有疼痛、活动受限且逐渐加重、怕冷、压痛，以及肩周围肌肉（三角肌、冈上肌等）痉挛和挛缩。肩周炎具有一定自限性，未经治疗的患者可在数月或 1～2 年左右自愈，部分不经治疗的患者疼痛消失后会留有不同程度的功能障碍。

一、病　因　病　机

肩周炎病因尚未明确，现代研究认为，该病的发生与肩关节制动、糖尿病、甲状腺疾病、心血管疾病、肺部疾病、神经系统疾病等相关。肩周炎的发病机制亦尚未明确，病变部位主要涉及盂肱关节囊及其周围滑囊包裹的肌腱，一般认为，该病的病理基础是炎症反应和纤维化。在致病因素影响下，肩关节血液循环障碍，组织新陈代谢异常，肩关节软骨组织处于痉挛缺血缺氧状态，代谢产物堆积，引起无菌性炎症的发生，出现渗出、水肿，肌腱纤维化变性使其失去弹性，引起短缩，继而发生粘连，出现疼痛和功能障碍。

肩周炎的病理过程可分为急性期、粘连期与缓解期三个阶段。急性期，即为疾病早期，病变主要位于关节囊，肩关节造影显示关节囊紧缩，囊下皱襞互相粘连而消失，肱二头肌长头腱与腱鞘间有薄的粘连。粘连期，此期除关节囊严重紧缩外，关节周围软组织均受累，退变加剧，滑膜充血、增厚，组织缺乏弹性；喙肱韧带挛缩限制了肱骨头外旋，造成肩周组织挛缩，肩关节滑膜、关节软骨间粘连，肩周软组织广泛性粘连，进一步造成关节活动严重受限。缓解期，经 7～12 个月后炎症逐渐消退、疼痛消失、肩关节功能逐渐恢复。

中医学认为，肩周炎病性属本虚标实、虚实夹杂，病理因素有风寒、水湿、气滞、血瘀。中老年人因肝肾亏虚，气血不足，筋骨失健；外感风寒湿邪，侵袭机体，痹阻经脉，致筋结肩凝，肩关节疼痛、活动不利，久则气血运行不畅，筋肉失养，致肩部肌肉萎缩。此外，外伤、劳损致瘀血内阻，经脉痹阻、筋失所养而致本病。

二、临 床 表 现

本病多无明显外伤史，起病隐匿。早期仅感觉肩部疼痛，随着时间的推移，疼痛可表现为隐痛、刀割样疼痛，以夜间痛为主，严重者可有夜间痛醒病史，遇天气变化或疲劳时加重，疼痛一般位于肩部深处且涉及三角肌的止点，放射至手、颈、肩胛部等处，上肢外展外旋时疼痛尤为显著。临床检查时肩部压痛广泛，但以肩峰下滑囊、结节间沟、喙突、肱骨大结节等处为著（图 6-1）。中期肩周软组织间发生广泛性粘连，而使所有活动均受到限制，此时用一手触摸肩胛下角，一手将患肩外展，感到肩胛骨随之向外上转动（图 6-2），说明肩关节已有粘连。此时肩关节外展、外旋、伸展功能均受限，影响日常生活，如不能穿衣服、梳头等。因外伤诱发者，疼痛较重，肩关节功能迟迟不能恢复。随着时间的推移，病程超过 3 个月的久病患者，患肩三角肌、冈上肌萎缩，肩外、前、后侧广泛压痛而无局限性压痛点。此病演变过程可达数月至两年左右，以后在不同的情况下，疼痛逐步消失，肩部活动逐渐恢复。

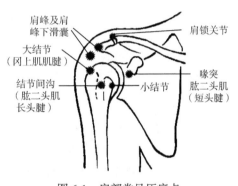

图 6-1　肩部常见压痛点

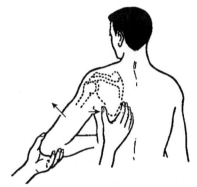

图 6-2　肩胛联动

根据不同的症状表现，可将本病分为疼痛期、僵硬期、缓解期。疼痛期：病期约为 1 个月，亦可以延续 2～3 个月。以肩部疼痛、肩关节活动受限表现为主，疼痛在晚上更加明显，病情严重者可表现为全天候持续性疼痛，活动受限则是由于疼痛引起的肌肉、韧带、关节囊痉挛所致。此期肩关节本身尚能有相当范围的活动度。粘连期：病期 3～6 个月。本期患者疼痛症状已逐渐改善，临床表现以肩关节活动严重受限为主，肩关节存在僵硬症状，甚至有恶化倾向。肩关节因肩周软组织广泛粘连，活动范围极小，做外展及前屈运动时，肩胛骨随之摆动而出现耸肩现象或"扛肩"现象。缓解期：为本病的恢复期或治愈过程。本期患者随疼痛的消减、软组织挛缩和粘连逐渐消除，肩关节在治疗及日常生活劳动中逐渐恢复正常功能活动。首先是外旋活动逐渐恢复，继之为外展和内旋等功能的恢复。

三、诊断与鉴别诊断

1. 诊断

本病多因慢性劳损，伤及筋骨，气血不足，复感受风寒湿邪所致。好发年龄在 50 岁左右，女性发病率高于男性，可单侧发病，亦可双侧，一般情况下，左肩多于右肩，多见于体力劳动者，为慢性发病。肩周疼痛以夜间为甚，常因天气变化及劳累而诱发，肩关节活动功能障碍。病程较长者可见肩部肌肉萎缩，肩前、后、外侧均有压痛，外展功能受限明显，出现典型的"扛肩"现象。

影像学检查：X 线检查多为阴性，病程久者可见骨质疏松、关节间隙狭窄等征象，可排除肩部骨折、脱位、骨关节炎、肩部肿瘤等疾病。MRI 可为阴性，也可见肩袖间隙的纤维化及积液表现，可排除肩袖及其他病损。

2. 鉴别诊断

肩周炎应与肩袖损伤、风湿性关节炎、冈上肌肌腱炎、神经根型颈椎病相鉴别。

（1）肩袖损伤： 出现"疼痛弧"特征表现，其主动活动受限，但被动活动范围正常。

（2）风湿性关节炎： 呈游走性疼痛，可波及多个关节，肩关节活动多不受限，活动期血沉、抗链球菌溶血素"O"升高，抗风湿药物疗效显效。

（3）冈上肌肌腱炎： 痛点以大结节处为主，在肩关节外展 60°～120°时产生疼痛。

（4）神经根型颈椎病： 被动活动基本正常且无痛，影像学检查见椎间孔狭窄、神经根被压迫等。

四、治　疗

本病多能自愈，但易复发，预后良好。患者尽早接受治疗，可以有效减轻疼痛且防止病情恶化，保持肩关节活动度，加快该病康复。以手法治疗为主，配合药物、针灸、运动、理疗等治疗。经长期非手术治疗无效者，可考虑手术治疗。功能锻炼在本病的治疗和恢复过程中有特别重要的意义。

（一）手法治疗

本治疗方法疗效较好且容易操作。患者取端坐位、侧卧位或仰卧位。术者先用㨰法、揉法、拿捏法作用于肩前、肩后和肩外侧，用右手拇、示、中三指对握三角肌肌束做拨法，再拨动痛点附近的冈上肌、胸肌以充分放松肌肉；然后术者左手扶住肩部，右手握住患手，做牵拉、抖动和旋转活动；最后帮助患肢做外展、内收、前屈、后伸等动作，以解除肌腱的粘连，促进功能恢复（图 6-3）。手法治疗时会引起不同程度的疼痛，要注意用力适度，以患者能耐受为度，隔日治疗 1 次，10 次为 1 个疗程。

若经上述治疗肩关节功能仍无改善者，可在全身麻醉下进行手法松解。具体操作方法是，术者一手按住肩部，另一手握住上臂，先使肱骨头内外旋转，然后慢慢外展肩关节，整个过程中可感到肩关节粘连撕开。手法由轻到重，反复多次，直至肩关节达到正常活动范围。操作中手法要轻柔，防止暴力活动而造成肩部骨折或脱位。手法完毕后，行关节腔内穿刺，抽出关节内积血，并注入 1%普鲁卡因 10ml 加泼尼松龙 12.5mg。术后用三角巾悬吊上肢，第二天即开始做肩部活动练习，持续 2～3 个月，对改善肩关节功能具有较好效果。高龄患者及骨质疏松者应慎用此法。

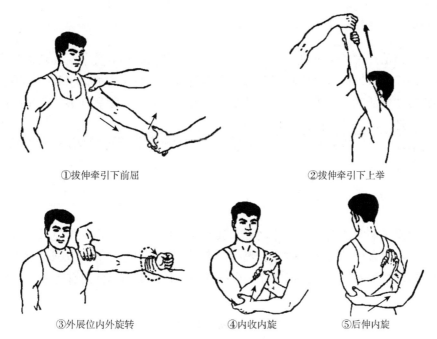

①拔伸牵引下前屈　　　　　　　　②拔伸牵引下上举

③外展位内外旋转　　　④内收内旋　　　⑤后伸内旋

图 6-3　肩关节周围炎手法治疗

（二）中药治疗

1. 风寒湿型

疼痛较轻，多为钝痛或隐痛，疼痛局限于肩部，遇风寒痛增，得温痛缓，肩部或有沉重感，患者畏风恶寒。舌质淡，苔薄白或腻，脉弦滑或弦紧。治宜祛风散寒，除湿通络，方用蠲痹汤加减。

2. 血瘀型

肩部可见肿胀，痛有定处，呈针刺样疼痛，局部较为剧烈，疼痛拒按，以夜间为甚。舌质暗或有瘀斑，苔白或薄白，脉弦或细涩。治宜化瘀通络，蠲痹止痛，方用身痛逐瘀汤加减。

3. 气血虚型

肩部酸痛麻木，劳累后疼痛加重，伴头晕目眩，气短懒言，心悸失眠，四肢软弱乏力。舌质淡，苔少或白，脉细弱或沉。治宜调补气血，舒筋活络，方用黄芪桂枝五物汤加减。

（三）针灸治疗

针灸治疗应早期介入，主要优势在于缓解疼痛。以局部取穴法为主，取肩井、肩髃、肩髎、肩外俞、秉风、天宗、曲池、外关、阿是穴等进行针刺，结合艾灸、电针，隔日或每日 1 次。

（四）运动治疗

运动治疗是治疗过程中不可缺少的重要步骤，能及早改善肩关节活动功能障碍，要在医师指导下循序渐进地进行自主功能锻炼。在本病早期阶段，可加强患肢的外展、上举、内旋、外旋等功能活动；在本病粘连僵硬期，患者可在早晚反复做外展、上举、内旋、外旋、前屈、后伸、环转等功能活动，如内外旋、叉手托上、手拉滑车、手指爬墙等动作。锻炼必须酌情而行，以不加重夜间疼痛为限，循序渐进，持之以恒，久之可见效果；否则，操之过急，有损无益。

（五）物理治疗

物理治疗是本病常用的治疗方法之一，其操作简单、安全无痛，但见效较慢，常辅助其他疗法治疗。可采用超短波、磁疗、热疗、牵引、激光、电疗等，以减轻疼痛，促进恢复。对老年肩周炎患者，不可长期电疗，以防软组织弹性更加降低而有碍康复。

五、预防与调护

中老年人应进行适当的肩部功能锻炼，避免静而少动及过度活动，起居应避风寒，不可久居寒湿之地，天气骤冷注意肩部保暖。肩关节遇外伤后要及时、彻底地进行治疗，防止迁延不愈，变成慢性劳损，日久形成肩周炎。肩关节骨折、脱位经前期治疗固定解除后，要在医师指导下及时进行肩关节功能锻炼。

肩周炎患者需建立良好的心理状态，消除紧张心理，遵循医嘱，积极配合治疗。治疗期间注意饮食起居，注意四时保暖，忌汗出当风，忌食油腻、生冷，清淡饮食，预防并发症的发生。急性期应注意休息，减轻持重，减少肩关节的活动；慢性期要加强肩关节功能锻炼。病愈后应进行适当的功能锻炼，以防复发。

（林　洁）

第二节　肱骨外上髁炎

肱骨外上髁炎（external humeral epicondylitis）是伸肌总腱起点处的一种慢性损伤性炎症，1883 年 Major 观察到在温布尔登网球赛的参赛选手中有人经常出现此类疾病，故又名"网球肘"（tennis elbow）。本病是因外伤、慢性劳损导致的前臂部分肌肉与肱骨外上髁连接处的无菌性炎症，其实质是肌腱组织的退行性改变，常见于手腕部活动较多的职业工作者及中年女性。

一、病因病机

肱骨外上髁炎的基本病理变化是一种慢性损伤性炎症，多因长期、反复用力活动腕部（前臂的过度旋前或旋后）导致腕伸肌的起点受到反复的牵拉刺激，从而引发肱骨外上髁处产生慢性损伤、部分撕裂和慢性炎症。本病多见于特殊工种，如砖瓦工，木工，网球运动员。

中医学称之为"肘劳"，认为本病的发生与患者气血亏虚、体质虚弱、血不荣筋有关，加之外感风寒湿痹阻于肌肉，使筋骨肌肉失于濡养，不荣则痛、不通则痛。

二、临床表现

患者多无明确外伤史，绝大多数是中年人。表现为逐渐出现肘外侧疼痛、酸重无力，在握拳、伸腕时疼痛加重，如提重物、拧毛巾，甚至扫地等动作均感疼痛加重。疼痛可向上臂及前臂放射，伴有麻木等感觉异常，劳累或阴雨天加重，静息时疼痛不显。肱骨外上髁、环状韧带或肱桡关节间隙处有明显压痛点（图6-4），肘关节不肿、不红，局部可有微热，病程长者可有轻度肌肉萎缩。做抗阻力腕关节背伸和前臂旋后动作可引起患处疼痛加重。

米尔（Mill）征：嘱患者将肘伸直，腕部屈曲，同时将前臂旋前，如果肱骨外上髁部感到疼痛即为阳性（图6-5）。

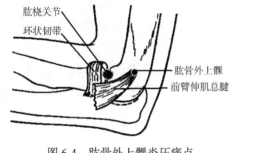 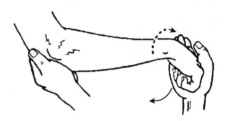

图6-4 肱骨外上髁炎压痛点   图6-5 米尔（Mill）征

伸肌紧张试验：嘱患者屈腕、屈指，检查者将手压于患者各指的背侧做对抗，再嘱患者抗阻力伸指及腕关节，如出现肱骨外上髁疼痛即为阳性。

三、诊断与鉴别诊断

1. 诊断

主要根据查体和临床症状。本病多见于特殊工种，如砖瓦工、网球运动员，或有上肢经常用力活动史。起病隐匿，初起时在劳累后偶感肘外侧疼痛，延久渐重。疼痛甚则可向上臂及前臂放射，影响上肢活动，提重物、扭毛巾，甚至扫地等动作时均感疼痛加重。常因疼痛而致前臂无力，握力减弱，甚至持物落地，休息时疼痛明显减轻或消失。肘外侧疼痛，肱骨外上髁处有极敏锐的压痛，前臂伸肌群紧张试验阳性，伸肌群抗阻试验阳性。

辅助检查：X线检查多无明显异常，有时可见肱骨外上髁处骨密度增高的钙化阴影，或骨膜肥厚的影像。

2. 鉴别诊断

（1）肱骨内上髁炎：压痛在肘内侧，抗阻力屈腕时疼痛明显。

（2）**肱桡滑膜囊炎**：除局部压痛外，肘部旋前、旋后均受限，其疼痛点比肱骨外上髁炎疼痛点略高，压痛比肱骨外上髁炎为轻，局部可有肿胀和触痛，穿刺可吸出积液。

（3）**骨化性肌炎**：多有外伤史，疼痛部位广泛，且伴有关节功能障碍，局部有肿块，X线摄片可确诊。

四、治　疗

本病是一种自限性疾病，以手法治疗为主，配合药物、针灸、理疗、小针刀和水针疗法等。小针刀疗法是治疗本病的特色。

（一）手法治疗

患者取坐位或仰卧位，术者先用拇指在肱骨外上髁及前臂桡侧痛点处做弹拨、分筋法治疗，再在曲池、手三里穴处按揉，配合拿法沿桡侧腕伸肌往返操作。沿桡侧腕伸肌用擦法治疗，可配合走罐，以透热为度，最后搓、揉上肢，重点在前臂。然后术者一手握住其肱骨下端，同时用拇指按揉桡骨小头，另一手握住其腕部做轻度的前臂旋转活动，拔伸肘关节并做屈伸运动。最后从肱骨外上髁，经肱桡关节，沿前臂桡侧腕伸肌做轻柔的弹拨和按揉。如有明显粘连者，可在麻醉下行手法松解。局部麻醉后患者肌肉松弛，术者一手握住其上臂，另一手抓住腕部，使腕关节掌屈，前臂完全旋前，肘关节屈曲。然后牵拉肘关节数次，此时可感到肘外侧粘连断裂声，最后再做局部的放松按揉。

（二）中药治疗

1. 内服

（1）**风寒阻络型**：症见肘部酸痛麻木、屈伸不利，遇寒加重，得温痛缓。舌苔薄白或白滑，脉弦紧或浮紧。治宜祛风散寒，温经通络，方用舒筋汤加减。

（2）**湿热内蕴型**：可见肘外侧疼痛，有热感，局部压痛明显，活动后疼痛减轻，伴口渴不欲饮。舌苔黄腻，脉濡数。治宜清热化湿，通络止痛，方用二妙丸加减。

（3）**气血亏虚型**：病程较长，肘部酸痛反复发作，提物无力，肘外侧疼痛，喜按喜揉，并见少气懒言，面色苍白。舌淡苔白，脉沉细。治宜益气养血，活血通络，方用补肾活血汤加减。

2. 外用

局部外敷药物亦有较好效果，如复方南星止痛膏或海桐皮汤熏洗等。

（三）针灸治疗

1. 毫针针刺治疗

以取近端阿是穴为主穴，配以曲池、手三里、手五里、合谷、外关、肘髎、尺泽等穴位，隔日 1 次。可根据分型配合温针灸治疗，温通经脉、行气活血，或用梅花针叩打患处，再加拔火罐，3～4 天 1 次。

2. 小针刀治疗

局部麻醉后患侧呈伸肘位，术者左手拇指在桡骨粗隆处将肱桡肌拨向外侧，用小针刀沿肱桡肌内侧缘刺入或沿痛点刺入，直达肱桡关节滑囊和骨面，做纵横切开，疏通剥离 2～3 次即可拔出针刀，无菌纱布覆盖针孔后患肘屈伸数次。此法应在严格无菌条件下操作。

3. 水针治疗

用泼尼松 12.5mg，加 0.5%～1% 利多卡因 2ml 做痛点封闭。要求患者 2～3 周内避免过重劳动。注射 1～2 天后有些患者可有疼痛严重反应，可服用镇痛药。有时需重复 2～3 次，每周 1 次，一般不超过 3 次。以免次数多导致伸肌腱脆性的增加，使肌腱断裂的危险性增加。也可用当归注射液 2ml 做痛点注射，隔日 1 次，10 次为 1 个疗程。

4. 电针治疗

在毫针针刺得气后，接入连续波或断续波，从而让神经应激功能降低，取穴主要以局部阿是穴为主，配合尺泽、曲池、手三里、手五里等每次 20～30 分钟，每周 3～5 次。

（四）物理治疗

采用超短波、磁疗、蜡疗、中药离子透入等，可促进炎症的吸收，减轻疼痛。

（五）其他治疗

必要时可三角巾悬吊或佩戴前臂护具，固定 3 周左右，可减少受损肌腱的负担。注意护具要戴在前臂而非肘部。

五、预防与调护

本病较容易复发，因此要尽量避免前臂的过度劳累，避免反复地做抬腕动作及其他引起本病的动作，如提过重物品、炒菜颠锅、打毛衣、打网球等。发生肱骨外上髁炎后应注意前臂休息，避免感受风寒潮湿。

疼痛发作期应减少活动，要避免使伸肌总腱受到明显的牵拉动作，一般预后较好，并注重日常防护，避免复发，首次发现就应长期注意预防，未经及时治疗的网球肘，会转而形成长期顽固性疼痛。必要时可做适当固定，选择三角巾悬吊或前臂石膏固定 3 周左右，待疼痛明显缓解后应及时解除固定并逐渐开始肘关节的功能活动，非手术治疗无效者可考虑进行手术治疗。

（郑若曦）

第三节 腕管综合征

腕管综合征（carpal tunnel syndrome）是一种常见的周围神经卡压性疾病，也是最常见的正中神经病变，占所有神经病变的90%。欧洲的流行病学调查研究显示，40～60岁的正常人患病率为4%～5%。女性患病率（9.2%）高于男性（6%）。由于腕管内容积减少或压力增高，使正中神经在管内受压，出现水肿、炎症、充血等病理变化，同时因腕管内压力长期持续升高，静脉回流受阻，进而造成神经发生缺血缺氧改变，神经纤维变性，导致神经传导速度变慢。典型临床表现为拇、示、中及环指桡侧半麻木疼痛，常可伴患指烧灼痛、肿胀及紧张感，早期症状可呈间歇性，后呈进行性加重，尤其以夜间或清晨为甚，部分患者有"麻醒"或"痛醒"史。随着病情的发展，可造成神经肌肉营养障碍，发生患侧大小鱼际肌肉萎缩、皮肤发亮、指甲增厚等症状。因此，如果不及时治疗，神经和肌肉可能会永久受损。正中神经损伤后，其功能不容易恢复，因此临床上在腕管综合征早期进行有效的诊断与治疗，对于其预后神经功能的康复有着重要的意义。

一、病 因 病 机

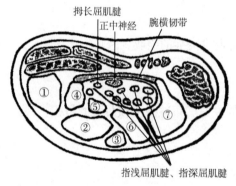

拇长屈肌腱
正中神经
腕横韧带

① ④
⑤
② ⑥ ⑦
③

指浅屈肌腱、指深屈肌腱

图6-6 腕管横切面及内容物

腕管系指腕掌侧的掌横韧带与腕骨所构成的骨-纤维性隧道，其内容物排列较紧密。腕管中有正中神经、拇长屈肌腱和4个手指的指深屈肌腱、指浅屈肌腱通过。正中神经居于浅层，位于肌腱与腕横韧带之间（图6-6）。

腕管内通过的组织排列十分紧密，且构成腕管的组织坚韧，当腕管内压力超过40mmHg（1mmHg=0.133kPa）时，可影响神经内微循环静脉回流，导致静脉瘀滞，进而引起神经内膜水肿和组织渗透性降低，轴索的轴浆运输速度也受到影响。若压力持续存在，神经外膜和神经束间质也可发生水肿，弥漫性水肿引起神经内物质交换障碍和氧气供应减少，进一步刺激结缔组织反应性增生，导致神经膜纤维化增厚，其中以神经外膜尤为明显。由于物质代谢障碍和缺氧，髓鞘和郎飞结的结构逐渐被破坏，最终引起压迫处轴索的断裂和瓦勒变性。现有文献已经指出了腕管综合征是几种病理生理机制的组合，包括隧道内压力增加，正中神经微循环损伤，正中神经结缔组织改变和滑膜组织肥大。

全身性危险因素导致腕管内压力增大，频繁、反复、用力的手及腕部活动可使手腕发生慢性损伤，如木工、裁缝等。在掌指和腕部活动中，尤其是握拳屈腕时，指屈肌腱和正中神经长期与腕横韧带来回摩擦，引起肌腱、滑膜和神经的慢性损伤（图6-7）。肌腱、滑膜水肿使管腔内压力增高，致使正中神经受压。此外，肥胖、代谢综合征、关节炎（骨关节炎、类风湿关节炎)、产后或更年期内分泌功能紊乱、妊娠伴随的水肿和激素水平变化、甲状腺功能减退、淀粉样变、巨噬细胞浸润、长期透析治疗及结缔组织疾病等，亦可诱发正中神经受卡压。

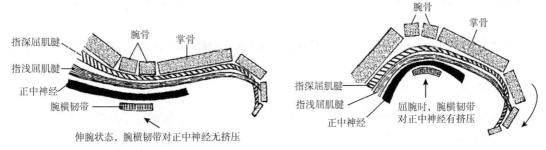

指深屈肌腱　　腕骨　　掌骨

指浅屈肌腱

正中神经

腕横韧带

伸腕状态，腕横韧带对正中神经无挤压

腕骨　　掌骨

指深屈肌腱

指浅屈肌腱

正中神经

屈腕时，腕横韧带对正中神经有挤压

图 6-7　腕关节屈伸活动对正中神经的影响

局部因素造成的腕管内高压包括两种情况。一种是腕管容积减小：腕骨的变异、前臂或腕部骨折 (Colles 骨折、月骨骨折)、腕骨脱位或半脱位、腕横韧带增厚等均可使腕管内腔缩小，腕横韧带的增厚亦可使腕管容积减小，而压迫正中神经；另一种是腕管内容物增多：局部占位 (神经瘤、脂肪瘤、腱鞘囊肿)、滑膜增生 (非特异性滑膜炎)、变异的肌肉 (蚓状肌肌腹过高或屈指肌肌腹过低) 等可引起腕管内容物增多，造成腕管的相对狭窄，使正中神经受压。

本病并没有具体的中医学名称，根据其症状可归于"痹证""筋伤"的范畴，多为平素体弱，正气亏虚，不能顾护肌表，加之突遇局部损伤，抑或过度劳作，日久损伤局部筋骨肌肉，终致本病发生。因此，本病属本虚标实之证，本虚为气血亏虚、筋失所养，标实为瘀血阻滞、脉络不通。《灵枢》曰"能屈而不能伸者，病在筋；能伸而不能屈者，病在骨。故知屈伸不便，为筋骨俱病也"，《灵枢·周痹》曰"风寒湿气客于外，分肉之间，迫切为沫，沫得寒则聚，聚则排分肉而分裂也，分裂则痛，痛则神归之"。《素问·痹论》曰"痹在于骨则重，在于脉则不仁"，《素问·逆调论》曰"营气虚则不仁，卫气虚则不用，营卫俱虚则不仁且不用"，《素问·阴阳应象大论》曰"气伤痛，形伤肿"。结合古代医家所言，筋束骨而利机关，以动为用，以静为养；又筋为肝之应，肝属厥阴木，其性与风气相通，而感风则伤筋。故本病的成因多为久劳损耗气血，肝肾不足，加之外感风、寒、湿邪，或因外伤、积累性劳损等原因损伤筋脉，瘀血内停，脉络受阻，气血运行不畅。气血停滞日久，局部瘀血不去，神经受压亦甚，引起患处麻木酸痛不适，后期可因气血失养，导致肌肉筋经萎缩，引起功能障碍，甚则痿废失用。

二、临床表现

主要表现为腕横韧带以下正中神经支配区域内的感觉、运动功能障碍。症状的发展常分为 3 个阶段：早期症状包括正中神经支配区拇指、示指、中指的麻木、刺痛或烧灼样痛、肿胀感。中期表现为大鱼际肌萎缩，不能做抓握、搓捻等动作；晚期出现血管运动和营养改变，表现为桡侧三指皮肤发干、发凉、色泽改变，甚至有溃疡形成。具有特征性的症状为拇指、示指、中指麻木和疼痛，开始为间歇性，渐呈持续性、进展性，亦有患者自诉疼痛向肘、肩部放射。患手握力减弱，拇指外展、对掌无力，握物端物时，偶有突然失手的情况。疼痛多在夜间、晨起或劳累后出现或加重，活动或甩手后症状可减轻。寒冷季节患指可有发冷、发绀等改变。病程长者表现为大鱼际萎缩，出汗减少，皮肤干燥脱屑。

三、诊断与鉴别诊断

1. 诊断

腕管综合征的临床诊断基于正中神经分布的体征和症状，表现为手掌桡侧 3 个半指的麻木、疼痛不适、感觉减退，严重时可见鱼际肌萎缩，常伴有夜间麻醒史。腕管综合征的症状和体征可以分为 3 个阶段：第一阶段，患者会从睡眠中醒来，感觉手部麻木或肿胀，但没有可见的肿胀。他们可能会出现手腕严重疼痛，手腕、手指甚至手臂都会感觉刺痛，并常在夜间感觉异常；患者会注意到，他们手部的抖动或甩动会阻止疼痛，并且在早晨可能会感到僵硬。第二阶段，涉及白天感觉到的症状。当患者反复进行手部或手腕运动或长时间保持在同一位置时，可能会感觉到不适，如当用手抓住物体时，患者会注意到动作笨拙，导致物体掉落。第三阶段，发生鱼际肌萎缩。当达到这个阶段时，可能根本感觉不到感官症状。

（1）腕管综合征的分期包括症状分期及电生理分期。

1）症状分期

轻度：正中神经支配区域感觉麻木，无大鱼际肌萎缩及拇指对掌功能障碍。

中度：正中神经支配区域感觉麻木，大鱼际肌萎缩，但无拇指对掌功能障碍。

重度：正中神经支配区域感觉麻木，大鱼际肌萎缩及拇指对掌功能障碍均为阳性。

2）电生理分期

轻度：EMG（−）、DML＜4.5ms，仅正中神经、尺神经环指感觉电位潜伏期差值≥4ms，或 1～3 指中至少 1 指的感觉电位（SNAP）的波幅较健侧下降超过 1/2。

中度：EMG（±）、DML≥4.5ms，感觉电位 1～3 指的感觉电位尚可引出，但传导速度减慢＜40.0ms。

重度：EMG（＋）、DML 明显延长，甚至消失，感觉电位 1～4 指中至少 1 指的感觉电位消失。

（2）肌电图检查可见大鱼际出现神经变性，可协助诊断。

电生理检查（神经传导测试和肌电图）：腕管综合征严重程度的电生理学分类如下。

阴性腕管综合征：所有测试的正常结果（包括比较和分节段研究）。

轻微腕管综合征：仅用于比较或分节段测试的异常发现。

轻度腕管综合征：SCV 在正常 DML 的手腕区域减慢。

中度腕管综合征：随着 DML 的增加，SCV 在手指腕部减慢。

重度腕管综合征：在手指−腕部观察到 DML 增加时，没有感觉反应。

极重度腕管综合征：完全没有手掌运动反应。

大多数专家认为，神经传导研究（目前被认为是诊断的金标准）和主观症状的结合是用于诊断腕管综合征的最准确方法。

（3）腕以下正中神经支配区域内的感觉、运动功能障碍，屈腕压迫试验阳性，即可明确诊断。

特殊检查有助于腕管综合征的诊断。屈腕试验：即 Phalen 试验，嘱患者将肘部置于检查台上，前臂与地面保持垂直，任由重力作用自然垂腕；如果在 60 秒内出现手部感觉异常是为阳性。其原理为屈腕时腕横韧带与屈肌腱之间的压力会增高，诱发正中神经分布区感觉异常（图 6-8）。激发试验：即 Tinel 试验，当轻叩击腕横韧带时出现正中神经

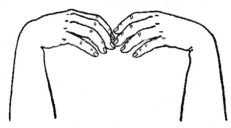

图 6-8　屈腕试验

支配区域的麻木感即为阳性。Gillet 测试是通过医师将患者手臂上的血压袖套提高到他们的收缩压，如果在 1 分钟或更短的时间内出现感觉异常或正中神经分布区域感觉异常，则认为测试结果为阳性。出汗试验：患侧手各指同按于茚三酮试纸上，正中神经分布的手指按压处较正常指色泽淡即为阳性（汗液遇茚三酮呈紫蓝色，汗多则色泽深）。

（4）高频超声：可再现神经（神经外膜、神经束、神经束膜）和周围组织的结构，在纵切面图像上可见神经连续形态变化，在横切面图像上测量卡压近端（豌豆骨平面）膨大结构的横截面积可反映正中神经的病变程度；可较好地识别神经周围组织结构的变化，尤其是腕管内占位性病变，有助于发现腕管综合征的病因；超声引导下行腕管内封闭更加准确且更加安全；对需行手术治疗者，术前行超声检查可使手术医师对病变神经的形态和周围组织结构有较直观的认识；较电生理检查快速、简便，价格也较低。

（5）X 线摄片：可用于合并有骨关节炎、陈旧性桡骨远端骨折脱位或腕骨骨折脱位的患者，以供治疗中参考。

2. 鉴别诊断

（1）神经根型颈椎病：以颈项部疼痛并向上肢放射（有与受压神经根相对应的皮区分布）为特征。C_6、C_7 神经根受压可出现前臂桡侧和手部桡侧三指的疼痛和感觉障碍，易与腕管综合征相混淆。二者鉴别诊断要点：颈项部的疼痛和僵直是颈椎病最早出现的症状，疼痛是因脊神经根被膜的窦椎神经末梢受到刺激引起，僵直是因椎旁肌肉痉挛引起，而腕管综合征无颈项部疼痛和僵直症状；颈椎病的上肢放射痛可在头部旋转或屈伸活动时加重，腕管综合征无此表现；颈椎病患者可出现上肢腱反射的减弱或消失，腕管综合征无此表现；腕管综合征具有典型的夜间麻醒史，颈椎病无此表现。

若临床表现和病史不典型，可进行肌电图和颈椎影像学检查（X 线、CT 和 MRI）以明确诊断。组成正中神经的神经纤维若在椎间孔内卡压，则为神经根型颈椎病；若在椎间孔外卡压，则为胸廓出口综合征；若在前臂受到卡压，则为旋前圆肌综合征。典型的胸廓出口综合征一般为下干型，易与腕管综合征区分；若为上干型，则可能会误诊为腕管综合征，必要时可行肌电图检查进行鉴别。但腕管综合征的 Tinel 叩痛点在腕部，且手掌基底部（正中神经掌皮支的支配区）感觉正常，与旋前圆肌综合征不同，肌电图检查有助于鉴别诊断。

部分患者可出现神经的双重卡压，即神经双卡综合征，如颈椎病合并腕管综合征，多见于老年患者。

（2）多发性神经炎：症状并不局限在正中神经，桡、尺神经也常受累，常为双侧性，呈手套状感觉麻木区。

四、治 疗

腕管综合征以手法治疗为主，配合药物、针灸、封闭治疗，必要时行手术治疗。腕管综合征在中医学中属于"筋痹"的范畴，中医学认为，该症多因长期、重复性劳损，外受风寒、外伤等原因导致瘀血内停，筋脉损伤，使得经络不通、气血不畅。所谓"不通则痛""不荣则麻"，久之气血停滞，压迫神经，引起局部酸痛麻木。中医治疗腕管综合征的方法主要介绍如下。

（一）手法治疗

运用推法、揉法、滚法、擦法等治疗，可缓解肌肉痉挛，促进血液循环，疏通狭窄。先按压、揉摩外关、阳溪、鱼际、合谷、劳宫及阿是穴，然后将患手在轻度拔伸下，缓缓旋转、屈伸腕关节数次。术者左手握住腕上，右手拇、示二指捏住患手拇指末节，向远端迅速拔伸，以发生弹响为佳，依次拔伸第2、3、4指，力量循序渐进，以患者耐受为度。以上手法可每日做1次。注意不宜过重过多施用手法。

（二）中药治疗

内服具有活血行气、祛瘀通络、通痹止痛功效的身痛逐瘀汤；外贴宝珍膏或万应膏，并用八仙逍遥汤熏洗患手。

中药熏洗具有祛风通络、蠲痹止痛之功。《黄帝内经太素·知形志所宜》言"形苦筋劳，邪气伤筋，肝之应也，筋之病也医而急，故以熨引调其筋病也。药布熨之引之，使其调也"，徐大椿言："汤药不足尽病……用膏药贴之，闭塞其气，使药性从毛孔而入腠理，通经活络，或提而出之，或攻而散之，较服药尤为有力"。由此可见，以中药熨帖治疗本病古即有之。

（三）针灸治疗

腕管综合征，其症状可归于中医学"痹证""筋伤"的范畴，针刺治疗腕管综合征的取穴原则为"以痛为腧"，局部取穴与循经取穴相结合，选取阳溪、外关、大陵、合谷、劳宫、阿是穴，以活血通络、消肿止痛。《素问·血气形志》有言："形乐志苦，病生于脉，治之以灸刺。形苦志乐，病生于筋，治之以熨引。形乐志乐，病生于肉，治之以针石。"由此可知，筋伤病的主要治疗方法为针灸、导引。《灵枢·刺节真邪》云："一经上实下虚而不通者，此必有横络盛加于大经令之不通，视而泄之，所谓散结也。"可见，经络之病可通过针刺的方法活血化瘀、散结止痛。《普济方·针灸》载"治臂腕外侧、痛不能举，穴阳溪"；《导引气功·动功按摩秘诀》载"设有五指尽痛，不能握物舒畅者，可于外关穴掐五、七十度，擦五、七十度，兼静功调摄"；《针灸集成》认为两手挛急偏枯可取大陵，肘腕酸痛重，可取内关、外关、合谷等穴；《针灸聚英》载"风痹手挛不举证，尺泽曲池合谷应"。

针刀疗法是中医针灸理论和现代医学的解剖学、生物力学的结合。以针刀微创和手法调整力学平衡为主要治疗手段，具有封闭性、精准治疗、方法简单、见效快、经济适用等特点。目前，针刀已广泛应用于临床，在治疗腕管综合征方面更是得到了国内医师的广泛认可。依据针刀医学关于慢性软组织损伤的理论，用针刀将腕横韧带切开松解，使腕部的动态平衡得到恢复，此病即可得到根治。

（四）运动治疗

运动治疗是指进行肌肉被动运动和主动收缩的神经冲动练习，包括腕关节屈伸、拇指屈伸、对掌、对指等主动性练习，做加大腕关节屈伸和前臂旋转度的牵引与抗阻练习，以及腕掌支撑练习。

（五）物理治疗

热磁疗：对于轻中度腕管综合征，依据"经络所过，主治所及"，对间使、大陵、内关、外关等穴进行热磁疗，磁铁的生物磁场作用于压痛点，可疏通经络，理气活血，以减轻疼痛。

腕关节制动：嘱患者治疗时佩戴所提供的弹力露指手套，手套贴近皮肤表面带有小磁石，利用小磁石对手腕部腧穴进行刺激。

（六）其他疗法

局部封闭治疗：腕管内注射（图6-9）甾体类药物可减轻屈肌腱滑膜鞘的水肿，抑制无菌性炎症，改善腕管内的空间关系，降低腕管内压力，对轻中度腕管综合征具有良好的短期（3个月）疼痛缓解效果，但在阻止疾病进展方面的作用有限。在接受封闭治疗一段时间后，仍有75%的患者需行手术治疗。常用的封闭治疗药物为甲泼尼龙和曲安奈德，近年来复方倍他米松的应用也逐渐增多。进针点一般选在腕横纹与环指轴线相交处或掌长肌腱的尺侧，向桡侧倾斜45°，缓慢进针。封闭治疗相对较安全，但也有损伤正中神经，甚至将药物注入神经内引起神经功能障碍的危险，建议在超声引导下进行。糖尿病及感染是封闭治疗的禁忌证，老龄患者及病情严重者也不宜采用。封闭治疗不宜超过3次，且2次封闭治疗间隔应为2~3个月。

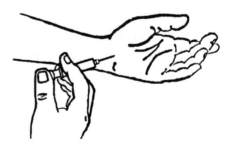

图6-9　腕管内注射

支具治疗：其原理是通过限制腕关节的角度来获得腕管内的低压力，从而允许腕管内进行微循环重建，改善静脉瘀血，进而减轻腕管内水肿。由于腕管内压力在腕关节中立位时最低，随掌屈或背伸角度的增大而增加，支具制作时须将腕关节置于中立位，但不宜限制手指活动。支具治疗相对廉价，且无明显的不良反应，是适宜的治疗方法之一。

五、预防与调护

　　进行健康宣教，宣教可增加人们对于腕管综合征的基本认识，嘱患者改变生活习惯（减少腕关节活动，限制重体力劳动），对于腕管综合征防大于治，日常生活中一方面需要注意用手姿势，另一方面要避免过度用手，注意休息。对于有较明显易患因素的腕管综合征患者来说，休息或更换工作以解除易患因素对于症状的控制与缓解有较为重要的意义。部分病程较短且无基础病因的年轻患者休息10～15个月后症状得到改善，说明该病有一定的自行缓解倾向。对有基础病的腕管综合征患者，需首先治疗原发疾病（如糖尿病、甲状腺功能减退、类风湿关节炎等）。对腕部的创伤要及时、正确处理，尤其腕部的骨折、脱位，要求对位良好，以保证腕管的正常形状。对腕管综合征患者，施行手法后要固定腕部，可将前臂及手腕部悬吊，也可用纸壳夹板固定。待症状消失后，练习手指、腕关节的屈伸及前臂的旋转活动，防止失用性肌肉萎缩和粘连。经非手术治疗无效者应尽快手术治疗，防止正中神经长时间严重受压而变性。

（潘丹虹）

第四节　肘管综合征

　　肘管综合征（cubital tunnel syndrome）又称为肘部尺神经卡压综合征、尺神经麻痹或迟发性尺神经炎，在上肢周围神经损伤中，肘管综合征发病率仅次于腕管综合征，位列第二大周围神经卡压综合征，其能够导致严重的甚至是不可逆的神经变性，是周围神经损伤而致残的重要原因之一。肘管综合征指尺神经在肘管处受压而产生的神经进行性损伤症状，肘管综合征早期小指指腹会出现麻木、不适等感觉，在一定程度上影响了手部的灵活性，如不及时治疗，将导致病情加重，进而出现尺侧腕屈肌及环指、小指指深屈肌肌力降低，甚而爪形指畸形，表现为环指、小指麻木疼痛，小鱼际肌及骨间肌萎缩，小指内收障碍，对掌无力，尺神经分布区域感觉障碍。根据相关流行病学数据显示，肘管综合征的发病率为25/100 000，男性的发病率约为女性的2倍。

　　中医学相关文献中虽然没有肘管综合征病名的记载，但是根据其病变后期出现的手内在肌萎缩、手抓握无力、环小指麻痹等临床表现，其症状表现为"手痿"，"手痿"是手部不能随意主动运动，筋骨关节迟缓、痿弱，肌肉逐渐萎缩失用的病症，属"痿证"的范畴。

一、病因病机

　　肘管综合征临床常见的病因包括先天因素、机械性损伤、慢性炎症、占位性病变等。

肘管系指尺侧腕屈肌肱骨头、尺骨鹰嘴头之间纤维筋膜组织（弓状韧带）和肱骨内上髁髁后沟（尺神经沟）形成的骨纤维性鞘管。尺神经在肘管自上臂内侧下行至前臂前侧，在尺神经沟内位置表浅，可触及尺神经在沟内的活动。机械性损伤，为最常见的肘管综合征病因，如肱骨外上髁骨折、肱骨内上髁骨折、肘关节脱位、肱骨内上髁或肱骨外上髁骨折复位不良、职业劳损、睡眠习惯不佳、医院性损伤等。先天因素，如先天性骨骺发育异常导致的先天性肘外翻畸形、尺神经脱位或半脱位及滑车上肘后肌的压迫等。骨、关节软组织的慢性炎症，如骨关节炎、风湿性关节炎、滑膜炎、类风湿关节炎等。肘部占位性病变，如肘部骨肿瘤、软组织肿瘤及瘤样病变等。

生理情况下，肘管的大小随肘关节的屈伸而不同。屈肘时，由于尺骨鹰嘴和肱骨内上髁的距离变宽，肘管后内侧筋膜组织被拉紧，同时外侧的尺肱韧带向内侧凸出，肘管容积变小，尺神经受压；伸肘时，肘管的容积最大。肘部解剖结构的特殊性是肘管综合征发病的基础，加之各种因素（如肘管结构的破坏、压迫、牵拉或摩擦等），可诱发尺神经发生病变。肱骨远端骨折或肘部脱位等创伤、异位骨化、重复性或有创伤性工作（如键盘操作员、垒球投手等）、肘关节炎、肘管内脂肪瘤等均是引起肘管综合征的危险因素。肘管综合征主要病理生理是尺神经慢性缺血、水肿、阶段性脱髓鞘改变及异常冲动，主要表现为环指及小指感觉功能失调，自肘部内侧放射到手部的麻木或刺痛，这些症状可以活动后诱发，也可夜间发作，严重者可出现手内在肌萎缩，患者典型表现为爪形手畸形，损伤后不易恢复，故早期准确的诊断非常重要。

本病属于中医学"痿证"的范畴，关于痿证的病因最早在《内经》就有记载。《素问·生气通天论》曰"因于湿，首如裹；湿热不攘，大筋软短，小筋弛长，软短为拘，弛长为痿"，说明湿热是痿证发病原因。后来《临证指南医案·痿》中明确指出痿证为"肝、肾、肺、胃四经之病"，说明四脏气血津精不足是痿证的直接原因。随着各代医家的认识总结，痿证的主要病因有风寒、湿热、气血亏虚、肝肾不足等。《素问·痿论》认为痿证的主要病机为"肺热叶焦"。食物进入到胃，经胃的腐熟、脾的运化后，水谷精微经肺布散于五脏。肺燥不能输精于五脏，因而五体失养，产生痿软证候。《景岳全书·痿证》载"元气败伤则精虚不能灌溉，血虚不能营养者，亦不少矣，若概从火论，则恐真阳衰败，及土衰水涸者有不能堪"，指出痿证不全是因为湿热证，补充了阴虚火旺的病机。

二、临床表现

肘管综合征常见于中年男性，以体力劳动者多见，单侧或双侧发病，急性或慢性发作，慢性占多数。急性多继发于外伤后；慢性多隐匿，早期症状轻微，间歇出现，活动诱发，症状逐渐加重，可因屈肘或肩外展加重，亦可有夜间痛。常见症状：肘部刺痛，可向近、远端放射，环指、小指有麻木和刺痛感；轻度患者可只有疼痛症状，严重者可有感觉减退或消失；可有夜间麻醒史；还可有手部乏力、握力减退、肌肉萎缩、活动不灵活等症状。在做手工工作，尤其屈肘活动时，上述症状加重。

1. 肘管综合征的辨证分型

气滞血瘀型：由于暴力闪挫或长期劳损致使筋脉肌肉受损，气机不畅，气血运行不利而致气滞血瘀，脉络瘀阻，气血不能达于四末，肢体筋肉失养而致手部肌肉痿废不用；舌质暗红或有瘀斑，苔薄白，脉弦涩。

气血亏虚型：多由于脾胃不足，气血生化乏源，不能充盈脉道，致使肢体失养，肌肉痿废不用；多伴有少气乏力，动辄益甚，自汗等兼症；舌淡红，苔薄白，或可见齿痕舌，脉虚弱无力。

风寒湿痹证：多因感受风寒引起。除全身风寒症状外，还表现为上肢及手部酸、麻、拘急、手指屈伸不利；风寒偏重的患者上述症状可呈游走性，湿气偏重的患者可表现为肢体重着，寒气偏重的患者可表现为手指寒痛，得热得温则疼痛缓解，遇冷则疼痛、麻木症状加重。

湿热阻络证：湿热之邪遇阻脉络，致使经气不利，无力推动气血津液运行，肢体失养，肌肉痿废不用；临床上常表现为出汗、恶心、口干渴、烦闷躁动，自觉小指指端麻木热痛，遇热麻木疼痛症状加重，得凉则诸症缓解，舌红苔黄，脉弦数。

肺热津伤证：常有感受温热之邪病史，病后长时间发热，疾病后期津液耗伤"肺热叶焦"津液输布失常，肢体肌肉失养，导致"手痿"发生；此证除有上述表现外，常有皮肤干燥、口渴心烦、大便干燥，舌质红，苔黄燥，脉细数。

2. 肘管综合征的分级（表 6-1）

表 6-1　肘管综合征的经典分级

分级	感觉	运动	试验
Ⅰ级（轻度）	间歇性感觉异常、振动觉增加	肌力减退，运动不协调	屈肘试验和蒂内尔征可能阳性
Ⅱ级（中度）	间歇性感觉异常、振动觉正常或减弱	捏力和抓握力减弱	屈肘试验和蒂内尔征阳性，夹纸试验可能出现力量减弱
Ⅲ级（重度）	持续性感觉异常、持续性振动觉减弱、两点辨别觉异常	捏力和抓握力减弱,肌肉萎缩	屈肘试验和蒂内尔征阳性，夹纸试验力量减弱

三、诊断与鉴别诊断

1. 诊断

病史及症状：男性体力劳动者多见；多有急慢性肘部损伤史；多为单侧发病，早期症状较轻，后逐渐加重，夜间偶有麻醒史或尺神经支配区域放射性疼痛，神经受到严重卡压时可出现感觉减退甚至消失；症状多与体位相关，屈曲肘关节时症状明显加重；手部肌肉萎缩；患手抓捏、并指无力，手部精细动作受限。

专科查体：尺神经支配区域感觉障碍，小指及环指尺侧半感觉由间断麻木逐渐加重，甚至发展为小指指端感觉缺失；两点辨别觉测试距离不断增大甚至消失；手内在肌萎缩，患手肌力下降；患手环、小指爪形手畸形；尺神经肘部叩击试验阳性；Fromentt 征阳性；

Wartenberg 征阳性。

肌电图检查：在肘管综合征的早期诊断中具有较高的敏感性和阳性率，是诊断肘管综合征的可靠临床指标。肘管综合征电诊断标准：肘段尺神经运动传导速度 NCV＜50m/s，肘段尺神经 NCV 较远端减慢＞10m/s 可予以诊断。肘管综合征严重程度的标准，可以用肘段尺神经运动传导速度来进行评价：田东等报道，当 NCV≥45.0m/s 时，为轻度卡压；当 NCV＜45.0m/s 时，为中度卡压；当 NCV＜40.0m/s 时，为重度卡压。

超声检查：是检查肘管综合征的重要手段和方法。临床上常根据神经受压部位的直径、横截面积和尺神经卡压部位的回声情况对尺神经损伤程度进行评估。相关研究可以将尺神经横截面积 $11.1mm^2$、$15.8mm^2$ 和 $18.3mm^2$ 等三个指标作为诊断轻、中、重度肘管综合征的界值和依据。

MRI 检查：临床上诊断肘管综合征主要依靠查体和肌电生理检查，肌电生理检查虽然有助于对肘管综合征的定位和定性诊断，但是神经电生理检查只能够反映残存神经的传导功能，当肘管综合征患者神经存在轻度受压或者神经纤维未被病变累及时，神经传导功能接近正常，肌电图检查可产生一定的假阴性结果。临床上对该病的诊断缺乏直接的形态学方面的证据。MRI 检查是通过测量肘段尺神经卡压点处神经横截面积、尺神经和 RSI1、RSI2 等参数来判断尺神经的损伤情况。也有一些研究认为，可以将尺神经支配肌肉的组织形态学参数与尺神经 RSI1、RSI2 参数结合为肘管综合征的诊断和治疗提供组织影像学参考。该检查可清晰地显示神经及其周围组织形态与信号的改变，具有对软组织分辨率高，多个平面、多种参数成像等优势，是研究周围神经损伤的重要手段和方法。

高频超声：可准确地显示尺神经形态和周围组织结构，为诊断肘管综合征提供了一种快速、无创、安全、价廉的检查方法，易在临床推广并应用。高频超声图像上尺神经横切面显示神经内部结构不清晰，其内"筛孔"状结构显示模糊或消失，纵切面显示尺神经于卡压处受压变扁，卡压近端及远端尺神经明显肿胀增粗，神经内部束状结构显示不清晰，神经内部回声减低，可探及神经外膜回声增强。能量多普勒显示尺神经内部血流信号增多。

2. 鉴别诊断

（1）颈椎病及颈神经根病变：由于颈椎间盘突出或颈椎关节增生压迫或刺激神经根，导致上肢神经症状。颈椎根型颈椎病在临床症状和体征上与肘管综合征有很多相似之处，当突出的椎间盘或者增生的骨赘压迫和刺激臂丛的神经根时，可出现尺神经运动和感觉神经功能障碍等表现，所以容易被误诊为神经根型颈椎病。神经根型颈椎病由于受压节段的不同表现为相应神经支配区域的感觉和运动障碍，其特征表现为肩臂部的放射性疼痛，可随主被动体位变化诱发或加重。专科查体时患侧臂丛神经牵拉试验和压头试验阳性。X 线检查可见颈椎前生理性前凸消失、椎体前后缘骨质增生、椎间孔狭窄等表现。CT 和 MRI 检查可反映出椎间盘突出，椎管和神经根受压情况。

（2）胸廓出口综合征：由于锁骨下神经血管解剖结构的异常而导致的锁骨下动静脉、臂丛神经在胸廓出口部位受到卡压而出现的神经或者血管症状。神经症状主要是臂丛神经压迫引起的，而且临床上神经症状较血管症状更多见，主要表现为臂内侧，环、小指及手背尺侧麻木，上述症状可在上肢外展外旋时加重。体格检查时患侧斜角肌试验和上肢外展试验可出现颈肩部、上肢疼痛和麻木加重，桡动脉搏动减弱或者消失等阳性体征。超声检查、MRI、动脉造影及神经电生理检查可明确诊断。

（3）腕尺管综合征：又称为 Guyon 管综合征，是由于腕部骨折、囊肿、腕关节滑膜增生、慢性劳损或外伤导致的腕掌侧尺管容积减小，尺神经手掌侧运动支受到摩擦或压迫导致的手部骨间肌，第 3、4 蚓状肌，小鱼际肌失神经支配而出现的肌肉萎缩，并指无力，环、小指特别是小指爪形手畸形及环指尺侧半和小指麻木的尺神经手掌侧感觉支功能障碍症状。在临床表现上虽然与肘管综合征有相似之处，都存在手内在肌萎缩无力及小指和环指尺侧半感觉麻木症状，但是肘管综合征神经受压部位位于肘关节水平，神经损伤位于肢体近端而出现肘关节以远神经功能障碍，具体可表现为前臂尺侧、手背尺侧、环指尺侧和小指感觉功能障碍，由于尺神经支配前臂尺侧部分屈指肌，所以在临床上环、小指屈曲功能受限更为明显。超声和神经电生理检查对于肘管综合征和腕尺管综合征鉴别具有较高的敏感性和特异性，故二者比较容易鉴别。

四、治　疗

《素问·痿论》有"治痿独取阳明"之说；朱丹溪提出"泻南方、补北方"的治痿原则，具体又分为湿热、湿痰、气虚、瘀血。中医学者对于肘管综合征的辨证论治突破了痿证的范畴，吸纳了西医学解剖、生理、病理的知识，运用中医理论来解释本病的病因病机，运用中药内服、针灸、拔罐、放血、穴位注射等治疗本病，值得我们进一步探讨。

西医对于本病主要的治疗方式为手术治疗，但存在着明确的适应证，手术只适用于中重度肘管综合征。同时，对于轻中度肘管综合征的非手术治疗，西医主要采取应用非甾体类抗炎药、皮质激素类药物、营养神经类药物，疗效不确切。

（一）手法治疗

用拇指按于尺神经沟处，轻柔地左右弹拨尺神经，再顺尺神经方向按压青灵、小海、灵道等穴位。掌揉小鱼际及第 1 背侧骨间肌处，反复 5 遍，约 10 分钟。用三棱针点刺小海穴，火罐留罐放血。中医学认为，不通则痛，经络受损，气血瘀滞，遂内生瘀血，刺络拔罐可以去瘀生新，使瘀血去，新血生，改善了局部经络阻滞。

（二）中药治疗

内服黄芪桂枝五物汤加减、补阳还五汤加减，具有益气补血活血、通经活络的作用。

（三）针灸治疗

《素问·痿论》提出痿证治疗的方法，"帝曰：治之奈何？岐伯曰：各补其荥，而通其腧，调其虚实，和其逆顺；筋脉骨肉各以其时受月，则病已矣"。基于上述理论，选取手阳明大肠经穴位三间、合谷、曲池、肩髃，手少阴心经穴位少府、神门、少海。阳明经多气多血，针刺手阳明大肠经诸穴，可以振奋上肢气血，润泽宗筋，疏通经脉，使得经气下达腕、手，上达肘、肩、颈部，筋脉得以润养，气血流通畅达。针刺手少阴心经诸穴，可以调整手部及肘部局部气血运行，促进尺神经受压部位肿胀消退及神经感觉及运动功能的恢复。针刺治疗肘管综合征能够有效地促进全手屈伸、外展、内收功能的恢复，改善环、小指麻木症状，提高患者的依从性和临床疗效。

经筋排刺法治疗：取病侧手太阳小肠经之五输穴（少泽、前谷、后溪、阳谷和小海穴），采用无菌针，于常规消毒后快速垂直刺入肌腱浅层，并予雀啄法行针 1 分钟，然后在每两穴的连线上以每隔 1 寸左右的距离垂直刺入 1 针，每条线最多不超过 5 针，每次留针 30 分钟，每日治疗 1 次。经筋是附属于十二经脉的筋膜体系，具有屈伸关节、约束骨骼和维持人体正常运动功能的作用，《素问·生气通天论》曰"有伤于筋，纵，其若不容"，而采用经筋排刺法可以起到充养脉气、补气益血、濡养经筋的作用，恢复期"宗筋主束骨而利机关"的作用。排刺法是在经络的循行位置上按照特定的取穴原则，以相对的密集间距取穴针刺，从而排列成行的针刺方法。排刺法最早见于《儒门事亲》，在《针灸大成》中亦有记载。近年来的研究发现，排刺法不仅刺激量大，而且针感强，能够调畅气血、疏通经络，不仅可以促进炎症的吸收、减轻炎性水肿，还能刺激末梢神经、改善血液循环，已被临床广泛应用。

小针刀松解术是针对肘管综合征后期已纤维化、结瘢粘连的组织进行松解，促使经络得以调和，减轻卡压及滑膜嵌顿等。

（四）运动治疗

指导患者主动进行患肢运动以增强肌力；有计划地接触各种刺激以训练包括触觉、痛觉、冷热觉、两点觉及实体感觉等感觉功能训练；用支具、矫形器将肢体固定于一定的体位，减轻卡压引起的疼痛，注意观察，以防产生继发血液循环障碍；重新学习掌握日常生活活动功能和各种手工操作能力，以帮助患者恢复生活自理和工作能力，有利于使患者增强信心，重返社会；运用医学心理学的知识和技术，通过对话，帮助患者顺利进入"病人角色"，使患者正确认识伤病的发生、发展和治疗过程，了解功能恢复的前景，鼓励患者积极与医务人员配合，主动锻炼，而不是消极地等待治疗，从而加速康复过程。

（五）物理治疗

理疗、热敷选用超短波、音频电流、紫外线、离子导入疗法等可改善血液淋巴循环，减轻局部炎症，消除水肿，缓解疼痛。

五、预防与调护

肘管综合征预后调护措施：基础护理；饮食护理，合理膳食，加强营养；疼痛护理；心理护理；指导患者进行康复功能锻炼。注意局部保暖，避免受风寒湿邪侵袭。减少肘关节活动，防止肘关节重复损伤。本病重在预防，伤后应调整臂部的姿势，防止肘关节长时间过度屈曲，避免枕肘睡眠，佩戴护肘。手内在肌萎缩明显、神经内纤维变性或症状持续时间长的患者预后较差。

（潘丹虹）

第五节　桡骨茎突狭窄性腱鞘炎

桡骨茎突狭窄性腱鞘炎（tenosynovitis stenosans of styloid process of radius）发生于桡骨茎突纤维鞘管处，由于拇长展肌腱和拇短伸肌腱在桡骨茎突部位的腱鞘内长期相互反复摩擦，导致该处肌腱与腱鞘产生无菌性炎症，造成腱鞘管壁增厚、粘连或狭窄而出现的症状。

一、病 因 病 机

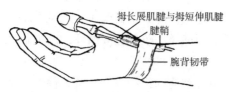

图 6-10　桡骨茎突部肌腱及腱鞘的局部解剖

本病由于慢性积累性损伤所致。拇长展肌及拇短伸肌的肌腱在桡骨茎突部共同的纤维骨性鞘管内通过，肌腱出鞘管后向远端折成一定角度，分别止于第 1 掌骨及拇指近节指骨基底（图 6-10）。当拇指或腕部活动过度频繁，长期劳损，即可使腱鞘发生损伤性炎症，造成肌腱滑膜炎和纤维管的渗出、水肿和纤维化，进而使鞘壁增厚、管腔变窄，肌腱局部变粗，肌腱在腱鞘内的滑动受阻而引起相应的症状。

根据中医学理论，本病可归为"痹证""伤筋""筋痹""筋结"等范畴，认为本病多因风、寒、湿之邪合而为病，阻滞气血运行，不通则痛。

二、临 床 表 现

本病多见于手腕部长期过度劳累者，如手工劳动者、文字书写者、家务劳动者等，男女患病率大约为 1∶5，临床表现主要有两个方面：局部疼痛和功能障碍。本病多发病缓慢，逐渐加重。患者腕部桡侧局限性疼痛，提物乏力，做提壶、扫地、切菜等伴有腕桡偏的动作可使疼痛加剧。疼痛严重者可放射到全手，甚至夜不能寐。桡骨茎突部可微有肿胀，病程长者可触及硬结，桡骨茎突远端压痛，有时可见摩擦音，可因拇指废用引起大鱼际肌肉萎缩。握拳尺偏试验阳性。

三、诊断与鉴别诊断

1. 诊断

根据病史和临床表现一般可做出诊断。X 线检查无阳性表现。

2. 鉴别诊断

本病与其他疾病（如腕舟骨骨折、局部软组织损伤和腱鞘囊肿）容易鉴别。

（1）腕舟骨骨折：有明显的外伤史，鼻烟窝压痛。

（2）局部软组织损伤：有明确的外伤史，经过充分休息和对症对因治疗后可痊愈，无反复发作病史。

（3）腱鞘囊肿：发展缓慢，除局部肿块外，很少有症状，偶尔局部酸痛。少数囊肿能自行消失，并不再复发，多数囊肿可持续增大或存在。

四、治　疗

以手法治疗为主，配合药物、小针刀和针灸等疗法，必要时行松解术。小针刀疗法是治疗本病的特色。

（一）手法治疗

以右手为例，患者取坐位或仰卧位，医者先用左手拇指置于桡骨茎突部按摩、揉捏数分钟，再用右手示指及中指夹持患肢拇指，向下牵引，并向尺侧极度屈曲；再用左手拇指捏紧桡骨茎突部，用力推压挤按，同时右手用力将患者腕部掌屈，再伸展，反复3~4次。每日1次。

（二）中药治疗

中药局部外敷，或将中药制成膏剂、散剂等贴敷于患处皮肤，或中药（如海桐皮汤）熏洗，药物经皮肤吸收后直接作用于患处。

（三）针灸治疗

针刺局部穴位或阿是穴，局部可行气活血、化瘀通络、散寒除痹，整体可畅通全身气机，使筋得濡养，局部瘀滞得以消散。滞针术可通过单向捻针达到强化催气、加强针感及松解组织粘连的目的。或采用火针快速点刺桡骨茎突局部压痛点配合超激光照射治疗，或采用电针等。灸法主要采用局部压痛点隔姜灸，或采用温针灸。

小针刀治疗，术者左手固定患者的硬结处或压痛点，右手持小针刀，于桡骨茎突远端肌腱出口处刺入，与肌腱平行进入腱鞘，将腱鞘纵行切开。嘱患者主动屈伸拇指，肌腱在鞘内滑动顺畅，无嵌顿、无扳机样感觉为松解成功。注意勿伤及桡动脉和神经支，亦不可倾斜刀身，以免损伤肌腱。术后无须用药，鼓励患者早期进行拇指主动屈伸锻炼。

（四）运动疗法

当刺痛开始时，可以做些温和的手部运动以缓解疼痛。旋转手腕是简单的运动之一。转动手腕约2分钟。可以运动所有的腕部肌肉，恢复血液循环，并消除手腕的弯曲姿势。

（五）物理疗法

冲击波治疗：患者取坐位，患指下垫软枕，将耦合剂涂抹在记号笔标注部位，冲击次数 2000 次，频率 7 Hz，根据患者对疼痛的耐受度调整治疗压力在 0.8～2 bar，每周治疗 1 次，3～5 次为 1 个疗程。

低水平激光治疗：需根据肌腱的深浅、皮肤厚度、激光剂量等进行调整。

（六）其他疗法

中药离子导入法：采用超声电导中药，将液体植入到超声导入凝胶片（每片约含 3ml 中药液体），并将药物贴片固定于仪器治疗发射头内，发射头固定于患者病变疼痛处进行治疗，每天 2 次，每次 30 分钟。

五、预防与调护

本病有反复发作倾向，需注意预防。注意工作时保持正确姿势，尽量避免手腕部活动过大、活动频率过高，减少局部受寒。疼痛者，可固定腕关节于桡偏位 3～4 周。

（叶锦霞）

第六节　指屈肌腱腱鞘炎

指屈肌腱腱鞘炎（tenosynovitis of flexor digitorum）又称"扳机指""弹响指"，是以患指屈伸时疼痛，并出现弹跳动作为主要症状的疾病。以拇指、示指和中指受累较多见，其中拇指最常见，亦有少数患者多个手指同时发病。儿童的拇指"扳机指"可能与籽骨肥大或韧带肥厚有关。

一、病因病机

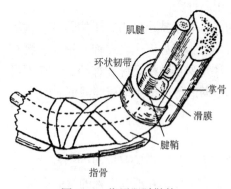

拇长屈肌腱和指深屈肌腱、指浅屈肌腱被包绕在骨性纤维鞘管内，该鞘管的起始部位位于各指掌指关节处（图 6-11）。手指频繁的伸屈活动，使指屈肌腱与骨性纤维鞘管起始部过度摩擦；或长期用力握持硬物，使骨性纤维鞘管受硬物与掌骨头的挤压，而产生慢性无菌性炎症反应，出现腱鞘局部渗出、充血、水肿，逐渐慢性纤维结缔组织增生、鞘管壁肥厚、粘连等，使管腔狭窄，指屈肌腱因之受压而变细，两端膨大呈葫芦状。屈指时，肿大的肌腱部分通过腱鞘的狭窄隧道时

肌腱
环状韧带
掌骨
滑膜
腱鞘
指骨

图 6-11　指屈肌腱鞘管

受到阻碍，使屈伸活动受限，勉强用力伸屈患指或被动伸屈时，便出现扳机样的弹跳动作，并伴有弹响声（图 6-12）。

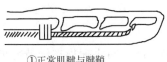
①正常肌腱与腱鞘

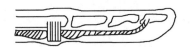
②腱鞘炎时，指屈肌腱发生损伤性水肿，环状韧带增厚成葫芦状

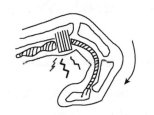
③屈曲患指，肌腱膨大部分通过狭窄的腱鞘，出现扳机样的弹跳动作

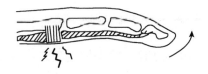
④伸直患指时亦发生同样的情况

图 6-12　扳机指发生机制

中医学认为，局部劳作过度，积劳伤筋，或感受寒凉，气血凝滞，不能濡养经筋而致本病。

二、临 床 表 现

本病多见于女性及手工操作者，亦可见于婴儿及老年人。初起表现为患指疼痛，用力伸屈时疼痛加重，症状较重者出现弹跳动作，患指伸屈活动障碍，患指屈曲后不能自行伸直，需健手辅助伸直，以晨起、受寒后症状加重，活动、热敷后症状减轻或消失。若小儿患者发生拇指屈肌腱腱鞘炎，则以一侧或两侧拇指指间关节呈屈曲状、运动受限、被动伸直出现弹响为主要症状，无明显剧烈疼痛症状。

掌指关节的掌侧面明显压痛，可摸到米粒大的结节状物，该结节在手指屈伸时可感到上下滑动。压住此结节，再嘱患者做充分的屈伸活动时，有明显疼痛，如已有狭窄，可感觉弹响由此发出。严重者手指交锁于屈曲位不能伸直或伸直位不能屈曲。

三、诊断与鉴别诊断

1. 诊断

根据病史和临床表现可确诊。X 线检查无阳性表现。

2. 鉴别诊断

本病诊断容易，无须与其他疾病鉴别。

四、治　　疗

以手法治疗为主，配合药物、小针刀和水针等疗法，必要时行松解术。

（一）手法治疗

患者先主动屈曲指间关节，医者左手托住患侧手腕，右手拇指在结节部做按揉弹拨、横向推动、纵向拨筋等动作，最后握住患指末节向远端迅速拉开，再伸直指间关节重复上述动作 3～5 次。每日或隔日做 1 次。

（二）中药治疗

主要采用中药熏洗，将海桐皮汤等中药蒸煮后，先用药物蒸汽熏，待略凉后，手浸入药水中浸泡并活动按摩患处，早、晚各一次，每次 30 分钟，10 天为 1 个疗程。

（三）针灸治疗

小针刀治疗：非手术治疗无效者，用小针刀做切割治疗，行腱鞘松解术。即局部麻醉后，用小针刀沿平行于肌腱方向刺入结节部，沿肌腱走行方向做上下切割，不要向两侧偏斜，以免损伤指神经。如弹响已消失，手指活动恢复正常，则表示已切开腱鞘。

针灸治疗：采用硬结围刺，外加温针灸，或者针刺配合隔姜灸等。

（四）物理疗法

采用直线偏振光近红外线照射联合痛点阻滞治疗，探头对准患者痛点，持续直线偏正光近红外线照射，输出功率 100%，每次 20 分钟，每周 5 次，10 次为 1 个疗程。

采用毫米波治疗，毫米波辐射器置于手掌侧远掌横纹附近疼痛最重的痛点、手部的穴位及经络，每日 2 次，每次 40 分钟，每个疗程 7 天，治疗 2 个疗程。

体外冲击波联合超短波治疗，采用体表解剖标志结合痛点定位法，在指肌腱及其周围查找最明显的压痛点，均匀涂抹耦合剂，开启疼痛治疗模式，选择 R15 治疗探头，压力为 1.5kPa 左右、频率为 10～15 Hz、脉冲数为 1 000～2 000 次，每间隔 1～7 天治疗 1 次，治疗 3～5 次为 1 个疗程。

五、预防与调护

连续工作时间不宜过长，平时尽量避免手部单一、长时间的动作，防止劳损。尽量用温水，少用冷水，以减少局部刺激，防止手部受寒。发病时间短、疼痛严重的患者要充分休息，施用手法要适当，而对晚期硬结明显者则尽量不用，以免适得其反，可采用水针或小针刀治疗。经常握持硬物工作者应戴手套保护。平时可进行功能锻炼，轻轻握起拳头，张开，将手指伸直，如此反复练习。

（叶锦霞）

第七节　上肢慢性筋骨病述评

上肢慢性筋骨病是一类发生在上肢关节部位及其周围附属组织的疾病，主要包括肩周炎、肱骨外上髁炎、腕管综合征、肘管综合征、桡骨茎突狭窄性腱鞘炎、指屈肌腱腱鞘炎等。上肢慢性筋骨病的发生发展受多种因素影响，临床表现及治疗方法亦各具特点，现对上肢慢性筋骨病的研究进展进行述评。

一、肩　周　炎

肩周炎（periarthritis of shoulder）是一种主要发生在肩关节及周围附属组织的一种无菌性炎症，主要临床表现为肩痛、肩关节活动范围减小。肩周炎患者的上臂主动和被动上举、外展、外旋受限，且多以 40～60 岁女性好发，严重影响中老年人的生活质量。现针对肩周炎开展的基础研究与临床研究进行述评。

（一）基础研究

1. 细胞因子与肩周炎研究

肩周炎病因和发病机制尚未完全明确，目前已证实，关节囊上、下部关节囊炎、肩袖间隙韧带炎、肩胛下肌腱及肱二头肌腱炎、肩关节周围滑囊炎（尤其是肩胛下滑囊）是肩周炎的主要病理表现。研究发现，细胞素（cytokines）可诱导成纤维细胞活性增强，进而引起 III 型胶原在关节囊内聚集，而生长因子（growth factor）水平高表达是加剧肩周炎临床症状和关节囊内纤维变性的前期征兆，因此，生长因子抑制剂将是治疗肩周炎的方法之一。此外，雌激素和甲状腺激素对结缔组织的代谢发挥了重要作用，Paul Harvie 在对钙化性肌腱炎（冈上肌腱最常受累）的研究中认为，雌激素和甲状腺激素异常与肌腱炎的发生具有密切相关性。亦有研究证实，前交叉韧带模型上存在雌激素受体，较男性而言，女性的前交叉韧带更易损伤且多发生在排卵期，同时女性的关节囊更趋于松弛，均与雌激素水平有关。而肩关节喙肱韧带和盂肱韧带均属于结缔组织类型，进而推测中老年女性易罹患肩周炎的潜在病机可能与雌激素和甲状腺激素代谢有关。Lho 等通过比较肩关节不稳患者与肩周炎患者间的细胞因子差异发现，肩周炎患者肩关节囊组织中 IL-1α、IL-1β、肿瘤坏死因子（TNF）、环氧合酶（COX）-1 和 COX-2 水平呈现升高趋势，肩峰下滑囊组织中 IL-1α、TNF-α、COX-2 水平亦较正常人升高，由此推测，肩峰下滑囊中的炎症介质可能参与肩周炎病程的发生发展。相关研究发现，与肩袖损伤患者相比，肩周炎患者的关节囊中 β-连环蛋白、IGF-2 mRNA 含量显著增高，由此判断，IGF-2 异常表达加剧了肩周炎关节囊纤维化。转化生长因子（TGF-β）在介导细胞增殖分化、基质降解、免疫调节及细胞凋亡等方面具有重要作用，同时其作为重要的促纤维化因子之一，不仅可促进成纤维细胞生成，还可增强诱导成纤维细胞合成大量胶原纤维、蛋白多糖及纤维粘连蛋白等细胞外基质，从而加速纤维化过程。诸多研究表明，肩周炎患者关节囊组织中的 TGF-β 含量呈现高表达状态。基质金属蛋白酶（MMP）家族在细胞外基质降解与重塑进程中具有重要调节作用，其参与了肩周炎纤维化的病理过程。研究发现，肩周炎肩关节囊组织中 MMP-1、MMP-2、MMP-3、MMP-9、MMP-12 含量表达明显增高。另有学者报道，与肩关节不稳定者相比，肩周炎患者关节囊组织中酸敏感性离子通道（ASIC）1、ASIC 2、ASIC 3 mRNA 含量显著增高。综上，生长因子、IL-1α、TNF-α、COX-2、IGF-2、MMP 及 ASIC 等诸多细胞因子促进了肩周炎纤维化，各类型的细胞因子共同作用，导致肩关节囊挛缩、增厚、容积下降，最终引起肩关节活动受限。

2. 肩周炎动物模型研究

肩周炎动物模型建立的意义在于在一定时间内，尽可能准确、稳定地与人类肩周炎关节囊及其他组织病损模型一致，且经保守疗法治疗有效，但基于物种种群性不同及外部环境差异等诸多因素的影响，任何一种动物模型都无法完美地复制人类肩周炎模型，但在伦理学许可范围及体现研究目的的情况下，当前采用联合或多种造模方式可在一定程度上减少动物靶模型出现生物学特征偏倚。肩周炎动物模型多以兔类为主，且多采用复合造模方法。有学者通过持续机械刺激联合冰敷建立兔肩周炎动物模型，具体操作为：将家兔右肩部外侧脱毛后，固定家兔使其处于俯卧位，并使其后肢和左前肢与兔台固定，右前肢上臂与水平摇床固定，设置摇床（每次 240 分钟，振幅为 1.5cm）平行摇动肩关节，每天持续固定摇晃 6 小时，持续 3 天，每次摇晃后即刻用自制冰袋外敷家兔右肩部，干预时间与摇床时间一致。造模后家兔右前肢呈"外翻"状态，运动受限，表明造模成功。总之，目前针对肩周炎动物模型的方法研究较少，且方式单一，鉴于诸多细胞因子参与了肩周炎的病程，采用肩关节腔注射生物制剂的方法或生物制剂联合手术造模等方式尚需要进一步研究。

（二）临床研究

1. 西医治疗肩周炎

对于肩周炎急性期首先要制动患肩，热敷、物理和悬吊治疗，减轻炎症反应。配合西药治疗主要有口服镇痛药物对症治疗或行痛点局部封闭治疗（激素+利多卡因），注射部位为肩胛下滑囊及各个压痛点。疼痛无法耐受者可行臂丛神经的阻滞封闭治疗，治疗时须注意无菌操作，附近病变区域避免继发感染，患者无明显疼痛，就可以作肩关节锻炼。慢性期：治疗原则是减轻疼痛，减轻肩关节挛缩。在镇痛前提下行逐步锻炼，防止关节挛缩，并且要在镇痛的条件下被动功能练习。常用方法：引导患者徒手锻炼肩关节旋肩、扩胸、展翅、拉滑轮、外展屈曲、后伸、绕环、耸肩、体后拉手和爬墙练习及使用各种肩关节锻炼器材，活动明显受限患者可做扶杠下蹲练习，每日 3 次，每次 30～45 分钟，而对关节挛缩严重患者及经非手术治疗无效者，可以手术剥离粘连，松解关节囊，术后早期功能锻炼，逐步增大肌力的训练及活动范围或在臂丛神经麻醉下行手法逐步松解也有一定疗效。

2. 中医治疗肩周炎

中医治疗肩周炎的常用方法包括针灸、温针灸、按摩及理疗、小针刀、中医药治疗等。

（1）针灸：肩三针（肩前、肩髃、肩贞）是治疗肩周炎的常用穴位，对于早期肩周炎而言，疼痛较轻且活动功能尚可，通过针刺肩前、肩髃、肩贞，得气后再行平补平泻手法进行治疗即可。若是疾病进一步进展，到了中后期，患者肩部明显疼痛且出现明显的活动功能障碍，则需探寻肩部粘连和痹阻之处，在进针得气后采用苍龟探穴之法，一退三进，如龟入土，使针感达到最强，在患处产生强烈的酸、麻、胀、痛时，留针 24 分钟，每隔 4 分钟行针一次，可在行针时嘱咐患者活动患肢，速度由慢到快，幅度由小到大。

（2）**温针灸**：治疗肩周炎的常用穴位包括近部取穴的肩前、肩髃、肩髎、肩臑、肩俞，以及远部取穴的合谷和外关。在上述穴位中消毒进针，待得气时操作 30 秒后留针。可将肩臑、肩髃、肩俞、合谷和肩前、肩髎、外关分为两组，交替使用温针灸，时间为 30 分钟，两天治疗一次，两周为 1 个疗程，同时嘱咐患者回家每天坚持功能锻炼。抬举引伸法：用健侧手辅助患侧手上抬，经过胸椎位置，最后与健侧手处于同一高度，每天 200～300 次。抡摇法：患者采用站立位，患侧手伸直进行大幅度画圈旋转运动，增加关节活动度。爬墙运动：患者以站立位靠近墙边，患肢手指放于墙面上逐渐往上爬，最好每天增加一定的高度，直到与健侧相同。已有大量临床研究证实，温针灸可显著改善肩周炎，本法具有温通经脉、行气活血的功效，对于局部的组织粘连、肌肉痉挛等，可迅速进行松解改善，抗炎止痛，促进局部血液流动与微循环。

（3）**按摩及理疗**：肩周炎有多种理疗方法，包括间动电疗法、超短波疗法、中频电疗法、脉冲磁疗法等，其中最常用的是超短波疗法和中频电疗法。超短波疗法：将电极置于患处，采用无热量或者微热量，每天 20 分钟，10 次为 1 个疗程。中频电疗法：同样将电极对准肩部疼痛区域，采用相应的肩周炎处方及适当的电流，每天 20 分钟，10 次为 1 个疗程。按摩和关节松动术：采用滚法、揉法、摩法、按法、拍法等对三角肌、冈上肌、冈下肌进行治疗，将肌肉完全放松下来后进一步采用关节松动术，通过对肩关节各个方向的牵引来松解粘连和挛缩，主要包括生理运动和附属运动。按照 Maitland 手法分级对不同程度的肩周炎患者采用不同等级的治疗方法。让患者处于合适的体位进行治疗，如盂肱关节长轴牵引、分离牵引、侧方滑动等，每天 20 分钟，10 次为 1 个疗程。

（4）**小针刀**：标记已确定好的病变部位，进行常规消毒，用 0.5% 利多卡因 10ml 对病变部位进行局部麻醉。小针刀沿着肌纤维方向逐步深入，垂直刺入筋膜、肌肉或骨膜组织，深度需要灵活掌握，依次进行剥离、切开、分离、松解操作。每次施针 3 个部位左右。每 2 次治疗需间隔 1 周进行。

（5）**中医药治疗**：肩周炎归属中医学"肩痹"范畴。治疗时需分清虚实，辨证治疗。本病以痰浊、瘀血、气滞、外邪侵袭为标；以脏腑气血亏虚为本。以扶正兼祛邪、通络止痛为总治则。具体治法宜活血祛痰疏郁、祛风散邪、滋补肝肾、益气扶正等，随证选用。本病治疗当分清虚实。病情初期以标实为主，祛邪活血通络为基本治疗原则，预后较好。久病迁延、失治误治或体虚之人，多为虚证，应辨证论治。同时，本病易反复发作致关节活动功能受限，故针灸、推拿、外治和运动疗法的联合运用应在治疗中加以重视，以确保有效治疗疾病的同时能缓解肩部功能。肩痹作为常见风湿病之一，在临床中有着重要意义。整理并研究历代文献有关肩痹相关内容，对病因病机及证治规律加以总结归纳，能够更清晰地认识肩痹理论体系，使肩痹理论更好地应用于临床。

二、肱骨外上髁炎

肱骨外上髁炎（external humeral epicondylitis）是以伸肌总腱为起点的一种损伤性炎症。早年研究发现在网球运动员中发病率较高，故又称"网球肘"（tennis elbow）。该病通常被认为是因过度使用导致的损伤，如网球运动等球拍运动、长期从事单体繁重体力活等，常见于优势侧手臂。肘外侧疼痛是肱骨外上髁炎的主要临床症状。肱骨外上髁炎通常为自限性疾病，正常病程为 12～18 个月，因此轻度患者仅需药物缓解疼痛症状，仅部分严重或持续症状的患者需进行进一步保守或手术治疗。

（一）基础研究

目前认为，肌腱的损伤是引发肱骨外上髁炎、产生疼痛症状的直接原因，其病理变化包括肌肉近端肌腱的微小断裂、肉芽组织和无炎症迹象的退行性改变。网球、乒乓球、羽毛球等运动中，不正确的动作、高强度的运动、过重或尺寸不合适的运动器材等均能导致运动员或运动爱好者产生肌腱劳损进而引发肱骨外上髁炎。除运动员外，打字员、纺织工人等，在工作中重复屈肘、伸肘等动作，增加桡侧腕短伸肌的负荷导致劳损引发肱骨外上髁炎。更深入的研究表明，COL5A1 基因与肱骨外上髁炎的发展有一定的联系。Altinisik等首次指出 COL5A1 基因与网球肘相关。研究发现，该基因的 BstUI A1 和 DpnII B2 等位基因是网球肘的危险因素，携带此两种基因的人患肱骨外上髁炎的可能性更高。Lv 等的研究发现，COL5A1 的 rs12722 与肌腱和韧带损伤呈正相关，会增加网球肘的发病风险。此外，吸烟和肥胖也被认为是影响肱骨外上髁炎发病的重要因素。1999 年, Kraushaar 和 Nirshld 等的研究指出，以退行性变化为特征的肌腱变性为肱骨外上髁炎的主要病理变化。在显微镜下观察病变组织，发现其中存在断裂的胶原纤维、成纤维细胞及无功能的血管组织，但无巨噬细胞、中性粒细胞等常见炎性细胞。镜下观察到其幼稚无序的胶原纤维、分化不成熟的成纤维细胞及血管、肉芽组织长入，取代原正常纤维组织，产生退行性变化。该研究打破了以往人们对肱骨外上髁炎的认知，认为并非炎性细胞导致肱骨外上髁炎，而后续大量研究也证实了肌腱变性为该病的主要病因，而非炎性细胞浸润。肱骨外上髁炎的肌腱变性过程中，早期出现可逆性的急性炎症反应，继而持续损伤正常肌腱纤维组织导致变性。如不受控制，则组织结构受到破坏最后出现纤维化、硬骨质钙化及无序胶原组织软基质的钙化等相关改变。

疼痛是肱骨外上髁炎的典型症状。肱骨外上髁炎的疼痛可能来源于多种原因。在桡侧腕短伸肌中发现物质 P（substance P, SP）和降钙素基因相关肽（calcitonin gene related peptide, CGRP）的存在，且水平显著，提示肱骨外上髁炎的疼痛与神经化学反应有关。物质 P 是广泛存在于神经内的一种兴奋性神经递质，为神经致敏的产物之一。降钙素基因相关肽作为活性肽存在于人体各个系统中。机体神经受到内、外因刺激后，物质 P 可被释放，参与痛觉传递产生疼痛，降钙素基因相关肽可以促进物质 P 的释放，增加物质 P 的作用效率。二者在神经源性疼痛中发挥着重要作用。除上述物质外，谷氨酸等物质的浓度也可能影响患者的疼痛程度。除神经化学反应外，神经卡压及伸肌起源的浅表组织的神经支配模式也可能是发生疼痛的原因。

（二）临床研究

1. 诊断

临床诊断肱骨外上髁炎主要依据患者疼痛部位、体格检查和辅助检查。常见肘关节外侧疼痛，呈持续进行性加重，可向前臂外侧放射。患者常出现握力减弱，米尔征阳性，伸肌紧张试验阳性。辅助检查以 X 线检查和超声为主要手段。超声成像可作为明确肱骨外上髁炎诊断的重要辅助检查之一，对于鉴别肌腱撕裂、肌肉损伤、肌腱神经的脱位等有重要意义。有证据支持使用肌骨超声检测肱骨外上髁炎，然而其准确性可能高度依赖于众多变量，如操作人员的经验、设备和病理分期。实时超声弹性成像对诊断肱骨外上髁炎腱内和腱周病变具有重要价值，有助于鉴别健康和症状性伸肌腱的起源，具有良好的敏感性和与超声表现良好的相关性。该病需与颈椎病、肱骨内上髁炎进行鉴别诊断。颈椎根型颈椎病可出现肘外侧疼痛，呈放射性，无局限性压痛。

2. 治疗

肱骨外上髁炎具有一定自限性。症状较轻时无须进行特殊治疗，症状较重者应采取适当的治疗手段，症状严重者、长时间非手术治疗无效者可采用手术治疗。常用的非手术治疗手段包括局部封闭、冲击波疗法、手法治疗、注射治疗、针灸治疗、中药内服外敷等。体外冲击波对于缓解肱骨外上髁炎患者的肘部疼痛感有较好的疗效。较多研究表明，体外冲击波治疗肱骨外上髁炎时短期疗效优于超声波疗法。手法治疗方法较多，根据操作者的具体手法不同、经验不同，疗效可能有差异。孙长贺采用拔罐捻揉法治疗肱骨外上髁炎患者有效率达到 100%，且改善证候、舒缓肌张力、缓解疼痛的效果优于对照组。弹拨松筋手法、宫廷理筋手法等多种手法在临床治疗肱骨外上髁炎亦有较好疗效。针灸治疗肱骨外上髁炎方式多样，包括毫针、火针、电针、针刀、艾灸等，选穴常以阿是穴为主，曲池、合谷、手三里、外关等大肠经、肺经穴位为辅，能够有效减轻疼痛并改善患病部位的活动度。药物外用可用于治疗肱骨外上髁炎。外敷药物种类较多，包括艾叶散、三七散、辛巴布膏等。研究显示，三七散、艾叶散等应用于临床，配合推拿手法治疗总有效率均高于 80%。中药泡洗患处对缓解疼痛也有一定的疗效。殷京等临床采用中药泡洗法治疗风寒阻络型肱骨外上髁炎，疗效显著。在此基础上，多种治疗方法联合使用综合治疗肱骨外上髁炎，可缓解轻中症患者的疼痛症状。而顽固性肱骨外上髁炎患者则需要采取手术治疗。范少勇等研究表明，关节镜后患者症状得到改善。郭翱等对患者实施 Nirschl 术治疗顽固性肱骨外上髁炎，恢复其临床解剖位置，使前臂伸肌力量得到最大限度恢复，能使患者恢复至正常的运动和生活水平。

3. 预后与调护

肱骨外上髁炎有一定的自限性，轻症患者预后较好，中重症患者经过适当治疗能够大幅度改善症状。该病主要由肌腱损伤所致，故应尽量避免长时间、高强度球拍运动和肘、腕部活动强度大的体力劳动，能有效防止肱骨外上髁炎的发生、发展或复发。

三、腕管综合征

腕管综合征（carpal tunnel syndrome，CTS）是临床上最常见的嵌压性神经病之一，占卡压性神经病的 90%，CTS 是由于正中神经在腕管内受压而出现其相应支配区域的感觉异常及功能障碍的临床综合征。其发病机制目前主要有机械性压迫性学说、局部微血管缺血学说及振动学说等。CTS 对患者的生活质量影响较大，严重者可致残，因此对 CTS 的早期诊断及治疗非常重要。

（一）基础研究

1. CTS 发病机制

正常人群腕部中立位时，腕管内压力为 2.5mmHg（1mmHg＝0.133 KPa）、屈伸 90°时可达 30mmHg。若腕管内压力超过 40mmHg 时，可影响神经内微循环静脉回流，导致静脉瘀滞，进而引起神经内膜水肿和组织渗透性降低，轴索的轴浆运输速度也会受到阻碍。若压力持续存在，神经外膜和神经束间质会发生弥漫性水肿，进而引起神经内物质交换障碍和氧气供应减少，进一步刺激结缔组织反应性增生，导致神经膜纤维化增厚，其中以神经外膜最为明显。由于物质代谢障碍和缺氧，髓鞘和郎飞结的结构逐渐被破坏，最终引起压迫处轴索的断裂和沃勒变性。

2. CTS 发病因素

（1）性别因素：目前国内外报道的腕管综合征的发病性别比例均为女性明显高于男性。分析其原因：第一，由于女性生理特性，不擅长从事重体力劳动，多从事经常需要腕部及手部活动的轻巧、灵活性工作，这使得腕部和手部遭受慢性损伤的机会明显增多。第二，女性腕部结构特点。女性腕管较男性小，而肌腱的直径相对较大，又受雌孕激素变化，因此孕妇也是易患腕管综合征的一个不可忽视的群体。

（2）反复慢性损伤：临床上报道的腕管综合征的高发人群多为从事手工业劳动的人，由于腕部反复长期的屈伸活动，使腕横韧带摩擦增厚，同时由于腕管内屈肌群的相互摩擦，导致肌肉的肥厚及水肿、外膜的增生或腱鞘囊肿的形成，使腕管内正中神经卡压。不仅如此，由于目前计算机的普及，因操作键盘及鼠标而造成的腕管综合征也日益多见。鼠标及键盘的操作者通常为长时间腕部单一姿势，手指高度、反复的活动。目前大多数的观点认为，腕管压力（carpal tunnel pressure，CTP）的增高是 CTS 发生的一个重要因素。当腕部处于中立位置、手指弯曲 30°及前臂呈半旋前姿势时，CTP 最小。而操作鼠标及键盘的姿势正是使 CTP 增高的一个重要因素。

（3）外伤因素：如果腕关节附近的月骨脱位及桡骨下端的骨松质骨折、腕舟骨骨折、巴顿骨折，都会使腕管形态发生改变，相对减少腕管内容量，其中尤以桡骨下端的骨松质骨折和巴顿骨折最容易造成腕管内容量减少。桡骨下端的骨松质骨折患者在临床早期常出现正中神经卡压症状。桡骨下端的骨松质骨折固定后会出现局部出血和组织水肿，进而压迫正中神经。

（4）全身因素

1）神经源性因素：钱氏等指出糖尿病也是 CTS 发病的原因之一，且神经损伤会随着病程的进展而呈现加重的趋势。此外，肾病亦为高发生率的另一病因。

2）炎症反应：痛风患者体内尿酸盐结晶会沉积于腕管内的滑膜和屈肌腱上，并形成痛风结节，这便相对增高了腕管内压力。此外，诸如感染、结核、风湿、非特异性滑膜炎等都可能导致腕管内滑膜和神经等结构产生炎症，继发水肿，增大管内压力，进而加快发病进程。

3）内分泌因素：女性妊娠期和绝经期前后体内激素水平变化明显，可诱使腕管内组织液滞留聚积，管内压力增加，诱发或加重症状。

（5）医源性损伤因素： 一些处于早期阶段的患者或不愿接受手术治疗的患者，会接受腕管内局部封闭治疗。有报道称术前反复在腕管内注射局部封闭药物，会导致正中神经与周围组织，尤其是与腕横韧带发生粘连。现阶段国内外广泛开展内镜下手术治疗，但内镜下使钩刀切断腕横韧带的同时可能损伤与正中神经粘连段。

（6）家族遗传因素： 临床上有越来越多的报道发现，家族聚集性的 CTS 病例可能与遗传因素有关。有研究表明，家族遗传均符合常染色体显性遗传特点，外显率较高，且发病年龄早，通常小于 40 岁，也有儿童时期发病的表现。但仍然不能确定家族性 CTS 是否为其他遗传性系统性疾病的一种首发临床表现。通过对其相关致病基因的研究，其中包括突变导致遗传性压力易感性周围神经病的 PMP22 基因、家族性淀粉样多发神经病的致病基因 TTR 基因和与单核细胞浸润疾病的发病机制相关联的 CCL2 基因，研究表明相关基因可通过影响代谢或导致原发病等途径间接影响周围神经功能，从而诱发 CTS，但尚无明确证据证明 CTS 的特异性致病基因存在。

（二）临床研究

1. 临床表现与诊断

CTS 常见症状有桡侧拇指、示指、中指早期感觉异常，甚至刺痛，夜间尤甚，疾病后期可出现不同程度手部肌肉萎缩，表现为持物无力等。腕部叩击试验、腕掌屈、腕背屈试验可见阳性。

2. 影像学检查

（1）前臂正中神经电生理检查是目前公认的诊断 CTS 的金标准，特别是对临床症状和体征尚不典型的早期诊断及确定正中神经损伤程度具有重要的价值。

（2）超声对本病的诊断有一定的意义，超声对腕管内组织及神经识别度较好，通过测量可以计算出正中神经扁平率，反映正中神经的受压情况，具有无创、费用低、患者容易配合等优点，可作为腕管综合征可靠、有效的检查方法之一。

（3）磁共振检查可以反映 CTS 患者受压正中神经的近端水肿增粗、直径增大，腕管周围有慢性炎症情况及水肿情况，是一种比较可靠的协助诊断方法，损伤和水肿的正中神经在 T_2WI 成像中呈高信号，具有软组织分辨率高、无创等优点。

3. 治疗

轻、中度腕管综合征，由于病情较轻，病程短，一般先采取非手术治疗。中医学认为，"不通则痛""不荣则痛"，多采用联合综合治疗，不仅可以有效地缓解症状，且副作用小。非手术治疗方法众多，主要包括休息、口服营养神经类药物、口服非甾体抗炎药、封闭治疗、康复治疗、中药内服、中药外敷或熏洗、针刀、针灸推拿及其他特色疗法，重度腕管综合征非手术治疗效果往往不佳，在非手术治疗不能控制症状的情况下可考虑手术治疗。鉴于上述治疗各有优缺点，临床上多根据患者的具体病情制定治疗方案。非手术治疗本病具有自限性，使腕部充分的休息和改变不良的习惯，症状可得到缓解。腕关节夹板：佩戴腕关节夹板，可以限制患处活动，使其充分休息，佩戴时使腕关节处于中立位。口服药物：常用的药物包括非甾体抗炎药、糖皮质激素、神经营养药、利尿药等。此类药物具有减轻局部水肿、抗炎镇痛、利尿等作用，但长期服用副作用明显。封闭治疗：临床上常用类固醇类药和麻醉药局部封闭治疗，以减轻腕管水肿和炎症反应，临床上应用疗效显著，可以明显缓解症状。但有研究表明，类固醇类药只能短期缓解 CTS。康复治疗：康复常用的物理疗法，如超短波、激光、磁疗等被广泛应用于本病的治疗，康复治疗可以减轻疼痛，提高手功能。中药内服治疗：根据本病气滞血瘀、脉络不通的病因病机，治疗上方药多选用具有活血化瘀通络功效的药物。中药外敷或熏洗：中药外敷或熏洗通过局部用药，使中药的有效成分直接作用于患处，透过皮肤直达病所，较内服药物效果更显著，如金黄膏外敷治疗等。针刀治疗：针刀目前广泛用于治疗 CTS。与腕管松解减压术比较，具有微创的特点，并且能够有效地避免手术瘢痕过长导致再次卡压等问题。最大限度地保留腕横韧带的功能。针灸治疗：针灸治疗 CTS 具有起效迅速、疗效显著、安全有效的特点，一般选取手厥阴心包经上的穴位（如劳宫、大陵）及阿是穴等。配合灸法热力深透的特点，可直达病所，激发体内经气，灸法不仅具有温经通络、活血散瘀之功能，灸疮还对穴位有持久性刺激，较单纯针刺治疗见效更快，且持续稳定。手术治疗 CTS 可以导致手腕功能严重受损，给患者的生活和工作带来不便，重度腕管综合征非手术治疗效果不佳，如患者的症状经多种综合非手术治疗均不能缓解，应考虑手术治疗，手术的目的为松解正中神经，目前手术治疗方式主要包括开放手术治疗和关节镜下手术治疗。

四、肘管综合征

肘管综合征（cubital tunnel syndrome）又称创伤性尺神经炎、迟发性尺神经炎，作为广泛损伤的一种，主要是指肘部的尺神经受到卡压、牵拉、摩擦等多种因素作用而致的尺神经功能障碍导致的疾病，在临床周围神经卡压类疾病中较为常见，仅次于腕管综合征且临床男性患者多于女性患者。患者会出现手背尺侧皮肤、患肢尺侧环指和小指皮肤感觉异样，通常表现为麻木不适、刺痛、与体位相关或有夜间痛醒史，且随着病程进展感觉功能不断衰退。病程晚期可出现肌无力、肌肉萎缩等表现，屈肘时尤为明显，更甚者手部出现（如爪形手、Froment 征样）畸形，不易恢复。肘管综合征属于中医学"痿证"的范畴，《素问玄机原病式·五运主病》曰："痿，谓手足痿弱，无力以运行也。"外感六淫、五脏虚损、内伤七情、跌仆闪挫、劳力过度等内外因素导致经脉痹阻，营卫不通，气血运行不畅，日久，筋脉、肌肉失于濡养，致使肢体痿软无力。外感六淫邪气、暴力损伤和饮食劳倦等因素是痿证发生的重要诱因，脾胃虚弱，气血化生乏源是其发病基础，本虚标实或虚实夹杂导致的经络瘀血闭阻则是其主要病机。肘管综合征辨证分型可分为：气滞血瘀型，经脉肌肉受损气血不畅使气滞血瘀、瘀阻脉络致肌肉痿废；气血亏虚型，气血不荣、四肢失养致肌肉痿废；风寒湿痹型，感受风寒导致肌肉痿废；湿热阻络型，湿热之邪遏阻脉络无力推动气血运行致四肢失养、肌肉痿废；肺热津伤型，有感受温热之邪病史，津液耗伤，"肺热叶焦"，津液输布失常致肌肉失养。

（一）基础研究

现代医学认为，肘管综合征疾病发生的主要原因为肘部尺神经受到卡压。引起肘部尺神经卡压的因素众多，包括以下几个方面。

1. 局部创伤、劳损

骨折等急性损伤后，在急性创伤期，肘管出现出血、充血、水肿机化、骨痂、神经粘连、瘢痕压迫尺神经，导致肘管综合征。慢性劳损亦可使肘部软组织水肿、瘢痕组织增生、神经粘连而减小肘管容积压迫尺神经。相关创伤、劳损（包括骨折、骨折所致畸形愈合）、脱位、软组织挫伤、职业或生活习惯导致肘部劳损、长期压迫肘部，运动员或体育爱好者肱三头肌内侧头肥大，其生理结构异于常人，压迫尺神经。

2. 占位病变

肘管内占位性病变（如骨质增生、肿瘤等病变）损伤尺神经，使肘管内压升高压迫尺神经。如肘管内侧壁弓状韧带病变发生水肿增厚、骨质增生、骨赘形成、肿瘤、囊肿等减小肘管内容积，直接对尺神经形成压迫。

3. 慢性骨、关节软组织炎症

尺神经沟的结构较为狭窄，伸展性较差，其结构除内侧壁为弓状韧带外，外侧壁、前后壁都是延展性较差的骨性结构。当此部位发生炎症时不仅可引起尺神经受到压迫、摩擦加重损伤，还会因尺神经肿胀，减小肘管内容积，压迫尺侧上副动脉，造成尺神经供血不足，加重尺神经损伤引发本病。

4. 先天性因素

先天或后天等因素造成肘外翻畸形、尺神经脱位（半脱位等）导致肘部结构异常而压迫尺神经，均可造成肘管综合征的发生发展。

5. 外界因素作用

尺神经位于尺神经沟位置较表浅处，易受外界因素的影响，如经常接触硬物受到摩擦易发生病变。

（二）临床研究

1. 临床诊断方法

（1）依靠临床症状、体征及肌电图检查：运用肌力、反射、触觉、温觉、交感神经营养方面等物理检查结果及肌电图检查作为诊断方式。肌电图检查作为有创检查会使患者感觉不适、依从性较差，不可多次重复检查，检查结果不可直观精确显示尺神经的卡压点。

（2）高频超声检查：随着科技的发展，高频超声检查在临床应用已较为广泛，通过检测尺神经的横截面积、最大横径、回升变化等判定尺神经有无异常等情况，明确尺神经卡压部位、原因、卡压程度及尺神经病变程度。此法简单无创、可反复使用、费用较低、无侵入性，适合基层推广。

（3）磁共振神经成像：可对神经异常及变化进行直观显示、评估神经卡压点及神经周围解剖结构的改变，但费用较高，无法动态观察。

（4）电生理检查：可帮助确定是否存在神经损害、神经元病变或周围神经病变。但此方法的准确率受检查者的经验、患者的配合程度的影响较大。此方法因对身体的侵入性易导致患者产生恐惧而不被接受。

2. 肘管综合征临床中西医防治

（1）中医学对痿证（如肘管综合征）的治疗主要采用针刺、中药及理疗方法。

1）中药疗法：中药口服汤剂及外用敷贴。针对中医理论给予中药治疗，化瘀消肿、除痹止痛。黄芪桂枝五物汤结合尺神经前置术可明显改善肘管综合征患者病情，该方益气温经、和血通痹，有益于损伤神经的修复，提高治疗效果。补阳还五汤加减结合尺神经前置术治疗肘管综合征，改善肘管综合征患者的病情，该方补气活血、逐瘀通络，有助于损伤神经组织的修复。

2）针刺、艾灸疗法：针刺疗法具有安全有效、简、便、廉、验等特点，且在治疗痿证疾病方面历史悠久、疗效可靠。针刺治疗在中医学中居于重要地位。肘部经络主要为手三阴经及手三阳经，肘管位于手太阳小肠经、手少阴心经、手阳明大肠经附近，取相应经络较近穴位进行针刺治疗。临床针对肘部综合征可采用针刺手阳明大肠经之肘髎，手少阴心经之少海，手太阳小肠经之小海并辅助艾灸进行治疗。针刺可改善针刺部位及肢体远端的血流情况，增加组织血氧供应，调节肌肉萎缩。针刺支正、小海、阳池、腕骨、后溪、养老、中渚等穴位可有效缓解肘管综合征患者的临床症状，促进手部运动和感觉功能的恢复。针刺治疗可显著促进手部外展、屈伸，改善手指麻木及尺神经卡压情况。研究显示，艾灸治疗效果较好、费用较低、患者承受的痛苦小，不足之处为艾灸疗程较长。

（2）现代医学临床上对肘管综合征的治疗方法主要分为非手术治疗和手术治疗。

1）非手术治疗：常用于病程前中期、症状未严重影响生活质量时。非手术治疗主要包括以下几个方面：①减小尺神经受到的压力，多休息，减少因运动锻炼造成的肱三头肌压迫尺神经；调整肘部至最适角度，使肘部尺神经处于休息状态，研究发现伸直肘关节可最大化肘管容积，屈肘使肘管内容积减小。可辅助使用矫形器、夹板、支具、石膏等固定关节，减少对神经的牵拉，以降低神经压力。②适当情况下给予神经营养药物、非甾体抗炎药进行治疗，以减少患者的痛苦。如针对代谢性因素引起的神经卡压可采用促神经营养代谢药物。③肘关节局部理疗、封闭。

2）手术治疗：当非手术治疗效果不佳时可采用手术治疗方式，彻底解除或降低尺神经卡压情况，达到治疗或缓解肘管综合征病情的目的。

原位松解术：对尺神经筋膜病变结构情况进行松解，通过肘部侧面小切口找到尺神经进行手术，清除压迫性组织及肘管内粘连。此方法创伤较小、对周围神经及血液运输影响较小、术后并发症少、恢复快，较适用于病程前期有感觉异常但尚未出现肌肉萎缩现象的患者，肘关节屈曲时无尺神经的滑脱及无肘关节畸形的患者，尺侧腕屈肌两头之间的腱膜压迫的患者，滑车上肘后肌压迫的患者；不适用于肘管内占位病变、创伤后瘢痕增生、尺神经脱位（半脱位）的患者。

肱骨内上髁切除术：此手术方式从内侧副韧带深处切除肱骨内上髁，亦可切除内侧肌间隔。在有效降低尺神经紧张的情况下最低限度地前移尺神经。此方式恢复快、疼痛减少，对尺神经及分支无干扰，避免了屈肌瘢痕的形成和肘关节运动对尺神经的拉伸；缺点为易使前臂屈肌力量减弱，易使肘内侧产生持续性疼痛，易损伤内侧副韧带引起肘关节不稳等。

尺神经松解前置术：分为皮下、肌间及肌下前置术，将尺神经从神经沟内松解游离，尺神经行神经外膜松解术，从而清除尺神经受到的压迫、牵拉，彻底减压尺神经。此法适用于术前尺神经反复半脱位、脱位，骨关节改变、增生，病程长但未发现尺神经外观异常或发病原因不明患者。肌间前置术因对前臂屈肌群破坏较大且存在肌间瘢痕粘连风险，而使用较少。

关节镜下尺神经松解术：该方法采用内镜通过组织与深筋膜间隙入路，显露肘管支持带下受压的尺神经并原位松解。此手术方式创伤较小、术后并发症少、患者承受痛苦较小、恢复快、瘢痕轻，使尺神经及伴随血管同时前置，确保了尺神经的血液供应。

肘管扩大成形术：不改变肘管内尺神经原解剖行径而对压迫尺神经的周围软组织进行清除、切除肱骨内上髁两侧及沟底骨质，扩大尺神经管。

神经内外膜松解术：根据尺神经损伤的程度决定是否采用此方法，可用于因局部缺血导致的血-神经屏障破坏，从而引发外膜增厚，甚至变性，形成瘢痕，导致尺神经内压增大，损伤进行性加重的情况。

五、桡骨茎突狭窄性腱鞘炎

桡骨茎突狭窄性腱鞘炎（tenosynovitis stenosans of styloid process of radius），该病由瑞典医生 De Quervain 在 1985 年首次定义，主要是由于拇指或腕关节长期过度活动，拇短伸肌和拇长展肌在桡骨茎突处反复磨损，使桡骨茎突处的腱鞘（第 1 背侧伸肌间隔）产生的慢性无菌性炎症。本病病因较为复杂，女性发病率显著高于男性，以手工劳动者及家庭妇女发病率较高。临床表现为桡骨茎突局限性疼痛、放射痛，可向前臂和肘部延伸；桡骨茎突处可触及硬结和压痛；握拳尺偏试验（Finkel-Stein 征）阳性。桡骨茎突狭窄性腱鞘炎在中医学上属于"筋节""痹证""伤筋"的范畴，发生的原因为拇指及手腕反复劳损，耗气伤血，气血凝滞，不通则痛。治疗原则主要以行气活血、通络止痛为法，使局部气血通畅，恢复拇指和腕部活动功能。目前对于桡骨茎突狭窄性腱鞘炎的治疗手段主要包括封闭治疗、针灸、小针刀及体外冲击波治疗等。这些疗法在临床上都取得了较好的疗效，但经过文献查找发现，对于该病的发病机制及治疗靶点等相关研究数量较少，此项研究可作为今后的重点研究方向。下面就从基础研究和临床研究进展对该病进行探讨。

（一）基础研究

组织病理学表明，桡骨茎突狭窄性腱鞘炎首先表现为纤维组织增生、第 1 背侧韧带增厚，随后才是炎症的产生。桡骨茎突狭窄性腱鞘炎纤维化的严重程度与炎症呈正相关，因此非甾体抗炎药可以在临床上发挥作用。在以往的研究中，TNF-α、TGF-β 和 IL-1 等炎症因子已经被作为桡骨茎突狭窄性腱鞘炎的预测因子。Yao-Lung Kuo 等对 IL-20 与桡骨茎突狭窄性腱鞘炎之间的关系进行实验研究，旨在探寻出新的生物标志物。IL-20 在多种炎性疾病中发挥作用，与其他细胞因子共同促进炎症细胞因子表达、调节血管生成和趋化。实验结果显示，IL-20 和 TNF-α 与疾病进展密切相关，在桡骨茎突狭窄性腱鞘炎中上调 IL-20 和 TNF-α 能促进炎症细胞因子的释放。桡骨茎突狭窄性腱鞘炎可能通过免疫反应激活巨噬细胞分泌 IL-20 和 TNF-α，从而加重疾病的严重程度。在 II 级桡骨茎突狭窄性腱鞘炎中，巨噬细胞明显多于 III 级和 I 级，炎症过程发生于 II 级，并在 III 级成熟。IL-20 及其受体与病情严重程度显著相关，可能是桡骨茎突狭窄性腱鞘炎疾病新的生物标志物。

在本病中，女性的发病率显著高于男性。以往的研究发现，雌激素受体（ER）在腕横韧带和指屈肌腱中均有明显表达，因此 ER 的表达可能与本病女性发病率占主导地位有关，雌激素受体 β（ERβ）作为不同基因编码的 ER 亚型，是 ER 信号转导通路中重要的调节因子，ERβ 能与雌激素反应原件结合，活化靶基因，调控靶组织正常的生理功能。相关研究表明，ERβ 与桡骨茎突狭窄性腱鞘炎的严重程度明显相关，可作为一个有效的治疗目标。Jeng Long Hsieh 等在大鼠跟腱内注射胶原酶 I 诱导肌腱病变，并进行卵巢切除术，通过分析大鼠的肌腱组织和腱细胞，发现雌激素和机械负荷会上调 ERβ 水平和诱导细胞凋亡，加快疾病的进展，ERβ 信号通路可作为治疗桡骨茎突狭窄性腱鞘炎的发展方向。

遗传差异可能为影响桡骨茎突狭窄性腱鞘炎发展的内在因素，Stuart K.Kim 等对桡骨茎突狭窄性腱鞘炎患者进行全基因组关联分析，发现 rs35360670 与桡骨茎突狭窄性腱鞘炎显著相关，可作为与本病相关的遗传标记，在一定程度上解释个体间该病的变化。此外，生长激素的滥用也可能导致持续性的桡骨茎突狭窄性腱鞘炎，生长激素由垂体的成体细胞产生，与肌腱胶原蛋白表达有关，分泌过多可能导致结缔组织增生、肌腱增厚及滑膜水肿。Ozan Volkan Yurdakul 等发现一位 14 岁的女性患者患有持续性的桡骨茎突狭窄性腱鞘炎，经询问发现并没有外伤史或者过度使用手腕的情况，但是曾有 12 个月的生长激素用药史，并在最后两个月的时间开始出现腕部疼痛。同样的，在观察 19 名患有桡骨茎突狭窄性腱鞘炎的举重运动员中，有 9 人滥用生长激素以提高成绩，其中包括 6 例需要手术干预，而未使用生长激素的患者尚未达到手术干预的程度。因此，虽然还没有大规模的样本涉及生长激素与桡骨茎突狭窄性腱鞘炎之间的关系，但临床上已出现此类病例，在使用生长激素时应加以考虑。

（二）临床研究

1. 针灸治疗

针灸治疗桡骨茎突狭窄性腱鞘炎可通过调动全身气机，疏通经络气血，具有行气活血、通络止痛的功效。在治疗腧穴的选取上有局部选穴、循经取穴、辨证取穴等。局部选穴可取阿是穴，根据《灵枢·经筋》中"以痛为腧"的原则，选取病变部位局部或者压痛点进行治疗。循经取穴根据"经脉所过，主治所及"的原则，在经过病变部位的经络上选取特定腧穴进行治疗，在本病中可选取经过病变腱鞘部位的手太阴肺经和手阳明大肠经上的腧穴。例如，王振丹对桡骨茎突狭窄性腱鞘炎患者，选取主穴阳溪，配穴列缺和手三里，将56 例患者随机分成实验组和对照组，每组各 28 例，分别进行推拿治疗和针灸治疗，结果发现与推拿治疗相比，针灸疗法对这类病灶小且痛处固定的疾病疗效更好。

2. 针刀治疗

针刀是将毫针与手术刀相结合的治疗器具，比传统毫针更粗，且针尖带有刀刃，既能刺激腧穴、行气通络，又可以对粘连的组织和增厚的腱鞘切割松解，发挥双重治疗作用，在临床上一直有很高的疗效。且在近年来引进的超声引导小针刀技术，能更加精准地用小针刀对腱鞘组织松解，减少对周围组织的损伤。陈平等对 32 例桡骨茎突狭窄性腱鞘炎患者采用超声引导小针刀治疗，观察治疗前后的 VAS 评分和临床疗效,结果显示有效率为100%，治愈率为 87.5%，是一种安全性高、疗效确切的治疗方法。

3. 封闭治疗

封闭治疗是将激素类药物与局部麻醉药混合注射于疼痛局部，激素具有抗炎、消肿、松解粘连的作用，与局部麻醉药并用可达到迅速抗炎镇痛作用。常用的激素类药物有泼尼松、醋酸泼尼松等，局部麻醉药有利多卡因、普鲁卡因等。封闭治疗素有起效快、不易反复的特点，是最广泛的非手术治疗方案之一。丁原宏等根据筋膜链理论和十二经脉中的"手阳明大肠经"理论，在传统封闭治疗技术的基础上，联合前臂桡侧近端的异常敏感区对桡骨茎突狭窄性腱鞘炎患者进行治疗。治疗后的 VAS 评分、Cooney 腕关节评分等疗效指标均显示改良后的封闭治疗方案明显优于传统局部封闭治疗，其抗炎镇痛的效果更佳。

4. 体外冲击波疗法

近年来兴起的体外冲击波（ESW）疗法对于骨科疾病、慢性软组织疾病有明显的优势，相较于其他治疗方法而言，操作简单，副作用小且复发率低。体外冲击波是一种具有穿透性的机械能量波，能对人体损伤的肌腱、韧带等软组织进行无创定点治疗，可通过应力、空化、痛觉阻滞效应发挥作用，恢复局部血液供应与组织微循环进而缓解疼痛。应力效应对于骨的生长、吸收与重建具有调节作用；空化效应能松解局部组织粘连，改善血液循环；痛觉阻滞效应通过刺激痛觉神经感受器，以及抑制神经末梢中神经递质的释放，减缓疼痛的传导。刘欢等将 90 例桡骨茎突狭窄性腱鞘炎患者随机分成低能量冲击波组、中能量冲击波组和局部封闭组，每组各 30 例，通过 VAS 和 Cooney 腕关节评分进行疗效评估，结果显示体外冲击波疗法效果优于局部封闭治疗，且低能量冲击波疗效高于中能量冲击波，副作用小。低能量冲击波对于血管反应和局部微循环效果更好，中等能量反而因为能量过高、刺激过强而对细胞组织造成破坏，产生一定的副作用。

5. 外科手术治疗

对于桡骨茎突狭窄性腱鞘炎患者而言，外科手术一般作为非手术治疗无效后，在疾病的终末期的治疗手段。外科手术治疗主要包括开放手术治疗和关节镜手术治疗。开放手术治疗是指在病变局部切开，松解切除增厚的腱鞘，减少局部压力，使肌腱能在腱鞘内自由滑动，此法见效快且不易复发，但容易发生神经、静脉损伤及细菌感染等一系列手术风险，在操作时应严格遵守要求进行，将手术风险降到最低。此外，也有不少学者采用第1肌间隔松解术的手术治疗，在切开伸肌支持带后，松解腱鞘，清除腱鞘内异常，不破坏第1背侧伸肌间隔的完整性，优点在于长期疗效好，缺点为可能会产生水肿、炎症，容易复发。关节镜手术治疗和开放手术治疗最大的区别在于不用切开伸肌支持带，不会产生肌腱脱位及弓弦效应等副作用。手术方法：将关节镜插入骨纤维管进行监控，通过刨削器去除骨纤维管内增生的组织及增厚的鞘膜，使肌腱能在腱鞘内自由滑动。刘立强等将88例桡骨茎突狭窄性腱鞘炎患者随机分成研究组和对照组，每组各44例，分别进行关节镜手术治疗和桡骨茎突腱鞘切开术治疗，治疗后关节镜组疼痛评分优于对照组，且无复发。说明关节镜手术治疗桡骨茎突狭窄性腱鞘炎疗效好、创伤小、安全性高且并发症少，但是该法耗时长、费用高，在临床上的广泛应用还有待进一步改善。

六、指屈肌腱腱鞘炎

腱鞘有两层结构，内层紧贴着肌腱，外层衬于腱纤维鞘里面，两层之间是含有腱鞘滑液的空腔，形成双层套管样密闭的滑膜管，包裹着肌腱，共同与骨面贴合，起着固定、润滑和保护肌腱的作用。腱鞘位于手和足部的关节附近、肌肉长腱的周围。由于这些部位活动频繁，所以受损的机会增多，长期的摩擦、慢性劳损或寒热刺激等，加上日常生活中的不注意，导致肌腱与腱鞘发生炎症反应，出现一系列的炎性症状，如渗出、红肿等。久之腱鞘机化，鞘壁肥厚，管腔狭窄，肌腱在腱鞘内活动受限而引起疼痛、功能障碍等临床症状，称之为腱鞘炎。腱鞘炎可以根据临床表现分为五类：狭窄性腱鞘炎、急性纤维性腱鞘炎、急性浆液性腱鞘炎、急性化脓性腱鞘炎、结核性腱鞘炎。其中，狭窄性腱鞘炎最为常见，而临床常见的狭窄性腱鞘炎类型有桡骨茎突狭窄性腱鞘炎、指屈肌腱狭窄性腱鞘炎、尺侧腕伸肌腱鞘炎。目前，随着科技的发展与生活方式的变化，很多工作离不开电脑、手机等电子产品，"低头族""键盘侠"爆发，手指作为主要运动关节，长期不当使用导致慢性劳损，所以，在狭窄性腱鞘炎的常见类型中，指屈肌腱狭窄性腱鞘炎发病率最高。本文主要对指屈肌腱腱鞘炎的基础研究和临床研究进行详细的汇总分析。

西医学认为，指屈肌腱狭窄性腱鞘炎的主要病因为指屈肌腱与其腱鞘不匹配，这是由于局部组织退行性变及手指过度频繁屈伸，导致肌腱与骨的摩擦加大，长期劳作导致肌腱与腱鞘过度摩擦等，造成慢性劳损，引起局部充血水肿、腱鞘增厚、慢性无菌性炎症。如果治疗不及时，纤维管变性，管腔逐渐狭窄，屈肌腱受压也逐渐变细，而两端膨大呈现葫芦状，则会阻碍肌腱滑动。当肿大的肌腱强行通过狭窄的腱鞘则发生弹响、交锁症状，严重狭窄时引起屈曲不能，活动障碍。根据临床症状程度分为三度：Ⅰ度，患指轻度不适，仅表现为晨僵，局部疼痛及触痛，无弹响及交锁；Ⅱ度，局部除疼痛外，尚可扪及腱鞘的肿胀与结节，可独立完成伸屈功能；Ⅲ度，Ⅱ度症状进一步加重，局部结节增大，出现频繁的交锁与弹响，患指需借外力完成伸屈动作。从中医学角度来讲，指屈肌腱腱鞘炎属"筋痹""经筋病""痹证""伤筋"等范畴。中医学认为，"不通则痛""不荣则痛"。日常生活中，长期劳作及过度摩擦造成慢性劳损，日久气机阻滞，血行不畅，复因风、寒、湿等邪气趁虚内侵，内外合邪，阻滞经络导致本病。

（一）临床研究

目前，根据病情轻重程度采取不同的治疗方法，病情较轻的患者可以采取非手术的治疗，比如针刺推拿、药物熏洗等，病情较重的患者需要采取手术的方法进行治疗或小针刀治疗。现今主要治疗方法如下。

1. 中医治疗

单一的中医治疗方法有艾灸、熏洗、推拿、针刺，熏洗疗法是中医的特色，具体方法为，将中药煎剂对患处进行熏蒸和冲洗，热度和药力可透过皮肤和黏膜作用于机体，发挥调解气血功能、促进机体恢复的作用。临床上谢起文等采用推拿治疗手指腱鞘炎96例，运用增厚处点按法、环状韧带远端松解粘连法、鞘侧窦及鞘侧隐窝按法；随访8个月，治愈率为61%，总有效率为100%。李锦鸣针灸治疗指屈肌腱狭窄性腱鞘炎11例，采用硬结围刺3针，补法加温针灸，每周3次，共2周，总有效率为100%。傅应昌等采用中药熏洗治疗早期狭窄性腱鞘炎35例，每天2次，每次30分钟，7天为1个疗程。2个疗程后，治愈率为80%，总有效率为97%。

2. 中医联合治疗

临床研究中刘晓琴采用傍针刺配合隔姜灸治疗缩窄性指屈肌腱腱鞘炎31例，直刺阿是穴后结合傍针刺，阿是穴处隔姜灸，每天1次，共10天。治愈21例，明显好转8例，有好转2例。徐玉龙采用改良穴位疗法治疗指屈肌腱狭窄性腱鞘炎50例，用黄豆胶布固定列缺穴压穴治疗，7天为1个疗程。45例完全好转，有效率为90%；其余5例，追加1个疗程后康复，总有效率为100%。王雪姣等采用按摩配合中药熏洗治疗扳机指16例，主要治疗操作：按法、揉法、弹拨法、牵拉法、被动运动，配合中药熏洗，每天1次，治疗7次，治愈率为40%，总有效率为100%。康志强采用推拿配合中药外洗治疗指屈肌腱狭窄性腱鞘炎79例，行理筋散结法、循经穴位点按推揉法，外涂双氯芬酸软膏，结合中药汤剂熏洗。每天1次，10天为1个疗程，治疗1～5个疗程，治愈率为77%，总有效率为100%。临床研究温和灸联合如意金黄膏的治疗效果，其药物组成源于如意金黄散，始见于明代陈实功《外科正宗》。温针灸具有通络止痛、行气活血的作用，如意金黄散可清热消肿，活血化瘀，两者相互辅佐，不仅有利于药物的吸收，还可以很好地缓解疼痛。

3. 西医治疗

西医治疗有药物治疗、手术治疗及物理治疗。药物治疗主要包括固醇类药物和透明质酸钠等，腱鞘炎早期可以进行腱鞘内糖皮质激素的注射，但产生的不良反应阻碍了其在腱鞘炎临床治疗中的应用。曲安奈德作为常见的合成皮质类固醇，临床研究表明，其治愈率高达 95%；玻璃酸钠注射剂的治疗效果也在临床研究中得到了肯定。手术治疗包括微创手术和常规手术。微创手术临床上用得最多的是小针刀，而小针刀属于中西医结合的治疗方法，临床研究表明，常规手术的并发症高于微创手术。物理治疗有蜡疗法、激光疗法、冲击波和毫米波医疗技术。蜡疗法通过将患部浸入蜡液中或将受热蜡施加到患部，达到消除肿胀、加深加温和松弛粘连的效果。激光治疗的原理则是用低功率激光照射局部，受照射的组织可舒张血管，加速血流，改善血液循环和淋巴循环，从而达到消除肿胀和缓解疼痛的目的。使用毫米波电磁波振荡频率通过患者的细胞传递，激活人体受损部位的神经、体液和传导系统，促进细胞膜活化因子的释放，达到治疗疾病的目的，尤其是针对骨科疾病有着较好的疗效。

4. 中西医联合治疗

目前，临床上中西医结合治疗指屈肌腱腱鞘炎的疗效得到了肯定。主要有如下几种：小针刀治疗属于中医针灸与西医手术相互结合的方法，同时具有针灸疗法和手术疗法的治疗作用。临床研究表明，小针刀的治愈率高达 96.7 %，与曲安奈德封闭疗法相比，大大提升了治愈率。此法不仅不会造成症状的反复，还可以彻底松解粘连的肌腱。其操作如下：手术区进行常规消毒，铺无菌洞巾，嘱患者伸展患指并进行固定。局部麻醉后使用小针刀刺入腱鞘，并嘱患者屈伸患指，小针刀以进针点皮肤为支点，顺腱鞘方向，与患指呈相反方向反复滑动刀刃，对刃下挛缩腱鞘、滑车切割松解，以患指屈伸滑利、无障碍、无异响指为度。压迫针眼两端鞘管，至无瘀血、鞘液流出后敷料包扎，制动、术区忌水 3 天。小针刀治疗的疗效得到肯定，其具有创伤小的特点，但对具体症状进行针对性治疗时对施术者的临床经验有严格的要求。为了提高手术治疗的准确性，临床研究采取 B 超下引导小针刀进行治疗，通过这种方式，能够有效提高手术治疗的准确性，降低了对手术人员的经验依赖，并且也对手术的顺利开展有了良好的支持效果。小针刀还可以配合局部注射提高治愈率，降低复发率。局部注射使用的是利多卡因、曲安奈德和氯化钠，选择病变部位，无菌消毒后在进针点沿皮下、皮内、肌腱边进针回抽边注射，注射结束后再用小针刀进行松解。临床研究还表明，小针刀配合对抗手法及小针刀配合超短波治疗可以提高治愈率。降低疼痛感、减少创面。超短波是常用的物理疗法，能够缓解红肿等病症，镇痛作用强且安全。《灵枢》中有"风伤筋脉，筋脉乃应"，可见外感六淫之邪亦可以引起筋伤。中医学认为，痛则血脉不通、不荣，研究表明，小针刀配合中药外用，先用小针刀进行分解，术后3 天进行中药熏洗效果良好，基本方有伸筋草 15g，透骨草 10g，桃仁 10g，红花 10g，赤芍 10g，秦艽 10g，海风藤 15g。每日 1 剂，水煎 100ml，冷却后，温度适宜局部熏洗或外洗，每日 1 次，疗程 1 周。指屈肌腱腱鞘炎的临床治疗方法多种多样，不管是中医、西医还是中西医结合，都会有些许创面大、痛苦大的缺点，出现术后容易反复甚至粘连等不良反应，目前临床的研究结果表明，物理疗法具有无不良反应、操作简单、疗效显著等优点。

但进行治疗方法创新的同时，也要强调身体的锻炼、注意电脑等的使用时间及坐姿，避免过度劳损。

　　综上，当前对上肢筋骨病（肩周炎、肱骨外上髁炎、腕管综合征、肘管综合征、桡骨茎突狭窄性腱鞘炎、指屈肌腱腱鞘炎等）的病因病机的研究尚需深入探讨，在临床诊疗工作中，无论是传统中医治疗还是现代医学治疗，每种方式均有其优点及不足之处，需具体症状具体分析，通过开展制定精准医疗、个体化治疗方案，依据明确的诊断结果选择合适的治疗方式，进而使上肢筋骨病的治疗疗效进一步提高。

（付长龙　谢新宇　李　慧　黄艳峰　王圣杰　邱志伟　谭　雪）

参 考 文 献

曹亚坤，郭卫东，师朝岭，等.2018. 高频超声与肌电图诊断正中神经腕管综合征的临床研究[J]. 河北医科大学学报，39（4）：440-443.

陈爱萍，肖林，王娴默，等.2013. 肩关节周围炎的中西医治疗进展[J]. 中医学报，28（182）：1076-1078.

陈传榜，李满意，王淑静，等.2015. 肩痹的源流及相关历史文献复习[J]. 风湿病与关节炎，4（12）：49-56.

陈平，肖德华，郭韧，等.2017. 超声引导下小针刀治疗桡骨茎突狭窄性腱鞘炎的临床观察. 中医临床研究，9（21）：41-42.

董斌，陈娅，罗艳红，等.2019. 高频超声和神经电生理检查在腕管综合征疾病诊断中的对比分析[J]. 临床神经病学杂志，32（6）：414-417.

董贵鑫，韩克儒.2016. 针刀松解联合中医流派手法治疗腕管综合征的临床观察[J]. 中医药信息，33（2）：81-84.

范少勇，龚礼，周明，等.2020. 关节镜治疗顽固性网球肘临床疗效观察[J]. 中国现代医学杂志，30（3）：121-124.

范世闻，邬波，柳椰，等.2017. 艾叶散熏洗联合吲哚美辛巴布膏治疗急性期肱骨外上髁炎临床研究[J]. 辽宁中医药大学学报，19（2）：182-185.

管廷进，祝清华，丁明，等.2016. 百全毫米波治疗手指屈指肌腱腱鞘炎的临床效果[J]. 医学综述，22（20）：4097-4100.

郭翱，李俊，郑良军，等.2019. 改良 Nirschl 术清理带线锚钉重建桡侧腕短伸肌腱起点治疗顽固性网球肘的临床疗效[J]. 中华肩肘外科电子杂志，7（3）：238-244.

郭蒙帅，宿晓雷，李雪青.2019. 针刺治疗肘管综合征临床观察[J]. 山西中医，35（3）：36-37.

贾文端，康献勇，李智惠，等.2020. 点穴联合火疗治疗桡骨茎突狭窄性腱鞘炎临床研究[J]. 新中医，52（6）：141-143.

荆警提，孙颖，张卫红.2017. 三七散外敷结合郭氏荣肌揉筋法治疗肱骨外上髁炎的临床研究[J]. 中医药导报，23（9）：76-78.

刘夕明，张志伟，马文珠.2016. 针刺治疗轻中度尺神经卡压综合征 36 例[J]. 环球中医药，9（1）：103-105.

钱晓忠，徐倩倩.2019. 中西医结合治疗指屈肌腱狭窄性腱鞘炎研究述评[J]. 河南中医，39（7）：1126-1129.

邱小魁.2016. 黄芪桂枝五物汤结合尺神经前置术治疗肘管综合征的临床观察. 中国中医药现代远程教育，14（6）：93-94.

孙湘.2016. 大秦艽汤结合推拿针灸治疗腕管综合征 64 例[J]. 湖北中医杂志，38（6）：45-46.

孙长贺.2019. 拔罐捻揉法治疗肱骨外上髁炎的临床观察[D]. 北京：中国中医科学院.

陶根，嵇媛.2019. 黄芪桂枝五物汤联合温针灸治疗腕管综合征 60 例[J]. 中国中医骨伤科杂志，27（3）：63-65.

汪金宇，李硕熙，赵宇，等.2017. "合谷刺法"结合局部制动治疗腕管综合征的临床疗效观察[J]. 针灸临床杂志，33（10）：38-41.

王波，曹雪，唐航，等.2020. 针刀疗法联合中药熏蒸治疗旋前圆肌综合征[J]. 吉林中医药，40（1）：124-127.

王光辉，崔韶阳，潘敏.2019. 超声引导下小针刀治疗屈指肌腱狭窄性腱鞘炎的临床观察[J]. 中医临床研究，11（32）：87-90.

王林.2019. 宫廷理筋手法治疗肱骨外上髁炎的临床观察[D]. 北京：中国中医科学院.

王云枝.2015.45 例腕管综合征患者神经电生理检测的分析[J]. 中国医药指南，13（29）：49-50.

王中鹏，孙佳璐，孙忠人，等.2012. 针刺治疗失神经肌萎缩的机制及研究展望[J]. 针灸临床杂志，28（9）：73-75.

谢磊.2019. 小针刀联合局部注射治疗屈指肌腱狭窄性腱鞘炎的临床观察[J]. 国际感染病学（电子版），8（4）：71-73.

谢振军.2017. 腕管综合征诊断和治疗新进展[J]. 中华实用诊断与治疗杂志，31（11）：1041-1045.

杨成溪，金鸿宾.2017. 中医保守治疗轻中度腕管综合征方法及对病因的分析[J]. 内蒙古中医药，36（8）：98.

于长禾，罗涛，刘长信，等.2018. 推割刀经皮微创松解术治疗狭窄性腱鞘炎的临床研究[J]. 北京中医药大学学报，41（3）：259-264.

袁红，陈榕，黄大鹏，等.2011. 平衡针对家兔肩周炎的抗炎镇痛作用研究[J]. 中国针灸，31（12）：1106-1110.

张一翀，王艳华，张殿英. 2017. 肘管综合征的研究进展[J]. 中华肩肘外科电子杂志，5（3）：221-225.

周梦圆，骆政杰，胡轩铭，等. 2019. 针灸治疗雷诺病的优势及机制探析[J]. 中国中医基础医学杂志，25（9）：1276-1279.

周俏吟，申毅锋，李石良. 2018. 针刀治疗腕管综合征的研究进展[J]. 中国医药导报，15（27）：147-149.

朱俊腾，陈金辉，黄俊风，等. 2018. 小针刀加手法松解治疗屈指肌腱狭窄性腱鞘炎30例临床观察[J]. 风湿病与关节炎，7（2）：19-21，25.

朱丽. 2019. 弹拨松筋手法治疗肱骨外上髁炎的临床研究[D]. 昆明：云南中医药大学.

Alfredson H, Ljung B O, Thorsen K, et al. 2000. In vivo investigation of ECRB tendons with microdialysis technique: no signs of inflammation but high amounts of glutamate in tennis elbow[J]. Acta Orthop Scand, 71（5）：475-479.

Altinisik J, Meric G, Erduran M, et al. 2015. The BstUI and dpnII variants of the COL5A1 gene are associated with tennis elbow[J]. Am J Sports Med, 43：1784-1789.

Cutts S, Gangoo S, Modi N, et al. 2020. Tennis elbow: a clinical review article[J]. J Orthop, 17：203-207.

De Zordo T, Lill S R, Fink C, et al. 2009. Real-time sonoelastography of lateral epicondylitis: comparison of findings between patients and healthy volunteers. AJR Am J Roentgenol, 193：180-185.

Dean B J F, Franklin S L, Carr A J. 2013. The peripheral neuronal phenotype is important in the pathogenesis of painful human tendinopathy: a systematic review[J]. Clin Orthop Relat Res, 471（9）：3036-3046.

Harvie P, Pollard T C, Carr A J. 2007. Calcific tendinitis Natural history and association with endocrine disorderb. J Shoulder Elbow Surg, 16（2）：169-173.

Kim S K, Ahmed M A, Avins A L, et al. 2017. A genetic marker associated with de quervain's tenosynovitis[J]. International Journal of Sports Medicine, 38（12）：942.

Kraushaar B S, Nirschl R P. 1999. Tendinosis of the elbow (tennis elbow): clinical features and findings of histological, immunohistochemical, Current concepts review. and electron microscopy studies[J]. J Bone Joint Surg (Am), 81（2）：259-278.

Kubot A, Grzegorzewski A, Synder M, et al. 2017. Radial extracorporeal shockwave therapy and ultrasound therapy in the treatment of tennis elbow syndrome[J]. Ortop Traumatol Rehabil, 19（5）：415-426.

Latham S K, Smith T O. 2014. The diagnostic test accuracy of ultrasound for the detection of lateral epicondylitis: a systematic review and meta-analysis[J]. Orthop Traumatol Surg Res, 100（3）：281-286.

Lho Y M, Ha E, Cho C H, et al. 2013. Inflammatory cytokines are overexpressed in the subacromial bursa of frozen shoulder[J]. J Shoulder Elbow Surg, 22（5）：666-672.

Liu S H, Shailch R, Panossian V, et al. 1996. Primary immunolocalization of estrogen and progesterone target cellb in the human anterior cruciate ligament[J]. J Orthop Res, 14：526-533.

Ljung B O, Forsgren S, Fridén J. 1999. Substance P and calcitonin gene-related peptide expression at the extensor carpi radialis brevis muscle origin: implications for the etiology of tennis elbow[J]. J. Orthop. Res, 17（4）：554-559.

Lv Z T, Gao S T, Cheng P, et al. 2018. Association between polymorphism rs12722 in COL5A1 and musculoskeletal soft tissue injuries: a systematic review and meta-analysis[J]. Oncotarget, 9：15365-15374.

Mastej S, Pop T, Bejer A, et al. 2018. Comparison of the effectiveness of shockwave therapy with selected physical therapy procedures in patients with tennis elbow syndrome[J]. Ortop Traumatol Rehabil, 20（4）：301-311.

Mullett H, Byrne D, Colville J, et al. 2007. Adhesive capsulitis: Human fibroblast response to shoulder joint aspirate from patients with stage II disease[J]. J Shoulder Elbow Surg, 16（3）：42-43.

Pagonis T, Ditsios K, Givissis P, et al. 2009. Abuse of growth hormone increases the risk of persistent de quervain tenosynovitis. The American Journal of Sports Medicine, 37（11）：2228.

Shen P C, Wang P H, Wu P T, et al. 2015. The estrogen receptor-β expression in de quervain's disease[J]. International Journal of Molecular Sciences, 16（11）：26452.

Shiri R, Viikari-Juntura E, Varonen H, et al. 2006. Prevalence and determinants of lateral and medial epicondylitis: a population study[J]. Am J Epidemiol, 164：1065-1074.

Spang C, Alfredson H. 2017. Richly innervated soft tissues covering the superficial aspect of the extensor origin in patients with chronic painful tennis elbow - Implication for treatment[J]. J Musculoskelet Neuronal Interact, 17：97-103.

Vaquero-Picado A, Barco R, Antuña S A. 2016. Lateral epicondylitis of the elbow[J]. EFORT Open Rev, 1：391-397.

Waugh E J. 2005. Lateral epicondylalgia or epicondylitis: what's in a name? . J Orthop Sports Phys Ther, 35（4）：200-202.

Yan C C, Xiong Y, Chen L, et al. 2019. A comparative study of the efficacy of ultrasonics and extracorporeal shock wave in the treatment of tennis elbow: a meta-analysis of randomized controlled trials[J]. J Orthop Surg Res, 14：248.

第七章　下肢慢性筋骨病

第一节　髋关节暂时性滑膜炎

髋关节暂时性滑膜炎（transient synovitis of hip joint）是一种以急性髋关节疼痛、肿胀、跛行为主要表现的非特异性炎症性疾病，多见于 10 岁以下儿童。儿童发病率约为 3%，男孩较女孩多见，男女比例约为 2.9∶1，3～6 岁为发病高峰。右侧多于左侧，双侧髋关节发病者占 5%，多在冬春或秋冬交替时发生，是造成 3～10 岁儿童急性髋关节疼痛的最常见原因。中医学称之为"髋骨吊""髋关节骨缝伤筋""胯骨骨错"等。西医学对本病称谓较多，自 Lovett 和 Morse 于 1892 年首次报道本病后，又有急性一过性滑膜炎、应激性髋关节炎、暂时性髋关节炎、单纯性浆液性髋关节炎、中毒性滑膜炎等名称。本病具有发病突然、病程短暂，症状可在数周内自愈并康复等特点。其复发率较低，约为 4%，较少遗留后遗症。本病因易与化脓性关节炎、儿童风湿性关节炎、髋关节结核等疾病初期症状相混淆，若对此认识不足，治疗失当或延误治疗，则可造成患儿发育障碍，因而逐渐受到重视。

一、病 因 病 机

本病病因尚未完全阐明，可能与病毒感染、外伤、细菌感染及变态反应（过敏反应）有关。部分患儿常因外感风寒，上呼吸道感染，继发髋部疼痛、跛行不适等就诊。病毒或细菌通过血液进入髋关节滑膜，激发人体免疫调节系统对此种刺激做出反应，导致关节滑膜的炎性病变。唐继兴等观察 120 例儿童一过性髋关节滑膜炎，其中 83 例有口腔感染、肠道感染或上呼吸道感染史。部分患儿发病前有大幅度运动或轻度的髋部扭伤史，如在踢足球、跑步、体操等运动中，髋关节过度外展、外旋，继而引发髋部疼痛、肿胀等。儿童股骨头发育尚未成熟，关节囊相对松弛，股骨头和髋臼窝因运动过度或外伤可造成微小移动，致使滑膜或韧带嵌入关节腔内，滑膜血管扩张，红细胞、白细胞、纤维蛋白、炎症介质渗出，刺激髋关节周围软组织痉挛，从而导致患部疼痛、肿胀、活动障碍等症状。马洪等研究 50 例小儿髋关节暂时性滑膜炎患儿，25 例有跑跳、摔（扭）伤或单一动作活动过度病史。少数患儿因细菌感染、过敏等致病。

本病属中医学"痹证"的范畴，正虚为本，风、寒、湿、痰、瘀为标，并与肝、脾、肾关系密切，正如《济生方》所言："皆因体虚，腠理空虚，受风寒湿气而成痹也。"《医宗金鉴·正骨心法要旨》曰："若素受风寒湿气，再遇跌打损伤，瘀血凝结，肿硬筋翻，足不能行。"患者正气虚衰，阳气不充，易受外邪侵袭。若外邪夹杂外伤所致的股骨头与髋臼发生微小错位，导致气血经脉受阻，伤后关节腔积液积血，瘀久不散，继而化热，湿热流注，进一步加重关节肿胀、疼痛、活动障碍。

二、临 床 表 现

本病起病急骤，发病前患儿多有轻度外伤史，或 3 周内有上呼吸道感染病史，多于晨起突然出现症状。临床表现为髋关节疼痛，或伴有同侧股内侧及膝关节疼痛，局部轻度肿胀，可出现躯干向患侧倾斜的跛行步态，下蹲时须伴有髋关节的外旋，以减轻因髋关节囊内肿胀、积液引起的疼痛。症状轻重不一，重者类似急性关节感染，可有低热，一般不超过 38℃。体格检查见多数髋关节内旋活动受限，患肢站立位呈外展屈曲畸形，骨盆向患侧倾斜，患肢假性增长，范围多在 0.5～2.0 cm；髋关节囊前方及后方均可有压痛，被动内旋、外展受限，尤其是内旋位屈髋受限明显，且疼痛加剧，可有不同程度的股内收肌群屈曲挛缩。托马斯征可为弱阳性，下肢短缩试验、"4"字试验可为阳性。

三、诊断与鉴别诊断

1. 诊断

儿童髋关节暂时性滑膜炎的诊断标准：年龄以 3～10 岁为主；下肢单一动作过度活动或有明确的外伤史；患者临床表现为髋部或髋、膝部疼痛，跛行，不愿站立或行走；髋关节内收、旋转及屈曲功能障碍，腹股沟区压痛明显，患肢假性延长 2.0 cm 以内，患肢呈外展外旋位，"4"字试验阳性，托马斯征弱阳性；X 线片示双侧髋关节间隙增宽，骨盆倾斜，双侧闭孔不等大；CT 示髋关节囊积液，髋臼无或有轻微骨质破坏，骶髂关节骨质无明显异常；白细胞及红细胞沉降率正常或轻度升高，抗链球菌溶血素 "O" 试验正常，类风湿因子、HLA-B27、结核菌素试验阴性。此外，B 超及彩超检查除可发现前隐窝是否增宽，即积液的情况外，还可观察髋关节滑膜下的血流情况；彩超可通过判断本病与股骨头骨骺缺血性坏死的血流情况进行鉴别诊断。

2. 鉴别诊断

（1）髋关节结核：多为慢性起病，病史长，有明显的结核中毒症状。

（2）化脓性髋关节炎：起病急、高热、寒战，有严重全身及局部症状，白细胞计数及中性粒细胞增高明显，血沉加快，关节穿刺可抽出脓性液体。

（3）风湿性髋关节炎：多发性、游走性关节炎，伴有高热，关节症状较重，血沉加快，抗链球菌溶血素 "O" 升高。

四、治 疗

早期明确诊断，及时治疗是本病的关键。治疗重点在于避免负重，限制活动。中医学认为，本病以手法治疗为主，配合适度牵引、卧床休息、中药内服外洗等治疗，可获得满意疗效。《医宗金鉴·正骨心法要旨》曰："宜手法推按胯骨复位，将所翻之筋向前归之，其患即除。宜服加味健步虎潜丸，熏洗海桐皮汤，灸熨定痛散。"

（一）手法治疗

患儿取平卧位，两手交叉枕于头下，助手一手置于健侧膝部固定健肢于伸直位；另一手压住患侧髂前上棘部固定骨盆。术者立于患侧，先用拇指弹拨、理顺股内收肌群，以缓解肌肉痉挛。然后一手握患肢踝上，另一手握膝关节，先在无疼痛范围内做伸屈髋、膝关节运动，至患者肌肉放松并能主动配合活动时，突然将髋、膝两关节屈至最大限度，保持1分钟。待疼痛稍缓，使患肢假性变长者做屈髋、内收、内旋运动；使患肢短缩者做屈髋、外展、外旋运动，然后在有牵引力的情况下伸直患肢，手法完毕。若双下肢等长，骨盆不倾斜，症状可立即消失。若不能恢复，仍有残留症状，可重复1次手法，但一般不宜反复手法复位。复位后，防止患肢外展、外旋，卧床休息2～3日。对于陈伤患者复位后，应双下肢并拢，在膝关节上方用三角巾缠绕3～4圈固定，不使两腿分开，利于恢复。

（二）中药治疗

中药内服，应辨证论治，本病因外感邪气所致，主要分为寒湿阻络和湿热阻络两类。寒湿阻络者，用防风汤加减；湿热阻络者，用加味四妙散。因创伤所致的气滞血瘀型，以活血化瘀、通络止痛为治疗原则，方用桃红四物汤加减；体质虚弱、肝肾不足型，方用健步虎潜丸加减。中药熏洗、外敷可使药力经皮肤吸收直至病变部位，达到活血化瘀、通络止痛、驱邪外出的目的，加快病灶局部微循环，缓解软组织痉挛状态，加速关节的修复。可外贴活血止痛药膏，如奇正消痛贴；或活血止痛中药熏洗，或湿热敷于髋部，如海桐皮汤。方用海桐皮20g，五加皮20g，伸筋草30g，威灵20g，白芷15g，炒苍术20g，红花10g，花椒10g，苏木10g，透骨草30g，艾叶10g，加水煮沸，40℃左右水温行熏洗治疗，每次15～30分钟，每日2次。

（三）运动治疗

疼痛缓解后行患髋屈伸、收展及轻度内外旋活动，进行功能锻炼。

（四）物理治疗

局部可适当热敷，以利于滑膜炎症的消退。针灸具有舒经通络、改善微循环、止痛等功效，在儿童髋关节暂时性滑膜炎的治疗中效果显著。针刺治疗早期及中期应用泻法，后期多用平补平泻法，临床可取环跳、委中、肾俞、阳陵泉、承扶等穴位。此外，还可应用中药离子导入、磁热疗、红光治疗等。

（五）其他疗法

牵引卧床休息并做下肢微屈位皮肤牵引，一般2～3日后症状即可消失，7～10日即可下地活动。注意控制牵引力度，力度过大引起髋关节伸展及内旋，可增加关节囊内压力，而危及股骨头血供。

五、预防与调护

本病为自愈性疾病，预后良好，很少遗留后遗症，个别患者3～6个月后可发生股骨头骨软骨炎。Mumme等报道，12%的股骨头缺血性坏死患儿有髋关节滑膜炎病史。但儿童股骨头缺血性坏死与本病之间有无明确的因果关系，目前尚无定论。治疗期间应卧床休息2～3日，避免负重和限制活动，尤其不能做劈腿动作。患儿较小时，可以抱，但不能背，以免髋关节外展外旋，引起复发或加重病情。

（赵忠胜）

第二节　股骨头缺血性坏死

股骨头缺血性坏死（avascular necrosis of the femoral head）又称股骨头无菌性坏死，是指由于不同的病因，股骨头血供中断或受损，引起骨细胞及骨髓成分死亡，影响随后的修复，继而导致股骨头结构改变、股骨头塌陷、关节功能障碍的疾病。本病类似祖国传统医学文献中所称髋部的"骨痹""骨蚀""骨痿""髋骨痹"，其中定性、定位比较准确的为"髋骨痹"。本病高发人群为儿童与青壮年，男性多于女性。该病病程长、自愈率低、致残率高、发病率高，并有逐年上升的趋势，是骨科领域最常见的难治性疾病之一。

一、病因病机

股骨头缺血性坏死根据病因可分为非创伤性与创伤性两大类。股骨颈骨折、髋关节脱位等创伤性因素被认为是已经明确的致病原因。在我国，非创伤性股骨头缺血性坏死的主要原因为皮质类固醇药物的应用和酗酒，同时也可见于放射治疗、减压病或称Caisson病、镰状细胞贫血、获得性免疫缺陷综合征（AIOS）、严重急性呼吸综合征（SARS）、特发性骨坏死、高尿酸血症等。

创伤性股骨头缺血性坏死：由于外伤时供应股骨头血液循环的主要血管损伤，而圆韧带血管的供血范围有限，故经髋关节外伤性脱位、股骨头骨折和股骨颈骨折极易发生缺血性坏死。文献报道其发生率高达23%～86%。一般而言，股骨颈骨折损伤8小时即开始坏死，如股骨颈向上移位达股骨头直径的1/2，则供应股骨头血运的上支持带动脉就会撕裂，骨折线越靠近股骨头，则坏死率越高；因外骺动脉沿股骨颈后上方头下横线远侧进入头部，因此骨折线如在该横线近侧或通过横线者，则该血管断裂，坏死率增高；另外骨折线通过股骨颈后上方斜行骨折线者和原始移位程度重者，坏死率亦增高。发病率儿童和青壮年高于老年人，原因是儿童和青壮年发生股骨颈骨折所受的暴力较老年人大，骨折错位也更明显，局部血管损伤更严重，故而坏死率更高。影响坏死率和坏死程度的因素包括复位和内固定的时间，以及骨折后复位和内固定质量的好坏。

激素引起股骨头缺血性坏死的发病原理：关于激素引起本病的病理机制尚不完全清楚，目前有以下三种学说。脂肪栓塞学说：在临床、尸体解剖及动物实验中已证实，长期服用肾上腺皮质激素可使脂肪在肝脏沉积，导致高脂血症，脂肪栓塞的来源是脂肪肝；脂肪栓塞通过阻塞关节软骨下的骨微血管，导致骨缺血而发生股骨头缺血性坏死。凝血机制改变学说：长期服用肾上腺皮质激素促使血液处于高凝状态；或由于发生血管炎而出现血栓，致使骨微循环障碍及骨内高压，而出现股骨头缺血性坏死。骨质疏松学说：长期使用激素会延缓骨的生成速度，促进骨吸收，故其最突出的副作用是引起骨质疏松症；骨质疏松症患者易因微小压力而发生骨小梁细微骨折，受累骨由于细微损伤的累积，对机械抗力下降，从而出现塌陷，最终导致股骨头缺血性坏死；长期服用激素造成股骨头缺血性坏死是综合因素作用的结果，目前已经得到组织病理学的证实，但在生物化学方面的变化仍需进一步探讨，其真正病理机制尚待进一步研究。

酒精中毒所致股骨头缺血性坏死：酒精中毒引起股骨头缺血性坏死的病理机制亦未完全阐明。有学者认为，酒精中毒患者因常并发高脂血症、脂肪肝、胰腺炎等疾病，这些疾病可引起脂类代谢紊乱、脂肪栓塞，进而造成股骨头缺血性坏死。临床资料表明，各种酒类均可致病，其中以烈性酒最易致病，且病变更严重。

中医学将本病归属于"骨痹""骨痿""骨蚀"和"髋骨痹"等范畴。根据中医脏腑学说认识，该病与肝、肾两脏关系最为密切，肾主骨，肾气、肾精充盈才能健骨生髓。若肾阴不足，肾水匮乏，水不胜火，则热耗其精，髓减骨枯；若肾阳不足，失于温煦，则髓失所养；若创伤后筋伤骨断，导致气滞血瘀，脉络瘀阻，骨失濡养；或平素嗜酒，过食肥甘；或长期服用激素；或内积宿疾而致湿热蕴结，脉络堵塞，筋骨失养等。以上均可导致股骨头缺血性坏死的发生。

二、临 床 表 现

患者常有髋部创伤史，或长期大量服用激素史，或嗜酒史。该病早期可以没有临床症状，而是常在拍摄X线片时发现。最早出现的症状是髋部或膝关节疼痛，以慢性隐痛为主，且疼痛随着关节活动逐渐加重，严重者休息时也可感觉到疼痛，需服用药物方可缓解。早期托马斯征、"4"字试验阳性；疾病后期出现髋关节半脱位致臀中肌无力和疼痛而出现屈德伦堡（Trendelenburg）征、膝高低征及单腿独立试验征可呈阳性。进一步做特殊检查，包括X线检查、CT、MRI、放射性核素骨扫描、髓内压测定、组织活检等影像学检查，对早期诊断最有意义、最先进的方法是磁共振成像（MRI）。股骨头缺血性坏死的MRI表现有：在关节面下方呈均匀一致的低信号区，边界清楚，位置浅表；或呈较大、不规则且不均匀的低信号区，可自关节面下方延伸至股骨颈；或呈带状低信号区，横越股骨颈之上部或下部；或环状低强度区环绕正常强度区。而X线片则是对本病进行诊断和分期的主要方法与依据，一般以双髋正位和蛙式侧位进行X线摄片，后者能更清楚地显示股骨头坏死区的改变。

三、诊断与鉴别诊断

1. 诊断

本病患者大多有髋部创伤、嗜酒或服用激素病史；主要临床表现为髋部疼痛，可伴有跛行，随着病情的进展，可出现髋关节不同程度的活动限制；查体可见腹股沟中部或髋关节周围的压痛，髋关节功能受限，或出现"4"字试验、托马斯（Thomas）征、屈德伦堡征阳性等。MRI 和核素三相骨扫描检查可早期明确诊断。为了选择治疗方法、评价治疗效果和对预后进行判断，临床上一般将其 X 线表现分为 4 期：Ⅰ期，股骨头轮廓无改变，多在负重区出现囊性变或"新月征"。Ⅱ期，股骨头轮廓无明显改变，负重区可见密度增高，周围可出现硬化带。Ⅲ期，股骨头出现阶梯状塌陷或双峰征，负重区变扁，有细微骨折线，周围有骨质疏松征象。Ⅳ期，髋关节间隙狭窄，股骨头扁平、肥大、增生，可出现向外上方半脱位或脱位。髋臼边缘增生硬化。

2. 鉴别诊断

（1）髋关节结核：好发于儿童和青壮年，男性多于女性。髋关节结核大多有较明显的全身症状，早期出现低热、盗汗等阴虚内热症状。髋关节功能不同程度受限，托马斯征阳性，有其他脏器结核或结核病史，血沉快，X 线片早期表现为股骨上端弥散性骨质疏松，X 线片可显示出肿胀的关节囊，进行性关节间隙变窄与边缘性骨破坏病灶，随着破坏的加剧，出现空洞和死骨，严重者股骨头部几乎消失。

（2）强直性脊柱炎：好发于青少年男性，症状多为双侧骶髂关节受累，表现为髋部隐痛或剧痛，晨僵，髋关节功能逐渐丧失，多伴有下背痛，僵硬，腰椎运动受限，类风湿因子常呈阴性，血沉在活动期明显增快，HLA-B27 阳性，X 线片示普遍骨质疏松，软骨下可见虫蚀样细小囊性改变，关节间隙变窄、消失甚至融合，破坏区常限于表面骨质，头面可增生变形，部分患者长期应用皮质类固醇可合并股骨头缺血性坏死，股骨头可出现塌陷但往往不严重。

（3）髋关节骨关节炎：起病缓慢，多见于老年患者，早期出现患髋僵硬，伴有疼痛或跛行，以晨僵为主，活动之初和过度活动后均可发生疼痛。X 线片最早表现为关节间隙变窄，微小的骨赘形成，继而负重区关节间隙变窄，软骨下散在多个小囊样稀疏区，其周围骨质硬化，但无死骨形成，也不发生塌陷。髋关节骨关节炎为退行性疾病。

四、治　　疗

股骨头坏死的治疗方法很多，各种治疗方法的效果很大程度上取决于骨坏死的分期、部位、范围及致病因素是否继续存在。该病治疗原则为：早期解决血液循环障碍，促进坏死骨的修复；中期防止塌陷，保留髋关节功能，防止骨关节病的发生；晚期纠正塌陷和增生变形，重建髋关节功能。因股骨头血供并不丰富，因此该病的治疗存在一定困难。一般采用髓芯减压、全髋关节置换术等手术疗法，但存在治疗费用昂贵、创伤较大、并发症多等不足。中医药对股骨头坏死（ONFH）的治疗有积极作用，尤其适用于Ⅰ期、Ⅱ期的治疗，或Ⅲ期、Ⅳ期的配合治疗，可延缓疾病进展，有效改善患者临床症状，推迟全髋关节置换的时间。

（一）手法治疗

患者采取仰卧位，屈膝，操作者单手空拳叩击患肢，由髋部及膝，自上而下，由内而外，缓慢叩击，待患者肌肉放松后，操作者一手扶膝，一手握住患者足踝，使患肢做髋屈曲、内收和外展运动，角度以患者能耐受为度。然后双掌重叠，抱患侧膝，做髋关节旋转运动。

（二）中药治疗

1. 内服

气滞血瘀型：常见于青壮年创伤后股骨头缺血性坏死。症见髋部疼痛，夜间痛剧，刺痛不移，关节屈伸不利。舌暗或有瘀点，脉弦或沉涩。治宜行气止痛，活血祛瘀，方用身痛逐瘀汤加减。

痰湿型：多见于长期大量服用激素或平素嗜酒、过食肥甘引起的股骨头缺血性坏死，病程日久可兼肾阳、肾阴亏损。症见髋部沉重疼痛，痛处不移，关节漫肿，屈伸不利，肌肤麻木，形体肥胖。苔腻，脉滑或濡缓。治宜清利湿热，活血祛瘀，方用四妙散加减。

肝肾不足型：多见于青少年股骨头缺血性坏死。症见髋痛隐隐，绵绵不休，关节强硬，伴心烦失眠，口渴咽干，面色潮红。舌红，脉细数。治宜填精补阴，强壮筋骨，佐以活血祛瘀，方用左归丸加减。

2. 外用

采用中药熏蒸治疗，将中药包（延胡索、骨碎补、续断、伸筋草、川芎、川续断、杜仲、威灵仙、怀牛膝、甘草等）放在中药煮蒸器中煎煮，患侧髋关节蒸汽浴30分钟，温度以患者适宜为主，每天1次，4周为1个疗程。

（三）针灸治疗

腧穴能通畅经络，促进全身气血运行，改善股骨头微循环，促进死骨的吸收和新骨的形成，采用整体与局部治疗相结合，针刺治疗股骨头坏死，疗效确切，如"股六针"（居髎，居髎左右两侧1寸，居髎与环跳连线的中点，第5针为第4针左侧1寸，第6针为第4针右侧1寸）、肾俞（双）、关元俞（双）、秩边、环跳、阳陵泉、足三里、三阴交、悬钟、太溪等穴位。肾俞向下斜刺，"股六针"及余穴均直刺；艾灸通过对经络穴位的温热刺激，加强机体气血的运行，起到行气化瘀通络的作用，与针法同用具有协同作用；针刀松解可较快缓解髋关节疼痛，改善髋关节功能，恢复髋关节生物力学平衡。

（四）运动治疗

急性疼痛缓解后双手扶住固定物，身体直立，摆动患肢做前屈、后伸、内收、外展、内旋和外旋运动，每次 10～15 分钟，每日 3 次。患者坐于椅上，以足尖、足跟交替为轴旋转外移到最大限度，然后以足跟为轴心，双膝内收、外展运动 10～15 分钟，每日 3 次。

（五）其他疗法

中药离子导入法、牵引固定、电场脉冲刺激及介入治疗和手术治疗等对股骨头缺血性坏死也有良好的治疗效果。

五、预防与调护

髋关节部因创伤骨折后，要及时正确地进行治疗，遵守康复指导原则，避免创伤性股骨头缺血性坏死的发生，手术治疗患者需做好手术后护理及康复指导。针对病因，戒酒、绝不滥用激素，即使因病需要使用激素治疗，也必须在医嘱下进行。一旦发生本病，争取尽早诊断，早期治疗。对于 I 期、II 期患者，避免负重，扶双拐，少站、少走，以减轻股骨头受压，防止股骨头塌陷。或用牵引疗法以缓解髋关节周围软组织痉挛，降低关节内压力。同时应增加髋关节非负重位功能锻炼。可于患髋处应用活血化瘀中药热敷，或配合推拿按摩手法，以改善髋关节周围软组织血运，缓解关节周围肌肉痉挛，改善关节活动度。

（林　晴）

第三节　骨关节炎

骨关节炎是由多种因素引起的关节软骨纤维化、皲裂、溃疡、脱失而导致的以关节疼痛为主要症状的退行性疾病。本病病因尚不明确，其发生与年龄、肥胖、炎症、创伤及遗传因素等有关。其病理特点为关节软骨变性破坏、软骨下骨硬化或囊性变、关节边缘骨质增生、滑膜病变、关节囊挛缩、韧带松弛或挛缩、肌肉萎缩无力等。

本病属中医学痹证、颈肩腰腿痛的范畴。按照病因学分类，骨关节炎分为原发性骨关节炎和继发性骨关节炎。原发性骨关节炎多发生于中老年人群，无明确的全身或局部诱因，与遗传和体质有一定的关系。继发性骨关节炎可发生于青壮年，继发于创伤、炎症、关节不稳定、积累性劳损或先天性疾病等。

一、病因病机

临床上骨关节炎可以分为原发性骨关节炎和继发性骨关节炎，原发性骨关节炎的原因尚未完全阐明。如各种各样的遗传因素、环境因素，特别是衰老过程、正常的磨损、慢性损伤、肥胖、饮食等都可能是发病因素。后者引起软骨退行性变的直接原因为结构改变、炎症、代谢等。现代生物学研究表明：细胞因子、生长因子、免疫因素等都与骨关节炎的发病有关。

骨关节炎早期病理是软骨超负荷表面的变薄和破坏，软骨碎片和凹陷，直至软骨完全裸露。垂直的裂隙可以渗入到软骨的深处，软骨细胞的增生通常围绕着裂隙边缘成串。软骨退变和修复可以看作细胞和基质两者的修复和退变：细胞增生形成软骨细胞群；基质修复出现杂乱的胶原。损害关节的修复可来自受损软骨本身，称为固有的内在修复。也可来自软骨以外的组织（如滑膜、软骨下骨），称为外在的修复。骨关节炎不仅是关节软骨的疾病，还是一种累及骨、滑膜及关节周围支持结构的疾病。在骨关节炎的治疗过程中，既有退行性变的改善，也有关节形态学的修复，包括关节形状的修复、负重表面的重新分布和稳定的重建。

肝、脾、肾亏虚，筋骨失养是发病之本。因膝为肝、脾、肾三经所系，筋、骨、肉之大会。肝藏血主筋，肾藏精主骨，脾主运化合肉。膝骨关节炎的发生多为中老年人，男子七八，女子七七，肝肾渐亏，筋骨懈惰；筋失血养，无以柔韧；骨失髓养，无以强壮；肉失脾主，虚羸无力。所以膝骨关节炎的发病与肝、脾、肾三脏的关系最为密切。气滞血瘀痰凝是膝骨关节炎发病的重要环节。《素问·阴阳应象大论》曰："气伤痛，形伤肿。"由于膝关节的扭、闪、挫伤致膝关节内外组织损伤，脉络受损，血溢于外，阻塞经络，致气滞血瘀，经络受阻。或由于肝、脾、肾亏虚，气血运行不畅、痰凝经络、膝关节及周围组织失养、从而引起关节软骨的退变，导致膝骨关节炎的发生与发展。风寒湿外邪侵袭、痹阻经络是膝骨关节炎发病的重要因素。膝骨关节炎属于中医学"骨痹""膝痛"的范畴。《三因极一病证方论》载"三气侵入经络"，又载"在骨则重而不举，在脉则血凝不流，在筋则屈而不伸，在肉则不仁"。可见本病由中年以后肝肾两亏、气血不足，复受风、寒、湿外邪乘虚而入所致。临床常见于久居寒湿之地者，长期劳损，腠理空虚，寒湿之邪杂至，凝滞血脉，致两膝脉络不通，以致疼痛重着，迁延难愈。

二、临床表现

骨关节炎在我国发病率非常高，尤其是中老年患病率达一半以上。女性稍多于男性。最常受累部位是全身的滑膜关节，多见于膝、髋、踝关节和手部指间关节。骨关节炎的临床表现为受累关节的疼痛、压痛，骨性隆起或肥大，活动时有骨擦音，关节肿胀或积液，晨僵，功能障碍或畸形，常见症状为关节疼痛。好发在负重大的关节，如膝关节、髋关节、脊柱等。初始较轻微后逐渐加重，活动时痛休息后好转。稍活动后减轻，活动过量疼痛加重，与天气受凉、受潮等有关，关节活动时可有摩擦音。后期可出现关节畸形、半脱位及肌肉萎缩。主要体征包括关节活动范围减小和肌力的减弱，应注意辨别主动与被动活动、静力与动力活动，如膝骨关节炎时，其研髌试验、挺髌试验均为阳性。

三、诊断与鉴别诊断

1. 诊断

根据病史、症状、体征及 X 线片特征表现及实验室辅助检查等来诊断骨关节疾病，但应该注意的是，临床症状并不总是与 X 线检查结果相吻合，且 X 线呈现典型表现时，骨关节炎已远远超出早期阶段，故临床诊断时，应该以症状为主，X 线检查为辅。

X 线检查可以为临床诊断和治疗提供重要的依据。骨关节炎早期 X 线检查观察不到病理变化，但随着病情的进展，可以观察到关节间隙变狭窄，软骨下骨质硬化，关节边缘有唇样骨质增生，关节面不光整，软骨面下可见散在的囊性变透亮区及关节内游离体；后期可出现关节半脱位、骨端变形和对线不佳。另外，随着微焦摄影、CT、MRI 和关节镜等影像学新技术在诊断和鉴别诊断中的应用，更有利于骨关节炎的病变进展的诊断及药物的治疗。

实验室检查：血常规、血沉和 C-反应蛋白正常或轻度增高，无特殊发现，对排除其他原因引起的关节疼痛有一定价值。根据关节穿刺和滑液检查明确关节液的特点。

2. 鉴别诊断

（1）**类风湿关节炎**：与骨关节炎相似，具有起病缓慢，偶为急性，关节疼痛、肿胀、畸形，活动受限等特点，但与骨关节炎不同的是，类风湿关节炎 30~50 岁为发病高峰，以多发性、对称性、四肢大小关节受累为特征，类风湿因子（RF）（+），抗链球菌溶血素"O"（ASO）（+），X 线检查有特有征象。

（2）**骨关节结核**：起病也比较缓慢，但发病年龄较轻，而且多为单关节发病，常伴有低热、盗汗、恶心、厌食等全身结核中毒症状，患部伴有脓肿，关节穿刺为渗出液，PCR-TB（+），X 线片示骨关节破坏。

（3）**痛风性关节炎**：多累及第 1 跖趾关节，发病时关节红肿热痛，缓解后症状消失，不留畸形。晚期 X 线片示骨端关节面虫蚀样或穿凿样骨质破坏，实验室检查血尿酸浓度增高。

（4）**血色素沉着绒毛结节性滑膜炎**：常见于成人，且以膝关节居多，膝关节周围出现结节状柔韧肿块，甚至侵蚀骨组织，因而引起疼痛、活动受限或有弹响声与交锁现象，关节腔内有积液征，穿刺有血性液体，病理检查显示滑膜增厚，常为棕褐色苔藓状绒毛。侵犯骨质时，X 线检查可见关节面毛糙。

四、治　疗

（一）手法治疗

六步手法：是在陈正光、杜自明、刘道信、葛云彬四位骨伤科专家手法的基础上形成的，以"刮骸、推骸、弹拨刮揉、分筋、镇定、整理"为主治疗膝骨关节炎的六步膝部手法。

动态拔伸手法：具体操作如下。①股四头肌放松；②拔伸；③依次点按伏兔、梁丘、犊鼻、膝眼、血海、阳陵泉、阿是穴；④最后揉、拿髌骨。

石氏手法：石氏伤科认为，传统手法是骨伤科的特点，重视手法在骨伤科疾病诊疗中的应用，并以十二字手法"拨、伸、捺、正、拽、搦、端、提、按、揉、摇、抖（转）"来归纳。

推髌按膝法：具体操作如下。①拿法或㨰法施于下肢后侧约 2 分钟；②推、揉或一指禅推腘窝部 2 分钟；③先以㨰法施于患肢阔筋膜张肌、股四头肌、内收肌群约 2 分钟；

④然后摩、揉或一指禅推法施于内外膝眼、阿是穴，每穴操作约 40 秒。体位：患者仰卧，下肢伸直放松，移去垫枕；⑤推髌骨；⑥膝关节拔伸牵引；⑦按压、屈伸膝关节至极限位。手法力量要求均匀柔和，以患者舒适能耐受为度。

（二）中药治疗

1. 中药内服

气滞血瘀证：采用活血化瘀、通络止痛法，通常选用血府逐瘀汤等加减方治疗。

寒湿痹阻证：采用温经散寒、养血通脉法，通常选用蠲痹汤等加减方治疗。

肝肾亏虚证：采用滋补肝肾法，通常选用左归丸等加减方治疗。

气血虚弱证：采用补气养血法，选用八珍汤等加减方治疗。

肝肾亏虚证：关节隐隐作痛，腰膝酸软，活动不利，动作牵强；伴有头晕，耳鸣，目眩，身疲乏力。舌质淡红，苔薄白，脉细弦或弱。治宜滋补肝肾，舒筋止痛，方用左归丸加减。上肢痛加桑枝，下肢痛加木瓜、威灵仙，寒重者加附子、五加皮。

劳伤瘀滞证：骨节疼痛，肥厚畸形，活动受限，痿弱无力；兼腰弯背驼，神情倦怠，面色晦暗。舌质淡暗或舌胖质红，苔薄或薄腻，脉沉涩或弦细。治宜补肾壮筋，活血止痛，方用补肾活血汤加当归、鸡血藤、白花蛇舌草。

阳虚寒凝证：肢体关节疼痛，肿胀积液，屈伸不利，天气变化加重，遇寒痛增，得热稍减；伴形寒肢冷，神倦懒动。舌淡胖，苔白滑，脉沉细缓。治宜温补肾阳，通络散寒，方用金匮肾气丸加枸杞子、杜仲、仙茅、巴戟天、桑寄生、白花蛇舌草等。

2. 中药外用

中草药外用主要通过熏洗、熏蒸、敷贴、热熨和离子导入等方式发挥药效。而中成药通常制作成各种贴膏、膏药及药膏等方便携带及使用。外用药主要包括中药熏洗法、熏蒸法、中药离子导入法或药膏敷贴法，多用于祛风除湿散寒、活血通络止痛类中药组方。

（三）针灸治疗

1. 针灸

针灸包括毫针针刺法、刺络拔罐法、温针、灸等。一般采用局部取穴和循经取穴相结合的方法。常用穴位包括血海、膝眼、委中、阳陵泉、阴陵泉、梁丘、足三里等，配穴可选用阿是穴及痛处所属经脉络穴。

2. 针刀

可在髌上囊、髌下脂肪垫、内膝眼、外膝眼、胫侧副韧带、髂胫束、鹅足囊等膝关节周围部位实施针刀疗法。

（四）运动治疗

在医师指导下进行直腿抬高、慢跑、骑车、游泳、太极拳、八段锦等运动、练功疗法。

（五）物理治疗

常用方法包括热疗、冷疗、电疗、磁疗、红外线照射、水疗、蜡疗、超声波及离子导入法等。

（六）其他疗法

1. 教育患者

认识疾病，树立信心，医患合作，合理锻炼，适当减肥。

2. 矫形支具

具有矫形作用的支具和鞋垫可以根据膝关节内外翻的情况选择，在疾病发作期也可以借助拐杖、助行器等，以减少受累关节的负重。

五、预防与调护

做好患者的科普与咨询工作，以消除其不必要的思想负担，并使其积极配合医师进行系统规范化、个性化治疗。防止过度劳累及关节受凉，避免超强度劳动和运动，以免造成损伤，可以做适当体育锻炼，以增强体质，改善关节的稳定性，防止畸形。对患者的关节应妥善保护，防止再度损伤。若身体过胖者，应适当减轻体重；若发病与职业有关，应调整工种。要避免长期使用或滥用皮质类固醇激素，在防治骨关节炎的同时还应重视并发性疾病的预防，如骨质疏松症的防治。

（王丽丽）

第四节　踝管综合征

踝管综合征（tarsal tunnel syndrome），又称跗管综合征或蹠管综合征，是指胫后神经或其终末支在内踝下方的骨纤维管道内受到卡压，而产生的以局部或足底放射性疼痛、麻木为主要表现的一系列综合征。

踝管综合征属于中医学中"筋痹"的范畴，《黄帝内经太素》认为"邪入腠袭筋为病，不能移输，遂以病居痛处为腧"。由于病邪结于筋，筋伤络阻，气血运行壅滞，"不通则痛"，因此经筋病的主要症状为疼痛、关节活动不利。

一、病 因 病 机

踝管系指小腿深筋膜在胫骨内踝下后方形成的屈肌支持带，张于内踝与跟骨结节间所构成的管状结构，其内被三个纤维隔分为四个骨纤维管，由前至后分别走行胫骨后肌腱及腱鞘、趾长屈肌腱及腱鞘、胫后动静脉和胫神经、长屈肌腱及腱鞘。踝管本质上是一段封闭、无弹性、狭长的骨纤维结构，任何引起踝管内压增加的因素都可直接或间接压迫胫神经及其分支而导致足底麻木、疼痛等临床症状。任何引起踝管绝对或者相对变小的因素都可以直接或者间接地压迫胫神经及其分支，引起临床症状。其中，约80%的病因是可以明确的。

踝管综合征病因大致可以分为以下几种类型。足部外伤：踝关节反复扭伤，踝管内肌腱摩擦增加，引起肌腱炎，肌腱水肿增粗；韧带破裂、肿胀、出血可能会导致周围组织粘连纤维化；跟骨及内踝骨折移位；距骨无菌性坏死等均使管腔变小、胫神经受压产生症状。踝管肿物：神经鞘瘤、腱鞘囊肿、脂肪瘤、骨赘增生等使踝管管腔变小，压迫胫神经。先天性发育异常：出现副踇展肌、副趾长屈肌或者踇展肌肥厚压迫了胫神经或其足底分支；距骨与跟骨之间异常的纤维；扁平足由于足弓塌陷，足前部外展、外翻，身体重力线移向足内侧，促使距骨外旋及跟骨外翻；屈肌支持带增厚，足副舟骨、距跟联合等；导致踝管变形、容积减小，使胫神经受压。医源性：踝管或小腿部注射药物或美容硅橡胶等；踝部骨折内固定物，踝部手术中对胫神经的牵拉损伤，术后踝部不适当的固定位。其他疾病合并踝管综合征：糖尿病、骨质疏松症、高脂血症、强直性脊柱炎、甲状腺功能减退、骨关节炎、类风湿关节炎。其他：手术后的瘢痕、瘢痕组织、滑膜炎、鞘膜炎；神经周围血管怒张、妊娠、心力衰竭、骨筋膜隔室综合征等使体液积聚引起踝管综合征；另外，在一些运动员中也可以发生，胫后静脉曲张也可以引起踝管综合征。10%~20%踝管综合征患者致病原因不明，属于特发性。

本病属中医学"筋痹"的范畴。中医学认为，本病的病机主要为跌仆闪挫、经筋受损，或寒湿外袭、流注经筋，导致经脉不通、气血不畅。多为跌仆闪挫或寒湿之邪引起，外伤跌仆导致局部筋脉受损，血溢脉外，形成瘀血，血瘀则气滞，气血不通，阻滞经络，或寒湿之邪侵入肌肤经络，使经络凝滞壅塞，闭阻不通，气血运行不畅，不通则痛，久之皮肤骨肉失养，出现麻木等症，甚至出现皮下瘀斑、关节周围结节等症。

二、临 床 表 现

该病起病较缓慢，早期仅表现为足踝活动后足底不适感，足底出现边界不清的针刺感、烧灼感及麻木，行走、长久站立或劳累后加重。夜间疼痛严重、麻木可影响睡眠。足背屈外翻试验可诱发足底疼痛、麻木或原有症状加重。也有患者出现疼痛不适感放射至小腿部腓肠肌区，或者出现整个足底感觉障碍，两点分辨力降低，温觉及触觉减退。亦有发生足跟痛，同时伴有足趾活动受限、屈曲无力。在屈肌支持带下方可出现蒂内尔征(+)，可放射至足趾。晚期部分患者足内在肌有可能出现萎缩。严重者足底部和跟骨内侧出现麻木或蚁行感，踝管部有梭形肿块，足趾皮肤干燥、发亮，汗毛脱落及足内在肌肌肉萎缩，跛行。检查可发现内侧足底神经及外侧足底神经分布区的感觉丧失。叩击内踝后方，足部疼痛麻木症状可加剧。此外，还可有血管受压引起的损害，表现为水肿、踝和足局部肿胀等；局部营养性障碍，表现为足背皮肤、第1足趾和踝内侧发白或发青，局部发冷或发热等。

中医辨证分型：气滞血瘀型，由外伤、劳损所致，轻者步行或久坐后内踝后方出现酸胀不适，休息后消失，重者足底灼痛、麻木或有蚁行感，夜重日轻，舌红苔薄，脉弦；肝血不足型，局部皮肤发白、发凉、干燥、漫肿或见发亮变薄、趾甲失泽变脆、足底肌肉萎缩、内踝后方压痛，伴放射状麻木感，舌淡，脉弦细。

三、诊断与鉴别诊断

1. 诊断

足底烧灼样疼痛或麻木，夜间重，负重运动后加重。足底感觉障碍，蒂内尔征（+）。背屈外翻试验（+），踝背屈、跟骨外翻及足趾充分背屈持续 5～10 秒，原有症状加重或者蒂内尔征出现或加重为阳性。感觉诱发电位潜伏期延长或消失，踝管传导时间＞0.7 秒。

大多数踝管综合征根据病史、查体、普通 X 线检查、磁共振（MRI）和超声及肌电图检查可明确诊断，其中，MRI 和超声对于诊断软组织病变至关重要，肌电图是较为敏感的检查指标。还可进行止血带试验，即在小腿部扎止血带，使静脉充血，可以诱发症状。

X 线检查：此检查比较简便、快捷、经济，但不能确诊，仍需进一步诊断。

MRI 检查：MRI 的准确性达 83%。另外，MRI 可以为手术治疗失败的踝管综合征患者再次手术提供依据。但是，MRI 价格较为昂贵、耗时比较长，目前不作为常规检查。

超声检查：超声检测踝管，显示出距跟联合、喙状骨性隆起，则不需要摄影或计算机断层扫描。超声是踝管综合征的常规检查之一。

肌电图：在临床中的应用日益广泛，根据肌电图上感觉诱发电位潜伏期延长或消失，运动末端潜伏期延长或消失，以及肌肉动作电位波幅降低，出现自发纤颤电位或正锐波等客观指标可以确诊踝管综合征。即使体征均为阴性，如果肌电图支持，结合临床表现便可诊断为踝管综合征。肌电图检查已经成为确诊此病的常规检查，也为诊断此病的金标准。

2. 鉴别诊断

（1）踝关节内侧韧带损伤：有典型的足外翻扭伤史，局部肿胀，疼痛剧烈。压痛点多见于内踝前下方，踝关节活动受限较重，但无神经受压症状。

（2）内踝部腱鞘炎：多是由于劳损或反复轻微的扭伤而造成内踝部的腱鞘发生无菌性炎症，表现为内踝后下方疼痛、肿胀、行走不便，但症状均较轻且无足部麻木和自主神经功能紊乱的表现。

（3）跖筋膜炎：疼痛多位于足底近端及足中心，足底有胀裂感，很少涉及足趾，无皮肤感觉障碍表现。

（4）腰骶神经根病损：患者常为腰背痛向下肢放射至小腿或足底部，借助电生理检查有无 S_1 神经根平面疾病，或行腰椎 CT、MRI 扫描。

（5）小腿上端胫神经嵌压：除产生踝管综合征临床表现之外，还有小腿酸胀、疼痛和小腿屈肌肌力减弱，同时还应注意与跖底神经瘤、跖痛症、足纵弓扭伤、坐骨神经鞘膜瘤等疾病相鉴别。

四、治 疗

中西医结合疗法作为一种新的治疗思路尚处于起步阶段，但在促进血肿吸收、减轻瘢痕组织增生及粘连、减少疼痛复发、提高治愈率方面有其独特的优势。中医治疗踝管综合征主要针对非占位性病变，包括制动、热敷、蜡疗、针灸、针刀、熏洗、推拿及封闭疗法等，治疗期限一般为6～12周等，西医主要考虑手术治疗，早期症状较轻者及术后患者可进行康复功能锻炼。

（一）手法治疗

患者仰卧，患肢外旋，用拇指以一指禅推法或揉法或摩法于小腿内后侧，由上而下推，推至踝部，点按三阴交、照海、太溪、昆仑等穴，同时在局部配合弹拨法舒理经筋，然后顺肌腱方向用擦法，最后手法外展、外旋踝关节数次，持续5～10分钟，以达到活血、通络、止痛的作用。

（二）中药治疗

外敷活血消肿药物，如消肿散、金黄膏等，还可配合运用中药熏洗、热敷。

中药熏洗：取牛膝、红花、当归、伸筋草、透骨草、桂枝、羌活、桑寄生、威灵仙、乳香、没药各15g为1剂，每剂加水适量煮沸，置患足于容器上，勿接触容器，以免烫伤，患足上盖一毛巾，熏蒸10～15分钟，待水温降低后，再将患足浸入药液中浸泡约10分钟，浸泡时轻揉患足内踝跟骨内侧。中药每剂可用3天，每天熏洗1～2次。治疗期间应避免患足负重，局部宜保暖，熏洗后局部宜避风寒。

（三）针灸治疗

针刺穴位选取患肢三阴交、地机、太溪、水泉、照海、筑宾，用毫针平补平泻法，得气后留针20分钟，留针期间不行针，同时在小腿三头肌肌腹处使用BPM红外偏振光治疗仪治疗20分钟，隔日1次，2周为1个疗程。

针疗法是在皮下使用针具，大面积扫散，以通筋活络，激发人体自愈能力，从而达到不药而愈的目的，主要用于治疗筋膜不舒、血滞不通所导致的颈肩腰腿疼痛等。皮下疏松结缔组织是浮针疗法的靶组织，是浮针疗法的生理学基础。有研究认为，疏松结缔组织是中医经络学说的物质学基础，经络可能是富含弹性纤维和胶原纤维的筋膜组织。浮针疗法直接作用于皮下疏松结缔组织，且针具较粗，配合扫散手法，能够迅速有效地激发人体的自我修复能力，从而取得明显疗效。

弧刃针是传统针刀的继承和创新，属针刀范畴，是手术刀、针灸针、注射针的完美结合，其形如注射器针头，针体中空，远端为弧形刀刃。弧刃针软组织闭合松解术具有创伤小、松解范围大、适应证广等优点，已经广泛应用于慢性疼痛治疗中，由于其连续弧形松解，故可减少粘连、瘢痕，且减张效果明显。

（四）运动治疗

对早期或症状轻的患者减少患肢剧烈活动，适当休息，穿宽松的鞋袜，纠正足的不良姿势。局部制动休息，避免引起神经水肿或压迫的姿势或动作，鼓励行损伤神经支配肌的收缩功能锻炼。

（五）物理治疗

局部采用超短波、中药热敷及中频电针、温灸针等治疗，对减轻局部炎症，缓解疼痛效果明显。

（六）其他疗法

局部封闭治疗：选用醋酸曲安奈德注射液 10mg（1ml）加 2% 盐酸利多卡因 40mg（2ml），维生素 B_1 注射液（2ml），维生素 B_{12} 注射液（1ml），做踝管内注射，每周 1 次，2 次为 1 个疗程。

五、预防与调护

注意局部保暖，避免受风寒湿侵袭。减少踝关节活动，防止踝关节重复损伤。

（潘丹虹）

第五节　跟　痛　症

跟痛症（calcanodynia）是足跟部周围疼痛性疾病的总称，指多种慢性疾病所引起的跟部（包括跟后、跟跖、跟内和跟外侧）急、慢性疼痛。本病多发于中老年人，男性多于女性，多见于肥胖者与运动员。

一、病　因　病　机

本病多因跖腱膜炎、跟腱滑膜囊炎、跟腱止点撕裂伤、跟骨下脂肪垫炎、跟骨骨骺炎、跟骨骨髓炎、骨刺、骨结核、骨肿瘤等病而引起。临床特指跖腱膜炎，即发生于跖腱膜在跟骨结节起始部的无菌性炎症，常伴有跟骨结节前缘的骨质增生。

跖腱膜炎存在炎症和退变两种表现，既可独立存在，也可合并存在。慢性炎症病变引起的跖腱膜跟痛，可能与长期的慢性炎症因子刺激游离神经末梢有关，而退变引起的跟痛症可能与足底跖腱膜生物力学改变有关。

跟垫受损后，跟垫自身结构特性发生改变，从而发生力学改变，导致应力集中，最终可能引起跟痛症。

骨刺的产生会刺激周围组织产生炎症或受到压迫，引起疼痛。但跟痛症不一定全是骨质增生引起，可有其他病因；骨质增生者亦可能没有跟痛症症状。

跟骨内不断增加的骨内压和血管瘀血是跟骨高压症引起跟痛症的部分病因。当骨内静脉回流受阻，骨内血量很容易增多造成血液瘀滞，不能自行缓冲调节，最终引起跟骨内压增高。

中医学认为，本病多因肝肾亏虚、气虚血瘀及慢性劳损而导致筋脉失养，或由风寒湿邪侵袭足底部而致气血运行不畅，经脉瘀阻，不通则痛。另与久行久站亦有关。

二、临 床 表 现

病程缓慢，病史可达数月或数年。多为一侧发病，也可两侧同时发病。站立或行走时，足跟侧面疼痛，程度轻重不一，疼痛轻者走路或久站后逐渐疼痛，疼痛重者，晨起或久坐起身开始行走时出现足跟剧烈疼痛，行走片刻后疼痛反而减轻，但行走或站立过久疼痛又加剧。本病部分患者可不经任何治疗完全自愈，亦有患者转为慢性过程，即缓解与复发交替。局部无明显肿胀，跟骨负重点稍前方的足底腱膜处有局限性压痛点。

三、诊断与鉴别诊断

1. 诊断

站立或行走时，足跟侧面疼痛，疼痛可沿跟骨内侧向前扩展到足底。压痛点在跟骨负重点稍前方的足底腱膜处。影像学检查：X 线片可见在跖腱膜跟骨附着处有骨质增生。临床表现与 X 线片表现常不一致，有症状者可无骨质增生，有骨质增生者可无症状。

2. 鉴别诊断

（1）足跟部软组织化脓感染：跟痛剧烈，局部红、肿、热、痛等急性炎症表现明显，严重者有全身症状。

（2）跟骨结核：多发于青少年，骨肿痛范围较大，局部微热，X 线片可见骨破坏。

四、治 疗

本病采用非手术治疗的保守疗法可取得较好的疗效，一般以药物、封闭疗法为主，配合手法、理疗等治疗。对跖腱膜跟骨附着处有骨质增生、疼痛顽固者，才考虑手术治疗。

（一）手法治疗

在大陵、太溪、照海、申脉等穴位，采用点、按、捻等手法治疗。

（二）中药治疗

骨科外洗二方，每日熏洗局部，熏洗时尽量做踝部背屈、跖屈等动作，并配合局部按压手法。

（三）针灸治疗

针灸疗法对于跟痛症的治疗，疗效肯定，方法多样，简便易行。选穴上多根据"以痛为腧"原则，以阿是穴为主，根据 "肾主骨"及足部经络循行情况，以肾经穴位及膀胱经穴为多，但也不乏远端取穴取得较好疗效者。

在具体方法的选择上，临床上最常用的方法为针刀疗法。这可能与针刀在治疗中既能发挥针刺作用，又能发挥手术刀的作用相关。

（四）物理治疗

热敷可促进血液循环，是减轻疼痛的有效方法。每天早晚用热水泡足 15～20 分钟，同时双足相互做摩擦运动，效果更佳；还可采用超短波、磁疗、蜡疗、中药离子导入等，以减轻疼痛，促进炎症吸收。

（五）其他疗法

局部封闭治疗：1ml 醋酸曲安奈德注射液 10mg 加 2ml 2%盐酸利多卡因 40mg 做痛点封闭，每周 1 次，可连用 2～3 次。注射后 1～2 天，部分患者可出现疼痛加剧，可以服用镇痛药。复发的患者可以重新封闭治疗。

五、预防与调护

跟痛患者应少承重，减少站立及行走。鞋以宽松、厚底为宜，并加用软质鞋垫。肥胖患者要减轻体重。急性期宜休息，并抬高患肢，症状好转后仍需减少步行。

（曾建伟）

第六节　踇趾外翻

踇趾外翻（hallux valgus）是常见的前足畸形，是指趾偏离躯干中线，向外倾斜大于正常生理性外翻角度，同时趾在纵轴上向外略有旋转畸形，女性多见。有资料报道，男女之比可达 1∶40，常有家族史。由于前足增宽变厚，行走时疼痛，严重者影响足的负重和步履功能。

一、病因病机

穿鞋不适是踇趾外翻发病的重要因素，尤其是穿尖头高跟鞋更是其主要原因，故女性发病率远高于男性。当穿尖头高跟鞋时，重力促使足前部强塞入鞋前部的窄小三角形区域内，加之鞋面弹性较差，趾被迫外翻并略外旋。此外，足解剖结构上的某些缺陷是外翻产生和加重的基础，如原发性跖骨内翻畸形、第 1 跖骨及其连接的趾骨活动度增加、纵弓及横弓下塌。

趾外翻为人类所特有，正常组成跖趾关节的跖骨与趾骨的纵轴交角为 10°～20°，称为生理性外翻角。因踇长伸肌无腱鞘，在出现外翻畸形时容易滑脱至趾外侧，产生弓弦作用，使趾近节趾骨底将第 1 跖骨头更推向内侧，致趾与第 1 跖骨所形成的角度增大，进而加剧外翻畸形。原发性跖骨内翻畸形和第 1 跖骨活动度增加，削弱了足内侧纵弓的前臂，致纵弓下塌，前足的横弓也随之下塌，前足增宽，收肌收缩，导致产生外翻。

外翻畸形形成后，难以自行矫正，跖骨头关节面的内侧与跖骨基底关节面分离，可产生骨关节炎。第 1 跖骨头的内侧部分长大成骨疣，骨疣上产生滑膜囊，再因受鞋的压迫摩擦而形成趾滑膜囊炎。患者的足前部变宽阔，使载重点落在中间的数个跖骨头上。第 2、3、4 跖骨头下往往产生痛性胼胝，因而引起前跖痛。

二、临　床　表　现

患者有长期穿尖头高跟鞋史，常呈对称性。主要症状为足痛和足畸形，但足痛的轻重与畸形的严重程度不呈比例。疼痛产生的原因由趾滑膜囊炎症、第 1 跖趾关节骨关节炎和痛性胼胝所致。畸形日久可形成扁平足并失去弹性。

三、诊断与鉴别诊断

1. 诊断

临床检查见跖趾关节外翻并有侧向半脱位，第 1 跖骨头内侧隆起，有滑液囊肿形成，可有红、肿、热、痛等局部炎症表现。

X 线检查可见趾外翻，第 1 跖骨内翻，或籽骨的外侧移位，并可在第 1 跖骨头内侧显示外生骨疣，跖趾关节可显示退行性改变。

根据病史、临床表现及 X 线检查可明确诊断。患者有长期穿尖头高跟鞋史，表现为前足痛和足畸形，多因并发趾滑膜囊炎症、第 1 跖趾关节骨关节炎和痛性胼胝而影响负重和步履，X 线检查有助于诊断。

2. 鉴别诊断

本症无须和其他疾病相鉴别。

四、治　　疗

本病的治疗目的为解除患者行走时和静止性的前跖疼痛，而不是将矫正畸形作为重点，因此应分析产生疼痛的原因进行治疗。

（一）手法治疗

中医正骨手法结合到微创手术中，缩短了术中截骨固定时间，保护了截骨端周围的软组织，将骨端融合在最为满意的位置，临床疗效满意。

（二）中药治疗

红花冰片酊，涂敷局部，可消除趾滑膜囊炎的症状。通脉除湿中药治疗踇趾外翻具有很好的疗效，且无不良反应。

（三）针灸治疗

用长圆针松解太白穴治疗踇趾外翻，创伤小，疗效确切。

用针刀松解第 1 跖趾关节内侧、外侧、背侧的粘连瘢痕，对踇趾外翻的损伤小，恢复快，避免了目前中重度患者只能手术治疗的窘迫局面。

（四）物理治疗

使用电刺激治疗器，频率 50Hz，脉冲宽度 10ms，上升与下降时间各 1 秒，通电 10 秒，休息 10 秒，治疗时间 15 分钟。趾外展肌受到电刺激后，主动收缩力增大，外翻的角度缩小。

（五）其他疗法

穿矫形鞋，并将两鞋底内侧垫高，或使用石膏、支架等矫形支具，以解除对痛性趾滑膜囊的挤压。

五、预防与调护

平时须穿合适的平跟鞋，鞋前部宜松不宜紧，内缘应平直，能容纳趾伸展，以解除对趾的压力。若已经出现外翻畸形，用软垫将趾与第 2 趾骨隔开也能减轻症状。

（曾建伟）

第七节　下肢慢性筋骨病述评

伴随着老龄化社会的逐步推进及人们生活方式的改变，下肢慢性筋骨病目前已成为骨科门诊的主要疾病之一，对于该类疾病的防治需求迅速增加，且呈现出年轻化趋势。截至 2016 年，我国 60 岁以上老年人口达 2.1 亿，慢性筋骨病的平均发病率为 25%。多因素致病、多病共存的现状严重影响中老年群体的生活质量，使慢性筋骨病已成为国家急需解决的重大卫生健康问题。下肢慢性筋骨病中临床发病率较高的、危害性较大的包括髋关节暂时性滑膜炎、股骨头缺血性坏死、骨关节炎、踝管综合征、跟痛症及踇趾外翻等六种疾病。

一、髋关节暂时性滑膜炎

髋关节暂时性滑膜炎又称急性髋关节一过性滑膜炎、刺激性髋关节综合征及毒性滑膜炎等，是一种可自愈的非特异性炎症，常见于儿童。据统计，该病在 1～13 岁儿童发病率约为 0.2%。髋关节暂时性滑膜炎临床表现多样，主要表现为不同程度的跛行，双下肢不等长，或有疼痛。

（一）基础研究

1. 髋关节暂时性滑膜炎的西医病因病机

髋关节暂时性滑膜炎的发病机制尚不清晰，现代医学普遍认为，其与感染、外伤、病毒抗原、抗体反应、变态反应等相关。

（1）感染学说： 病毒、细菌等在血液内运行至滑膜组织处，刺激滑膜组织，导致其发生炎症，是导致髋关节暂时性滑膜炎的一个重要因素。孙客等通过案例分析比较发现，该病以四季散发为特征，发病年龄以 3～7 岁男童居多，男女比例约为 2.91∶1，发病前一周有上呼吸道感染病史的患儿占 19.3%。唐继兴等通过 120 例案例的对比分析，发现其中 83 例有口腔感染、肠道感染或上呼吸道感染史。现代研究表明，病毒感染多与肠道病毒，如柯萨奇 B3 型病毒（CoXB3）、柯萨奇 B 组病毒（CVB）等相关。可以说，髋关节暂时性滑膜炎与感染相关。

（2）外伤学说因素： 外伤导致髋关节暂时性滑膜炎是该疾病发病的另一重要原因。王炳南等通过构建大白鼠及家兔髋关节滑膜炎模型，研究发现，其病理基础为慢性无菌性炎症。董英等研究 1021 例单侧急性髋关节暂时性滑膜炎患儿后认为，本病可能与儿童股骨头发育尚未成熟、髋关节活动度大、关节囊松弛、运动量过大或损伤有关。髋关节暂时性滑膜炎的发病人群主要是儿童，其股骨头尚未发育成熟，关节囊较松弛，容易受外部因素影响产生炎症反应。滑膜组织内含丰富的神经、血管，受到刺激后滑膜血管充血，导致囊内渗透压增高，血浆、白细胞等向关节囊内渗出，积液吸收后，渗出液中的纤维蛋白沉积黏附在关节滑膜表面，引发炎症反应，炎症介质的刺激可引起关节内肌肉痉挛，从而导致关节疼痛、局部肿胀、活动受限等症状。

2. 髋关节暂时性滑膜炎的中医病因病机

髋关节暂时性滑膜炎的临床表现主要为髋关节肿胀、疼痛，或有行动受阻等症状，在中医学上将之归属为"痹证"的范畴。刘又文教授依据体表部位分类将其细分为"髋痹"，认为其发生与体质因素、气候条件及生活环境等有密切关系，病机以正虚卫外不固为本，风、寒、湿、痰、瘀为标，主要表现为"创伤劳损""风寒湿侵袭""瘀痰凝结""肝肾不足"四个证型。从中医学角度考虑，多认为"痹证"的发生与机体的正气相关，正气虚衰，阳气不足时，机体易受外界邪淫之气侵袭导致疾病的发生。当邪气聚集于髋关节时，导致经脉气血受阻，关节腔内充血，久化成瘀，继而化热，致滑膜炎，产生一系列临床症状。

（二）临床研究

1. 髋关节暂时性滑膜炎的西医临床研究进展

西医多从感染及外伤的角度出发治疗髋关节暂时性滑膜炎，针对存在感染的患儿，抗病毒、抗菌消炎能起到很好的疗效。运用抗生素可减少或避免合并症的发生，运用维生素 C 能够抗病毒、抗氧化、激活免疫等功能，运用非甾体抗炎药可解热、镇痛、抗感染。段朝霞报道 78 例髋关节暂时性滑膜炎病例，通过手法联合牵引治疗总体有效率达到 97.7%，谢鉴辉等认为，应用肢体皮肤牵引治疗儿童髋关节暂时性滑膜炎，其效果优于只单纯应用口服甾体抗炎药加肢体制动治疗法，肢体皮肤牵引对缩短儿童髋关节滑膜炎的自然病程有着积极的影响作用。此外，叶文松等报道，超短波理疗疗法疗效好，患者易接受，无痛苦，痊愈快。在非手术治疗无法治愈时，可采用手术治疗，但手术治疗具有严格的适应证要求。

2. 髋关节暂时性滑膜炎的中医临床研究进展

中医药在髋关节暂时性滑膜炎的治疗中扮演着重要的角色，中医学认为，髋关节暂时性滑膜炎属于"痹证"的范畴，表现为气血凝滞、风寒湿痹。基于此，众多学者采用中药复方、中医推拿按摩等方法对髋关节暂时性滑膜炎进行治疗，疗效良好。文献报道，活血通络汤、乳没白芥子散、秦艽除痹汤等治疗髋关节暂时性滑膜炎，均显示出良好的疗效。中药熏洗也是中医药治疗该病的一大特色。赵春超等报道，应用活血止痛散熏洗治疗儿童髋关节暂时性滑膜炎，总有效率为 100%。由此表明，中药熏洗能有效地减轻并消除髋部的炎症反应及疼痛，明显提高治疗髋关节暂时性滑膜炎的有效率。此外，李明报道称，通过舒筋活血、消瘀止痛的按摩手法对 36 例病例进行治疗，患者全部治愈。中医药在防治髋关节暂时性滑膜炎上有着得天独厚的优势，治疗方案多样，但应注意辨证施治，必要时辅以现代医学手段综合治疗，方能取得较好的疗效。而在传统诊疗方案的基础上，也应该加以创新，以求得到符合时代的新技术、新方法，使治疗更快速、便捷、有效。

综上所述，髋关节暂时性滑膜炎作为一种儿童多发性疾病，多年来众多学者对其病因、病机进行研究，但目前尚未有确切的病因及其发病机制，而在各文献所报道的名称也各有不同，可以看出国内外学者对髋关节暂时性滑膜炎的认识尚不清晰，针对目前的情况，摸清病因，在细胞乃至作用靶点上阐明髋关节暂时性滑膜炎的产生机制无疑是重中之重，近年来的文献研究在此方面有所欠缺。现有的文献多集中于该疾病的治疗上，现代医学多采用抗病毒、抗炎、皮肤牵引等保守疗法，偶见关节镜下切除滑膜的治疗方案；在中医学上，则采取内外兼治的方法，从"痹证"入手进行辨证论治，内服中药复方，外用中药熏洗液，辅以中医骨科手法按摩，临床疗效显著。因此，在髋关节暂时性滑膜炎的研究上，应该加强疾病的基础研究，掌握其病因、病机，阐明疾病的发生机制，探明药物作用的可行性及其靶点；在治疗上，应该注重中西医结合疗法，在发挥传统中医药优势的同时，与现代医学相结合，守正创新，寻求中西医结合治疗髋关节暂时性滑膜炎的方案。

二、股骨头缺血性坏死

股骨头缺血性坏死（ANFH）是骨科常见病，可发生于股骨头、股骨髁、距骨、肱骨头、腕舟骨、跗骨、胫骨平台等部位。其中，由于解剖学等因素，股骨头缺血性坏死最为多见，由于多种病因破坏股骨头血供使骨的活性成分（包括骨细胞、骨髓造血细胞和脂肪细胞）死亡的一种病理过程。

（一）基础研究

1. 股骨头缺血性坏死的西医病因病机

股骨头缺血性坏死的西医病因病机可分为创伤性与非创伤性两大类。创伤性 ANFH 主要见于髋部创伤，如股骨颈骨折、股骨头骨折、髋关节脱位、髋臼骨折等，由于血运中断而发生坏死。非创伤性 ANFH 的致病因素多达 40 余种，最常见病因为酒精中毒、激素等。根据文献报道，ANFH 患者有 10%～74% 的人有长期酗酒史。一项全国调查报告显示，1098 例特发性 ANFH 中，男女比为 2：1，男性患者中饮酒者占 60%，每日饮酒量超过 0.54 L。Matsuo 研究结果显示，饮酒者发生 ANFH 的相对危险度（RR）为 7.8，并且存在明显的剂量反应关系，对于每周累计饮酒量 <450ml、450～1500ml 和 >1500ml 的 RR 分别为 3.3、9.8 和 17.9。Hirota 报道 118 例 ANFH 患者和 236 例的对照研究，显示间断性饮酒者的 RR 为 3.2，经常性饮酒者的 RR 为 13.1，每周饮酒 <320g、320～790g 和多于 800g 的 RR 分别为 2.8、9.4 和 14.8。Jones 报道，成人累积饮用 150L 纯酒精（每周累计饮酒不少于 400ml）即可发病。这些研究提示饮酒和 ANFH 发病存在一定联系。激素性 ANFH 的发生率为 18%～46%，与摄入激素的剂量、时间、给药途径有密切关系，尤其是短期内大剂量最易诱发骨坏死。ANFH 晚期股骨头塌陷，致残率极高，缺乏有效的防治方法，是骨科领域的一项世界性难题。

2. 股骨头缺血性坏死的中医病因病机

中医学认为，肢体损伤诸症，多伤及气血，气滞血瘀，以致血瘀之病。《仙授理伤续断秘方》曰："瘀血不散，筋脉失养。"创伤后筋脉受损，瘀血在内，气血运行不畅，筋脉失养，不能濡养骨髓而致股骨头坏死。因此，创伤性股骨头坏死多见气滞血瘀证。过量饮酒是仅次于激素导致股骨头坏死的危险因素。但甘迪等的研究表明，饮酒所致的股骨头坏死在我国所占比重最高。过量饮酒导致体内津液积滞，凝聚而成痰，痰影响血液运行而成瘀，瘀血阻滞气机会影响痰的消散，导致痰瘀互化、痰瘀同病的恶性循环。故酒精性股骨头坏死多见痰瘀阻络证。糖皮质激素作为临床常用药物，是非创伤性股骨头坏死的重要发病因素之一。随着医学与生物学、分子生物学等学科的融合发展，激素所致股骨头坏死的发病机制有脂代谢紊乱、骨质疏松、骨内压增高、血管内凝血等学说。长期大量应用药物，药毒损伤肝、脾、肾，脾失健运、肝肾不足，痰湿蕴结、筋骨失荣致骨枯髓空，发为股骨头坏死。故激素性股骨头坏死多见肝肾亏虚证。

（二）临床研究

1. 股骨头缺血性坏死的西医临床研究进展

酒精性、激素性 ANFH 临床表现多为双侧，先一侧发病，后再累及对侧，间隔时间不一，少则数月，多则 1 年以上。主要症状为髋痛，呈隐性、渐进性钝痛，偶可呈急性发作，疼痛位于腹股沟区。轻度跛行，站立或行走活动时疼痛明显，休息后减轻。早期可有压痛，"4"字试验阳性。X 线片表现为密度增高、囊变。后期症状加重，出现跛行，下蹲、盘腿等动作明显受限，重者需持拐行走，髋关节各方向活动受限，患肢短缩。X 线片表现为股骨头明显塌陷、扁平。

ANFH 的诊断依赖于病史、体格检查、X 线片，以及骨功能检查（FBE：骨内压测定、骨内静脉造影、核芯针穿刺活检）、放射性核素骨扫描（ECT）、CT 和磁共振成像（MRI）。晚期病例 X 线片表现已很明显，容易诊断。但是早期（0～I 期）诊断常有困难，可行骨功能性检查确诊。成人的股骨头骨内压为 2.67～4.00kPa（20～30mmHg），ANFH 患者的骨内压＞4.00kPa（30mmHg）。ECT 检查测定股骨头与股骨干的比值有重要意义，对早期诊断有参考价值，正常成人的比值为 2.5。MRI 最敏感，结果可靠，有助于早期发现病变。而以股骨头核芯针穿刺活检结果最为准确，经组织病理学检查证实骨坏死。

只有正确地掌握治疗原则，针对各期采用相应的方法，才能获得最佳疗效。骨坏死患者多较年轻，故应首先考虑保存其自体关节。早期病例可采取非手术治疗，如服降脂药、高压氧治疗、血液净化、介入、磁疗等。手术治疗可按照国际骨循环研究会（ARCO）国际骨坏死分期标准进行：0～II-A 期者，可行钻孔减压术。II-B～III-B 期者，适用于截骨术或骨移植术。而 III-C 期及其以上者，应考虑做人工髋关节置换术。许多因素都会影响手术的效果和预后。病变的范围对预后起决定性作用，范围越大，预后越差。股骨头中部与外侧病变比内侧病变的预后为差。系统性疾病患者，如系统性红斑狼疮、器官移植等，其预后较差，应考虑施以人工髋关节置换术。而保存关节的手术适用于活动量大的年轻患者。

（1）**骨移植术**：采用多种带血运的植骨术，如带旋髂深血管蒂髂骨瓣、带横支大转子骨瓣、带缝匠肌蒂骨瓣、带股直肌蒂骨瓣、带股方肌蒂骨瓣、吻合血管的游离腓骨移植等，各有其优缺点。另有双支撑骨柱移植术，清除全部坏死骨，直至坏死区的软骨内面，首先将 10 余枚骨髓团植于股骨头软骨内面，然后植入 1 个游离髂骨柱或大转子骨柱，最后植入 1 个带股方肌蒂骨柱，达到充分植骨，而且骨柱嵌插牢固。其主要优点为：彻底清除坏死骨；双骨柱支撑力量强大；植骨丰富；手术操作简便、实用，不妨碍日后人工假体置换。此术式尤其对于年轻患者具有重要意义，对 ARCO II～III-B 期患者效果为佳。

（2）**药物治疗**：治疗骨质疏松的双磷酸盐具有通过抑制蛋白异戊烯化阻碍甲羟戊酸代谢而促进破骨细胞凋亡的作用。此外，其还具有减轻水肿和重构的作用，从而保护股骨头免受塌陷。该药物具有副作用小及临床效果好等优点，但是近年来对其疗效产生了争议，尚有待于进一步随机对照试验研究。随着祖国医学及骨伤科学的发展，研究者通过动物实验发现，右归饮可改变股骨头坏死区域的基因表达情况而治疗股骨头坏死。此外，当归素在动物实验亦被发现，具有通过下调细胞凋亡蛋白 3 的表达并且上调 *Bcl-2* 基因的表达而有效地干预股骨头坏死的发展的作用。在后续的研究中合理地融入中西结合的思想，将为股骨头坏死的药物治疗开辟新的天地。

（3）**高压氧治疗**：高压氧可以改善组织的氧供及微循环，促进胶原合成和血管生成。系统性回顾资料显示了高压氧治疗对早期股骨头坏死的疗效较为满意。但是关于高压氧治疗的研究相对较少，可能与治疗方法对患者长期依从性的考验给该疗法的实施带来了障碍有关。其微创和经济的优势展现出了巨大的吸引力。此法若联合髓芯减压，有望对早期股骨头坏死的微创治疗达到协同的作用。

（4）**脉冲电磁场治疗**：随着脉冲电磁场在骨质疏松的运用，其已逐渐开始运用于股骨头坏死的治疗。Li 等利用大鼠股骨头坏死模型进行实验研究，说明脉冲电刺激具有促进塌陷前阶段股骨头坏死区域成骨活动和脂肪生成的平衡的作用。但是现有的关于股骨头坏死方面的脉冲电磁场治疗的临床报道较少，其疗效及机制的研究有待于进一步探索。

（5）髓芯减压术：是一种治疗股骨头坏死的微创术式，其阻止病程发展的作用是通过清除坏死组织并且降低坏死区的骨内压，以改善股骨头微循环而实现的。但是单纯的髓芯减压术，不能明显改善股骨头坏死的状态，而更有甚者可能因为生物力学特征的改变而加快股骨头塌陷的进程。因此，我们倾向于细针多孔减压和减压联合填充材料及干细胞移植技术，以期在更可能保留原有生物力学特性的情况下促进组织修复再生。而关节镜的广泛使用体现了髓芯减压术精准、彻底、微创及安全的优点。

（6）干细胞及基因治疗：干细胞的再生潜能给创伤修复带来了希望。骨髓间充质干细胞等干细胞在骨与关节损伤的修复中的运用正在不断研究和完善。许多与股骨头坏死相关的靶基因和靶蛋白随着基因组计划的完成和蛋白计划的实施而被逐一揭示。我们利用干细胞或者对干细胞进行基因改造，给股骨头坏死患者带来了福音。

（7）人工假体置换手术：股骨头表面置换术适用于病变Ⅱ～Ⅲ期的年轻患者（24～45岁）。其缺点是易致髋臼磨损；优点是缓解症状，恢复功能，保存其髋关节和骨储备，推迟做人工髋关节置换术的时间。单极与双极人工股骨头曾被用于治疗骨坏死，由于它们存在许多缺点，疗效不佳，现已淘汰。人工髋关节置换术仍不失为晚期骨坏死的一种有效治疗方法。但是，无论是骨水泥或非骨水泥固定的人工髋关节置换术，用于治疗ANFH的远期疗效均较治疗其他疾病时为差。人工髋关节置换术适用于老年患者；双侧病变，达ARCOⅢ-C期及其以上者；疼痛严重，影响关节功能者。

2. 股骨头缺血性坏死的中医临床研究进展

股骨头缺血性坏死是全球骨科发展至今仍未能够完全治愈的世界难题，而祖国医学将此病命名为"骨蚀"，随着骨坏死的进展可导致不可逆性骨破坏，常引起髋部严重致残。现代医学多通过手术干预，但其远期效果不明确。而中医药对本病的治疗具有很大优势，且经济，从本论治，并逐渐受到现代医学界医者重视。

中药内服是在中医基础理论的指导下，结合患者的不同临床表现，按照病机不同而选用不同的汤剂口服，是中医治病的基本方法，往往与其他治疗方法相结合。创伤性股骨头坏死的病机为肾虚血瘀，因此在选方上重用活血化瘀、补益肝肾类药物。股骨头坏死愈胶囊是平乐正骨经验方，具有补肾活血之功效，早在19世纪就已经广泛应用于创伤后股骨头坏死的防治，效果明显。近年来，谭旭仪等通过临床与实验，科学地验证了其能够宏观上缓解患者症状，微观上扭转股骨头缺血状态，促进骨细胞的增殖。沈冯君等以由川芎、三棱、淫羊藿、骨碎补等补肾活血类药组成的化瘀活骨汤治疗创伤后引起的股骨头坏死，并证实了化瘀活骨汤能够改善股骨头内的血液流变学与股骨头缺血性坏死骨内微循环的病理状态。袁捷对治疗创伤性股骨头坏死的经验方通络生骨方进行随机双盲、双模拟、阳性药对照、多中心临床研究，结果显示，通络生骨胶囊治疗创伤性股骨头坏死的总有效率为84.26%。随后通过实验验证了该方能够改善股骨头内血流的变异状态。何伟等使用补肾活血纯中药复方生脉成骨胶囊治疗股骨头坏死，随访135例患者，证实了治疗后Harris评分显著高于治疗前。也有部分学者（如姜宏）提出了将创伤性股骨头坏死进行分期，前期以活血化瘀为主，后期以补肾为主；中期治病应以病机为主，整个治疗过程中以补肾活血为根本，可随症加减。

中药外敷在伤科治疗中占有很重要的位置，外用药物是与内服药物相对而言，都要遵从辨证论治。早在秦汉时期，就有应用敷贴治疗伤科疾病的记录；吴师机提出"外治之理，即内治之理，外治之药亦是内治之药，所异者法耳"的观点。现代药理学认为，中药外敷可通过调节"神经-内分泌-免疫网络"系统来提高血药浓度，起到治疗作用。范克杰等采用平乐正骨自制药骨炎膏对小儿股骨头坏死患者进行治疗，有效地减轻了患者疼痛，提高了髋关节活动度。宣引根等运用以红花、地鳖虫、丹参、淫羊藿、补骨脂等药物为主的武力拔寒散外敷治疗股骨头坏死，可有效缓解患者症状。郭运岭等在临床上使用中药（当归、川芎、千年健、牛膝等）外敷治疗早中期股骨头坏死，治疗后明显改善了患者的 VAS 评分、Harris 评分。缪杰佳等使用活血散局部外敷治疗股骨头缺血坏死，对 150 例患者进行随访，证实了活血散外敷能显著缓解局部疼痛并改善早期股骨头缺血性坏死患者的髋关节功能。

综上所述，临床中药内服和中药外敷同步进行能够有效地改善创伤性股骨头坏死的症状，提高患者的生活质量。因此，临床医师应根据患者的自身情况及要求，选择合适的方药进行系统治疗。

三、骨 关 节 炎

骨关节炎（osteoarthritis，OA）也称为骨关节病，是一种严重影响患者生活质量的慢性退行性骨关节病，以中老年人居多。骨关节炎是由多种因素引起的关节软骨纤维化、皲裂、溃疡、脱失而导致的以关节疼痛为主要症状的退行性疾病。

（一）基础研究

1. 骨关节炎的西医病因病机

骨关节炎是一种慢性疾病，发病机制涉及年龄、机械力学改变、创伤、免疫、脂代谢、雌激素水平、软骨过度增生、疼痛等引起的关节滑液、滑膜、软骨退变及软骨下骨的改变。

（1）**骨关节炎与年龄、性别**：随着年龄的增长，骨关节炎的发病率也逐渐升高。由年龄导致的细胞衰老是导致骨关节炎的原因之一。衰老的细胞氧化应激增强、线粒体受损，并释放与衰老相关的分泌蛋白（SASPs），如 IL-1α、MMP3、TNF-α 与 IL-6。SASPs 引起炎症并使其他细胞开始衰老，引起基质降解、损坏组织再生并促进 OA 的进展。流行病学调查显示，绝经后女性的骨关节炎患病率增加。雌激素是影响骨代谢的重要因素。与雌激素水平相关的细胞核因子 κB 受体活化因子-细胞核因子 κB 受体活化因子配体-骨保护因子（RANK-RANKL-OPG）系统是调节骨代谢的重要影响因子，可通过调节破骨细胞的形成和分化对成骨-破骨平衡造成影响。雌激素下降导致软骨下骨中 RANK-RANKL-OPG 系统的异常，加速破骨细胞形成，导致软骨下骨异常重塑、应力失衡，最终发展为骨关节炎。

（2）**骨关节炎与肥胖**：体重较重者较正常体重者膝骨关节炎的发病率较高。肥胖增加膝骨关节炎的原因有：①肥胖加重膝关节的承重负荷；②肥胖导致的代谢异常导致关节软骨的代谢异常。脂肪因子主要由脂肪组织分泌的各种生物活性肽、蛋白、免疫分子和炎症介质等组成。常见的脂肪因子有瘦素和脂联素。瘦素可以通过内分泌调节骨代谢，诱导骨髓基质细胞向成骨细胞分化，从而妨碍脂肪细胞的成熟。也有研究提示，瘦素还可以通过CD4$^+$T细胞调控膝骨关节炎患者体内IL-6、IL-8的水平，从而影响机体的炎症状态，提示瘦素通过影响免疫系统的功能而影响膝骨关节炎的病理生理过程。瘦素除了调节促炎介质的表达外，还可以通过诱导MMP的表达导致软骨细胞外基质的降解，从而促进膝骨关节炎的进程。脂联素的活性形式主要以球形结构域和全长型结构域来区分，它们的作用和功能也会存在一定的差异。全长型脂联素有抗炎作用，而球形脂联素有促炎作用。因此，不同类型的脂联素因其对炎症的不同作用从而对膝骨关节炎的发生发展也会产生不一样的影响，其具体机制需要进一步研究。

（3）骨关节炎与力学：力学稳态失衡后软骨细胞受压，细胞膜电位发生改变，导致钙离子通道激活、细胞内钙离子浓度增高，诱导软骨细胞产生相关炎症因子IL-1、IL-6、IL-15、TNF-α等的表达。一方面，IL-1通过上调Bax mRNA活性，使MMP的含量增加，导致软骨细胞外基质被破坏；另一方面，IL-1可以联合IL-6直接抑制Ⅱ型胶原纤维网和蛋白多糖，导致软骨细胞周围环境变性。TNF-α与靶细胞表面的特异性受体TNFR结合，可经NF-κB通路、MAPK通路诱导MMP等蛋白酶家族生成和促进蛋白聚糖酶（ADAMTS）等基质水解酶的生成。促炎细胞因子等刺激因子活化MAPKi激酶（MKKK），反过来触发MAPK激酶（MKK）的表达和蛋白磷的酸化，入核导致相关基因的高表达，上调ERK、p38和JNK总蛋白浓度和磷酸化，调节炎症因子的表达，引起细胞凋亡。ADAMTS使蛋白多糖含量下降，软骨粗糙、弹性下降，磨损更加严重。此外，炎症因子还能通过MAPK通路引诱NO合酶的生成，使得Caspase 3含量增高，启动软骨细胞凋亡程序。关节软骨的磨损致软骨细胞产生氧化应激反应，产生的活性氧（reactive oxygen species，ROS）可使蛋白激酶C（protein kinase C，PKC）活化，活化的PKC能将核转录因子NF-κB的抑制蛋白（NF-κB inhibitor，IKB）磷酸化，解除IKB对核转录因子NF-κB的抑制，最终导致核转录因子NF-κB的活化。活化的NF-κB可以进入细胞核内，与凋亡相关基因c-myc结合，进而诱导软骨细胞凋亡。

（4）膝骨关节炎与免疫：除了机械负荷外，炎症（尤其是滑膜炎）对骨关节炎也有显著影响。滑膜巨噬细胞作为免疫细胞在骨关节炎的症状学和结构进展中起着至关重要的作用。活化的巨噬细胞受mTOR、NF-κB、JNK、PI3K/Akt等信号通路的调控，在骨关节炎滑膜组织、滑液和外周血中被极化成M1或M2亚型。激活状态和M1/M2比值与骨关节炎的严重程度相关。除了自分泌作用外，巨噬细胞和软骨细胞之间的旁分泌作用通过分泌炎症细胞因子、生长因子、MMP和基质金属蛋白酶组织抑制物（TIMPs）导致软骨退化和破坏。

（5）膝骨关节炎与遗传：经流行病学研究证实，遗传因素在骨关节炎发病中具有重要作用，基于骨关节炎家族病史的研究也证实其具有遗传易感性。转基因研究中发现，TGF-β信号通路、Wnt/β-catenin信号通路、Notch信号通路、Hedgehog信号通路的关键下游靶基因的改变都与骨关节炎的发生和发展密切相关。另一项回顾性研究选择重度骨关节炎患者进行 GWAS 研究，确定了几个全基因组单核苷酸多态性编码的新位点：鸟嘌呤核苷酸结合蛋白样 3（guanine nucleotide binding protein like 3，GNL3）、星形胶质细胞 2（astrocyte 2，ASTN2）和碳水化合物转移酶 11（carbohydrate sulfotransferase 11，CHST11）。总之，对骨关节炎的遗传学研究有助于寻找其相关的目的基因、提供药物靶向治疗的位点。

2. 骨关节炎的中医病因病机

运用中医望、闻、问、切四诊进行疾病的辨病辨证，根据所辨的证型进行对症选方。中医对于膝关节炎的辨证分为四型：风寒湿痹阻型、筋脉瘀滞型、阳虚寒凝型、肝肾阴虚型。外感六淫侵袭人体致使经络不通、气血失和。中药方剂常以金匮肾气丸、左归丸、补肾活血汤等加减变化。中医复方乌头汤具有温经散寒、祛风除湿的功效，治疗骨关节炎临床疗效明显。现代药理学研究表明，本方能抑制血清中 IL-1β、TNF-α 的含量及 MMP 的表达水平，同时提高 MMP 抑制剂的表达，从而减轻炎症反应，抑制软骨基质降解，延缓软骨退变和骨赘的形成。独活寄生汤首见于《备急千金要方》，为唐代医家孙思邈所创之经效良方，标本兼顾，补虚宣痹，用于治疗肝肾两亏、气血不足、风寒湿邪凝滞之痹证。独活寄生汤含药血清可以抑制 IL-1β 诱导的软骨细胞炎症反应，降低异常升高的 IL-1β 和 TNF-α 等的水平，减轻炎症刺激，进而调节 MMP 的表达，从而抑制软骨基质的降解，延缓软骨的退变和骨关节炎的进一步发展。此外，中药治疗膝骨关节炎还有敷贴法、熏洗法和热熨法。将中药初步加工后，以贴、熏和热敷的形式用于局部，达到治疗的目的。

（二）临床研究

1. 骨关节炎的西医临床研究进展

非甾体抗炎药（NSAID）治疗骨关节炎的作用机制为抑制环氧化酶（cyclooxygenase，COX）的活性，从而抑制花生四烯酸最终生成前列环素（PGI1），前列腺素（PGE1，PGE2）和血栓素 A2（TXA2）发挥抗炎、镇痛的功效。但由于此类药物在发挥治疗作用的同时会对胃肠道产生毒副作用或者存在心血管方面的不良反应，临床医师要根据患者的具体情况予以用药。

透明质酸（Hyaluronic acid，HA）是构成关节软骨和关节滑液的主要成分，其分布于细胞间质，具有润滑、可降解、生物相容性、黏性及抗炎等作用。研究表明，关节内注射 HA 可以减少软骨细胞凋亡并促进软骨细胞增殖；HA 可以改变软骨下骨的密度和厚度，使关节顺应性增强，减缓软骨受到的冲击负荷；HA 通过抑制 IL1-β、IL-8、IL-6、PGE₂ 和 TNF-α 等炎症因子的产生而发挥抗炎作用；虽然 HA 可以通过多种途径发挥保护骨关节的作用，但在临床上的作用还存在争议。因此，根据最新版《骨关节炎诊疗指南（2018 版）》，建议根据患者个体情况使用。

氨基葡萄糖（glucosamine，GS）是健康关节软骨的天然组织成分，主要有盐酸盐和硫酸盐两种形式，它能够促进软骨基质中胶原蛋白的合成，刺激软骨细胞产生蛋白多糖，抑制 MMP 的表达，维持软骨的代谢平衡，对软骨代谢具有良好的保护作用。动物实验及临床试验均表明，GS 可以通过清除自由基发挥抗炎效应，减轻软骨损伤，延缓骨关节炎的病程，能够长期使用且无明显毒副作用，但不具有镇痛效果。

降钙素（calcitonin，CT）是调节体内钙和磷酸盐平衡的激素。降钙素对软骨细胞具有直接作用，研究证实，其能抑制 IL-1β 诱导的关节软骨细胞 p38 信号通路的激活，从而抑制 MMP-13 的产生，进而减少 MMP-13 对 Ⅱ 型胶原的降解，改善骨关节炎患者软骨细胞的炎症反应，从而减缓软骨损伤。降钙素可作为治疗骨关节炎的辅助药物。

物理疗法：物理治疗及利用声、光、波等物理因子针对患者局部或全身性的功能障碍或病变进行治疗的方法。目前常用于骨关节炎的物理治疗方法包括运动治疗、超声波治疗、体外冲击波（ESW）治疗、电疗、脉冲电磁场（PEMF）和全身振动（WBV）治疗等。

功能锻炼：即通过肢体活动来预防及治疗某些损伤性疾病，帮助机体功能恢复的一种方法。膝痛是困扰膝关节炎病患的主要问题，膝关节的活动受限使得患者的自我价值感评分下降。临床研究发现，运动疗法对于膝关节炎患者能起到有效缓解疼痛、改善躯体功能、提高生活质量的效果。

2. 膝骨关节炎的中医临床研究进展

针灸疗法：包括针刺治疗、灸法和温针灸。针刺取穴主要以患膝局部取穴为主，根据辨证配合其他穴位进行治疗，或配合使用平衡针、循环针法、董氏奇穴等方法进行治疗。灸法又名艾灸，即使用艾条或艾绒为主要材料，点着后对穴位进行治疗的方法。温针灸是一种针灸并用的治疗方法，其效果得到公认，是治疗证属阳虚寒凝、湿着关节、筋脉瘀滞等膝痹的强推荐方案。临床研究表明，温针灸治疗膝骨关节炎可改善临床症状和骨代谢情况，降低 MMP-3、血管内皮细胞生长因子（VEGF）的表达，减轻关节腔积液及滑膜增厚的程度。

推拿治疗：是在中医理论指导下，对人体一定的部位或穴位采用各种手法或者进行特定的肢体活动以求防治疾病的一种医疗方法。推拿治疗膝骨关节炎可通过抑制 IL-6 等炎症介质的形成，延缓软骨变性，推拿后肌肉中糖含量增高，可缓解股四头肌萎缩，同时促进部分细胞蛋白质分解产生组胺等物质，促使血管扩张，局部血流增加，加快循环，利于恢复韧带弹性，改善关节活动度。软骨组织形态学及血清学检测提示通过按压手法可改变关节内应力环境，诱导组织抗炎，降低体内 TNF-α、MMP-3 和整合素 11 的表达来抑制软骨细胞的凋亡及软骨基质的破坏，从而延缓关节软骨退变的进程。

将以上所叙述的中药治疗及非药物疗法方法结合使用来治疗关节炎，其中中药加针灸、中药内服加外敷或三者结合较为多见。采用中药治疗、电针治疗和推拿治疗的中医综合疗法，相对于仅采用双氯芬酸钠缓释片治疗的对照组患者来说，中药综合治疗能够有效地控制患者的病情，使患者在治疗过程中的不良反应降低，降低药物对患者组织器官的伤害；也有中西医结合治疗膝关节炎的医者，针刺、艾灸、中药外敷结合玻璃酸钠注射液可有效改善膝关节功能，减轻疼痛。

长期以来，治疗骨关节炎的主要方式是药物治疗，但药物治疗不能阻止骨关节炎的病理生理进程。随着病情的进展，症状难以缓解，可用氨基葡萄糖和硫酸软骨素进行辅助治疗或采用关节腔内注射透明质酸和（或）皮质类固醇的微创疗法。若此类治疗方案均无效，须行关节置换手术。

四、踝管综合征

踝管综合征（tarsal tunnel syndrome），又称跗管综合征或蹠管综合征，是指胫后神经或其终末支在内踝下方的骨纤维管道内受到卡压，而产生的以局部或足底放射性疼痛、麻木为主要表现的一种嵌压性神经病变。本病属中医学"痹证"的范畴。中医学认为，本病的病机主要为跌仆闪挫、经筋受损，或寒湿外袭、流注经筋，导致经脉不通、气血不畅。踝管综合征在足部疼痛中属于一种并非罕见的疾病，但临床上常常忽视本病。

（一）基础研究

1. 踝管综合征的西医病因病机

踝管综合征是建立在西医神经、肌腱、血管等生理解剖、病理改变基础上的症候群，构成踝管的骨质、内容物及软组织（胫后肌腱、胫后动脉、胫后静脉和胫后神经等）异常导致形态学改变和踝管容积相对或绝对变小进而直接或间接压迫胫神经及其分支，从而引起踝管综合征。

踝管是一个骨纤维性隧道，该管容量相对固定，在正常情况下被肌腱、神经和血管填满，因此任何造成踝管容量减少和内容物体积增大，均可造成胫后神经受压。胫后神经受压后可发生脱髓鞘与沃勒变性，另外神经长期受压与周围组织粘连，使神经干随关节活动的滑动度减少或消失，从而导致神经的牵拉伤及局部血液供应障碍。神经卡压通常发生在神经通过坚韧组织所形成的管道内，有学者在尸体解剖中发现，在踝管内胫后神经及血管束位于趾长屈肌腱和蹈长屈肌腱两个间隔之间，比较固定，随踝关节背屈、跖屈时移动范围较小，平均移动 8.2mm（5～12.5mm）。因此对骨性纤维管的任何压迫均可挤压胫后神经，引起症状。并发现以下容易神经卡压的部位：在屈肌支持带与蹈展肌的纤维性连接处；在足底内侧神经和足底外侧神经经过蹈展肌近侧缘的纤维性开口处；在胫后神经发出的足跟内侧感觉支穿出屈肌支持带处及进入足跟纤维脂肪垫内分成树枝状终末支处。管道内有限的空间限制了管内组织的活动，异常的纤维束带、肌肉可压迫经过其下的神经，占位性结构或病变（如肿瘤、囊肿、骨折、副舟骨、外生骨疣、瘢痕、趾长屈肌低位肌腹）更易引起神经卡压。亦有报道本病与内分泌、针灸医源性有关。

踝管综合征的发病机制包括如下内容。踝管变小，使胫后神经和胫后动脉受压：由于踝关节扭伤后出血肿胀、血肿积化、踝内侧慢性损伤致使韧带肥厚并粘连；距下关节边缘骨质增生突向踝管内；跟骨外翻、距骨向下方旋转而导致平跖足。踝管内容物张力增大：慢性损伤性腱鞘炎致使踝管内腱鞘肿胀、肥大而使管腔容积变小。踝管内占位病变：如腱鞘囊肿、良性肿瘤（神经鞘瘤或纤维瘤、血管瘤等）占据管腔空间压迫了神经和血管。推测可能与内分泌有关。

踝管综合征患者的病理可见神经受压段苍白、变细或近端有硬结，重者尚可见嵌顿等。每例发病均首先有阵发性足底麻木和疼痛，可能与神经内束型分布为感觉纤维位于浅层，而运动纤维位于深层有关。站立或行走过久即疼痛加剧且表现足无力症状，是由于运动神经纤维后束亦被压迫所致；当患者处于站立或行走姿势时，其踝关节成近于 90°，使踝管的容积缩小，且诸屈肌腱及韧带因运动状态时需要用力均呈紧张状态，则进一步减小其容积而增加了对胫后神经及血管的压力。有的患者骑车和跑步时不表现症状是由于此时踝关节夹角为制动变换的，经常大于 90°，其踝管的容积增大，虽然各屈肌也间断用力收缩，但作用时间短暂，不足以对神经产生压迫。

2. 踝管综合征的中医病因病机

踝管综合征属于中医学"痹证"的范畴，中医学认为，外伤劳损导致机体气血运行不畅，阻滞经络，则瘀血凝滞，血不荣筋，导致筋肉挛缩、疼痛。日久风、寒、湿邪必然乘虚侵袭，加剧气血凝滞，经筋失养，关节不利，不通则痛。踝管综合征因慢性劳损或感受风寒湿邪，客于关节腠理，致局部气血失其调和，经脉不通，气血不畅而发病，症见起病较为缓慢，足底及足内踝疼痛、麻木、酸胀不适，疼痛可沿小腿内侧经络循行向上放射；久病必虚，肝血脾气不足，不能荣养经筋肌肤而见经络所属经筋、皮部区域皮肤感觉迟钝并有烧灼性疼痛，皮肤干燥发亮、脱皮、少汗等；气血不通，日久生瘀，故在内踝后下方有明显固定压痛，有时可触及梭形肿胀等；气血不和则营卫不调，又兼血瘀，故症状夜间加剧。因此，本病的治疗应以疏经通络、活血祛瘀、行气止痛为主。

（二）临床研究

1. 踝管综合征的西医临床研究进展

本病好发于青壮年、老年人，从事重体力劳动或运动员，尤其女性患者居多，多由急性扭伤、穿高跟鞋、慢性劳损所致。主要症状：足底烧灼样疼痛或麻木，夜间重，负重运动后加重。主要体征：足底感觉障碍，蒂内尔征阳性；背屈外翻试验：踝背屈，跟骨外翻及足趾充分背屈持续 5～10 秒，原有症状加重或者蒂内尔征出现或加重为阳性；肌电图：感觉诱发电位潜伏期延长或消失，踝管传导时间＞0.7 秒。另有 X 线检查、CT、MRI 及超声等辅助诊断。

大部分患者以踝足部疼痛或感觉异常为主要临床表现，这种感觉异常并可以向足趾或近侧腓肠肌区放射。蒂内尔征阳性是诊断踝管综合征重要的阳性体征，但不是每位患者必有。一般引出蒂内尔征阳性的部位是在胫神经进入屈肌支持带的下方，但有研究发现，踇展肌下足内侧、外侧神经进入各自的管道口处，蒂内尔征阳性体征亦有诊断意义。足跟如有痛觉减退，则提示有跟内侧神经卡压的可能。有些患者背屈外翻踝关节时可出现踝足部疼痛加剧的阳性体征。文献报道，踝管有肿物者 Valliex 征阳性（踝管部的肿块，站立可引起明显疼痛，并向足底部放射），有些患者亦有血管受压的体征（患侧足底皮温明显低于健侧）。自主神经营养功能障碍（皮肤干燥、不出汗、皮肤温度低）现象亦常见。

X 线检查，有些患者可发现骨折后畸形愈合或跟棘球的骨刺增生。还应注意有无扁平足或足副舟骨存在，因两者常与踝管综合征同时存在。神经肌电图对踝管综合征的诊断提供了客观指标，若内踝至踇趾感觉诱发电位潜伏期延长或消失，踇展肌或小趾展肌运动末端动作电位波幅降低，踇展肌或小趾展肌出现纤颤电位和正相波，踇展肌至踝管上的传导速度下降可诊断为踝管综合征（除非双侧均有临床症状，一般与健侧足做比较）。即使所有体征均为阴性，如果肌电图支持，结合临床表现便可诊断为踝管综合征。

西医治疗踝管综合征对早期或症状轻的患者建议以减少患肢剧烈活动，适当休息，穿宽松的鞋袜，纠正足的不良姿势为主。非手术治疗无效的患者方考虑手术治疗，西医手术方法主要采取神经松解术疗法。手术治疗踝管综合征的目的是踝管减压，主要是切除踝管内或附近占位性病变、异常解剖而导致的神经卡压症状，松解胫后神经，预防术后神经再次受到卡压，保留踝关节及距下关节原有的稳定性。

手术治疗的指征：占位性病变引起者；反复发作，经非手术治疗无效者；踝管内有骨痂或瘢痕形成者；踝管容量减少者。对于诊断明确的踝管综合征非手术治疗 3 个月无明显好转者，建议手术探查治疗。

神经松解术能有效地解除神经周围的纤维瘢痕和各种机械性压迫，改善神经局部血运，降低神经内压，疗效迅速，临床多用此法，效果显著。一般应用手术显微镜或放大镜行显微外科手术，具体方法有胫后神经减压、神经外松解、神经束间松解及神经束膜切除术，束间松解时注意保护好束间交通支，向上、下松解至正常组织为止，切记松解须彻底。

2. 踝管综合征的中医临床研究进展

踝管综合征属中医学"痹证"的范畴，辨证为跌仆闪挫，经筋受损，或寒湿外袭，流注经筋，导致局部气血失和，经脉不通，气血不畅而发病。中医治疗踝管综合征主要针对非占位性病变，主要方法有踝足部制动、封闭疗法，中药外治疗法，中药外敷或熏洗，针灸推拿疗法，电针疗法，温针灸疗法，小针刀疗法等，治疗期限一般为 6~12 周。针灸、推拿、按摩等可缓解肌肉肌腱之间的粘连，进而缓解痉挛，症状可减轻或消失。

（1）封闭疗法：把药物直接注射到踝管组织中，直接起到抗炎、镇痛、解除粘连的作用。本法特别适用于踝关节滑膜炎、踇长屈肌腱鞘炎及周围滑囊炎等引起的炎症、肿胀、增生、腱鞘粘连。

（2）中药外治疗法：采用活血化瘀、通络止痛之中药外敷或熏洗能直接用于病变部位，能使药力集中，大大提高了药物的有效作用，改善局部微循环，使邪气祛，经络通，气血通畅，疾病则愈。本法特别适用于有踝部外伤者等。

（3）针灸推拿疗法："经筋为病，以痛为腧"，以取局部腧穴为主，可在涌泉、太溪、照海、商丘、复溜、昆仑、内庭等穴处进行针刺和推拿手法治疗；三阴交为肝、脾、肾足三阴经交会穴，三经同治，有益气行气、养血活血、调和营卫之功；地机为脾经要穴，可活血止痛；足三里为强壮要穴，可调补诸虚，与阴经穴相配，有表里同治之功；用推拿手法在环跳、伏兔、鹤顶、内外膝眼、足三里、委中、承山、三阴交、昆仑、太溪、内庭等穴处依次进行治疗，可起到疏经通络、活血祛瘀、行气止痛的作用。同时现代研究表明，针刺可降低局部的炎性渗出，减轻局部的充血、水肿，促进患处的血液循环，加速患处炎性渗出物的吸收，以相对扩大跖管管腔，使神经受压状态得以缓解；推拿治疗可改善肌肉的营养代谢，促进组织修复，分离、松解粘连，纠正解剖位置异常，改变突出物位置，缓解肌肉痉挛，促进炎性介质分解、稀释，促进水肿、血肿吸收。推拿手法可行气活血、消肿止痛、舒筋活络，调节生理功能，提高机体痛阈值，促进代谢，改善血循，松解粘连，促进炎症吸收，降低踝管内压力，解除肌肉痉挛和挛缩。从而使关节滑利，损伤的肌肉、肌腱、韧带、筋膜等软组织恢复良好的功能状态，神经受压症状得到缓解。对急性期就诊患者疗效尤为显著。因此，针刺配合推拿不失为临床治疗跗管综合征的理想非手术治疗方法。

（4）电针疗法：针刺配合脉冲电流的刺激，可降低局部炎性渗出，减轻局部充血、水肿，促进患处血液循环，加速患处炎性渗出物的吸收。

（5）温针灸疗法：利用艾绒燃烧时热力通过针身传入体内，发挥毫针与温热刺激的双重作用，加强局部血液循环，增强细胞的吞噬功能，消除局部炎症、水肿。

（6）小针刀疗法：切割紧张的屈肌支持带可解除其对踝管的压迫、松解管内粘连组织、降低管内压力、扩大容积而消除症状，但无法行神经外松解及神经束间松解，可能松解不彻底。小针刀疗法的优势在于，它是中医传统治疗方法的传承与创新。在针刺疗法的基础上，运用微刀的切割作用将缺乏伸缩性的纤维管进行切开，松解达到减压的目的，同时也符合针刺治疗方法的局部取穴原则，是一种危险性小、创伤小、术后反应轻、辅助治疗需求低、经济、安全、高效的治疗手法。应用小针刀疗法治疗该疾病，应注意以下几个方面：要认真研究解剖位置，避免出现医源性损伤；在治疗过程中，应注意刀刃的走行方向，注意手法的精确性和灵敏性；必须严格无菌操作；严格遵守麻醉药品的安全使用规则。随着时代的发展，人们的健康意识也逐渐增强，小针刀治疗该疾病的优势显而易见，该疗法操作简单，易于掌握，值得临床应用推广。

（7）中西医结合疗法：有学者发现在手术治疗后配合中药熏洗，可有效防止术后粘连和复发。临床发现对于采用手法、封闭、药物和手术疗法相结合并辅以针灸、理疗和功能锻炼，效果满意。

踝管综合征是由于各种先天或后天原因所致踝管中胫后动脉受压后产生的临床疼痛麻木的症状。对早期或症状轻的患者予以合理休息、穿宽松鞋袜、纠正足的不良姿势，症状可减轻或消失。有下肢肿胀和静脉瘀血者可穿长筒弹力袜以减轻症状。肥胖患者应减肥。应向患者进行预防、康复等方面的健康教育，这对踝管综合征的治疗具有重要意义。中西医结合疗法作为一种新的治疗思路尚处于起步阶段，但在促进血肿吸收、减轻瘢痕组织增生及粘连、减少疼痛复发、提高治愈率方面有其独特的优势。对于早期症状较轻者及术后患者康复功能锻炼十分重要。

通过查阅大量文献，发现对于踝管综合征的研究仍有许多亟待解决的问题：绝大部分文献报道都偏重于临床观察研究，极少涉及其机制方面的研究；不同文献资料的主观选择性较大，对于各种治疗方法缺乏统一标准；疗效指标缺乏统一、客观、量性指标，太过于笼统，导致相关文献资料的结果间缺乏可比性，不利于各种疗法在临床治疗中的最佳组合应用。总之，虽然有不少需要解决的问题，但中西医结合疗法仍对踝管综合征的治疗独具优势。

五、跟 痛 症

跟痛症（calcanodynia）是最常见的局部疼痛综合征之一，由于一系列疾病导致足跟底部慢性损伤或骨质增生、局部无菌炎症反应而产生足跟部疼痛。跟痛症多发生于中老年人，肥胖和足内翻是已知的危险因素，跑步或长期站立也会造成影响，多为一侧发病，也可双侧同时发病，男性多于女性。其典型症状为患者在开始负重时通常出现足跟部疼痛，无论是早晨起床还是休息后，活动后症状加重，对患者的生活质量及行走活动造成严重影响。目前跟痛症的病因及发病机制仍然存在较大争议，多数学者认为其与劳损、骨质退行性改变密切相关。人们生活节奏加快和工作压力增加，缺少运动锻炼，导致肥胖人数增多，跟痛症患者也逐渐上升。

（一）基础研究

1. 跟痛症的西医病因病机

跟痛症多由于跟骨结节的附着处受到长期、持久、过大的牵拉而发生的慢性损伤所致。主要原因有足底跖腱膜损伤、神经性跟痛、跟垫病变、跟骨病变，其中跟骨病变原因又有跟骨骨刺、跟骨高压症、跟骨应力性骨折、跟骨骨质疏松。这几种病因常常互为因果，如足底跖腱膜炎症因子的释放直接刺激小趾展肌神经产生神经性跟痛或者由于瘢痕增厚的足底跖腱纤维化也可压迫神经。而神经的卡压又会造成神经传导相关物质的传递减慢，营养减弱，代谢紊乱，从而加速周围组织的退行性病变。

足底跖腱膜是比较复杂的组织，承担着最大的拉力，从而在长期不良运动姿势、过劳过重的负重中反复的损伤，造成足跟部形成损伤-瘢痕粘连-应力下降-损伤的局面，最终机体为了代偿这种异常的应力，出现骨节处硬化、钙化、骨化，最终形成骨刺。但是足底跖腱膜炎的发病机制尚不明确。部分学者认为，足底跖腱膜及其跟骨结节附着点生物力学机制异常，使跖腱膜产生微小撕裂损伤，损伤持续存在，导致跖腱膜的慢性炎症，亦有部分学者认为，跖腱膜炎是慢性炎症引起最终退变的结果。

后跟部神经走行复杂，神经分布和来源因研究对象不同，存在着差异，但国内外学者都认为神经卡压在跟痛症早期和顽固性跟痛症中起重要作用。冯成安等通过 32 例防腐成人尸体下肢标本，解剖观察小趾展肌神经的起源、分支、走行和分布特点发现，小趾展肌神经在走行过程中首先发出 1～3 支骨膜支分布于跟骨结节内侧突的骨膜，骨膜支的起点都位于前下象限，当骨刺长大时可能对小趾展肌神经造成机械压力，这可能是顽固性神经性跟痛的内在因素。

跟垫是一种特殊且复杂的脂肪组织，其内部存在许多纤维组织，这些组织将脂肪垫分割为微小间隔，纤维膜将脂肪球隔离开，形成蜂窝状结构。这种纤维结构，可以使得足跟部在运动的时候能够很好地保护局部的血管、肌肉、神经、敏感的骨膜，减轻神经性跟痛。董建勋等通过对骨科门诊 53 例跟痛症患者行 B 超测量负重及不负重时后跟脂肪垫的厚度，并计算跟垫压缩性系数，根据体重指数及年龄将 60 位对照组进行对照分析发现，后跟脂肪垫增厚与跟痛症的发展有重要相关性，但后跟脂肪垫压缩性系数和体重指数与中老年跟痛症无直接相关性。

2. 跟痛症的中医病因病机

中医学认为，跟痛症隶属于"骨痹"的范畴，《素问·痹论》曰："所谓痹者，各以其时重感于风寒湿气。"主要临床表现为疼痛，其病机与肾关系密切，肾主骨生髓，肾气不足，加上外感风寒湿邪侵袭，则寒凝血滞，气血不通，瘀血阻滞，脉失所养，不通则痛，不荣则痛。《素问·脉要精微论》曰："骨者髓之府，不能久立，行则振掉，骨将惫矣。"《素问·痹论》曰："风寒湿三气杂至合而为痹也，以冬遇此者为骨痹。"又曰："痛者，寒气多也，有寒故痛也。"故跟痛症在中医学上可辨证为肾精不足，寒湿凝滞，气滞血瘀，经脉痹阻。治疗以活血化瘀，温经散寒、祛风除湿、补益肝肾为主。

（二）临床研究

1. 跟痛症的西医临床研究进展

目前非手术治疗的主要方式有口服非甾体抗炎药、减少运动、减重、穿护足鞋垫、封闭注射及物理治疗等，通过非手术治疗无效者可行手术治疗，如关节镜下切除跟骨骨刺、足底筋膜切开减压术等。封闭疗法是用不同剂量不同浓度的局部麻醉药物及糖皮质激素等直接注射在局部组织内，可迅速降低局部炎症，减少对跟部神经的刺激，修复损伤，防止局部瘢痕的形成和粘连，亦减轻神经压迫，封闭针治跟痛症是临床常用高效可行的方法，但效果具有不持久、易复发的缺点。常用药物有利多卡因、糖皮质激素、曲安奈德等。抗骨质疏松治疗是通过服用降钙素、钙片等来增加骨吸收，抑制骨钙丢失，增加骨质量，加快骨的生成和矿化，促进骨结构的改善，减轻组织内压，进而增强骨的负重能力，防止骨折。临床上抗骨质疏松辅助治疗足跟痛，疗效显著，能有效增加骨密度，改善骨代谢，恢复机体抗氧化能力。关节镜下切除跟骨骨刺是利用 X 线机透视定位骨刺，随后在关节镜的指引下，使用射频消融技术，以等离子刀松解跖筋膜，清理跖筋膜表面的增生及退变，关节镜手术具有微创（切口只有 1～1.5cm）、手术时间短、康复快等优点，能有效降低局部皮肤、血管神经等并发症的发生率，在术后疗效和患者满意度方面，关节镜手术明显优于传统的切口手术。

2. 跟痛症的中医临床研究进展

中医对跟痛症的治疗主要有中药内服、中药熏洗、小针刀疗法、电针、推拿等。临床上通常采用一种或多种方法联合治疗跟痛症。总的治疗原则多以活血化瘀、温经散寒、祛风除湿、补益肝肾为主，以改善足跟骨及其脂肪垫、周围神经的血液循环，促进修复周围组织及代谢产物排泄。

（1）针灸治疗：能达到强健筋骨、行气活血、温通经络以促进气血运行的目的；能使局部气血调和，脉道通利，从而达到通而不痛的目的，使患者足跟疼痛症状得到有效消除。段静将 80 例非外伤性足跟痛患者进行针灸方法治疗，将肾俞、太溪、照海、昆仑、申脉、悬钟作为主穴，辅以阿是穴（隔姜灸），经积极治疗，治愈率、显效率、有效率分别达到了60.00%、16.25%、21.25%。

（2）小针刀治疗：小针刀治疗技术具有中医"针"和西医"刀"的双重特点。可以根据足跟部的病理、生理特点，有针对性地对痛点敏感点部位进行松解剥离、切割，使局部粘连的组织肌腱、筋膜及滑囊解除其持续性的牵拉状态，改善局部血循环，促进新陈代谢和炎症的吸收，恢复力学平衡，显著改善疼痛。负明东等通过针刀松解辅以手法对抗牵拉，同时配合中频治疗仪行物理治疗，末次治疗后第24周好转率达到84.6%。

（3）中药熏蒸治疗：药物可通过皮肤吸收，气血得温而行，故加用热水浴足，对足跟部局部的皮肤、经络、穴位产生刺激作用，从而有活血通络、散瘀消肿之功效，对于气滞血瘀的足跟痛患者有较好的疗效。胡海等通过将 45 例足跟痛患者采用金黄散加入少许白醋浴足，配合足底理疗，即在 50～60℃热水中加入金黄散约 15g、食用白醋约 10ml，然后浸泡患足 15～20 分钟。足底理疗：将直径 2～3cm 的圆形木棍置于地上，将浸泡后的患足踩于木棍上，进行擀面式来回碾压 5～10 分钟。每晚 1 次。经过 6 个月的治疗，有效率达到了 100%。

六、踇趾外翻

踇趾外翻是足踝外科常见的足部疾病，是指踇趾向足外侧过度倾斜引发的一系列以踇趾第 1 跖骨头内侧的疼痛为主的症状。近年来我国踇趾外翻的发病率不断上升，>40 岁人群发病率达 28.4%，95% 为女性患者。踇趾外翻一般表现为踇趾在第 1 跖趾关节处向外侧偏斜，关节内侧出现明显的骨赘，骨赘处软组织因长期受鞋子摩擦挤压而出现踇囊炎。随着踇趾外翻畸形逐渐加重，出现其他足趾的偏斜、骑跨，在负重状态下足底压力发生外移，外侧足底压力增高，导致外侧跖骨头下产生疼痛。现代医学认为，踇趾外翻是一个与遗传、穿鞋等因素密切相关的复杂、进行性发展的前足畸形。

传统的中医学中并无踇趾外翻这个名词，但是可以从中医典籍中发现对 "骨离缝、筋出槽" 疾病的记载和治疗。通过对既往中医典籍的研究及临床观察，踇趾外翻可以认为属于 "骨离缝、筋出槽" 疾病范畴，若踇趾外翻患者出现疼痛症状，则可归为中医学 "痹证" 范畴，从中医学角度探讨对踇趾外翻病因病机，其与肝肾脾虚、风寒湿邪侵袭、外伤劳损等因素相关，发病与转归结合了脏器失调、阴阳失衡、痰浊血瘀等重要环节。

（一）病因病机

1. 踇趾外翻的西医病因病机

踇趾外翻病因包括内因和外因两个方面的因素。穿鞋习惯不良（穿尖头高跟鞋及在发育期穿瘦鞋等）、长时间站立、体重增加等被认为是主要外因。

（1）遗传易感因素： 遗传是踇趾外翻最常见的内因。足的结构异常，如第 1 跖楔关节松弛、圆形跖骨头、第 1 跖骨长、第 1 跖趾关节的关节不匹配、第 1 跖骨头关节面过度外翻倾斜等都成为踇趾外翻发生的内在原因，当其改变可致踇趾外翻的发生。在研究踇趾外翻畸形的发病率时，一些学者注意到了遗传因素。Hardy 及 Clapham（1951 年）发现，91 例踇趾外翻患者中，63% 的患者有阳性家族史；周乙雄对 51 例患者统计发现，47.1%（24 例）的患者存在着遗传倾向。温建民等（2006 年）发现，1 491 例（2 827 足）中，69.48% 的患者有家族史。遗传因素并非只引起自发踇囊肿。遗传体形及遗传素质，尤其是在下肢，可构成特定的生物力学结构及功能，可造成第 1 跖趾过度旋前及过度活动。此种过度活动可在第 1 跖趾产生异常应力及致畸力，而导致形成踇趾外翻畸形。遗传只是引起踇趾外翻的发病，而不影响其病情轻重。有遗传性的患者在就诊年龄、发病年龄、病情加重年龄上均早于无遗传背景的踇趾外翻患者。

（2）某些全身性疾病和神经肌肉病变： 一些全身性疾病对局部的一些影响，如类风湿关节炎、牛皮癣性关节炎、痛风等结缔组织病，证实了跗趾外翻的发生与患者的先天因素密切相关；一些遗传性疾病（如唐氏综合征、Ehlers-Danlos 综合征、马方综合征等）可引起韧带松弛，从而发生足部生物力学结构的改变；脑瘫、腓骨肌萎缩症等神经肌肉性病变，引起足部肌力不平衡，也可产生跗趾外翻。最后，老年性退变使足更易于受到外力的影响。

（3）外在原因：穿鞋习惯不良（穿尖头高跟鞋及在发育期穿瘦鞋等）、长时间站立、体重增加等被认为是主要外在原因。

2. 跗趾外翻的中医病因病机

跗趾外翻病因可分为内因和外因。外因包括风、寒、湿等外邪侵袭、外力损伤等；内因主要与先天不足、后天失养有关。本病患者大部分为因疼痛而来就诊的老年人，因年老肝肾亏虚、气血不足，骨节、筋脉失养，第 1 跖趾关节局部劳损，加之风、寒、湿、热之邪侵袭，经络不畅，气血瘀滞而发病，其病理过程可归结为各种原因造成的跖趾关节局部寒凝、瘀滞、湿热蕴结，不通则痛，局部症状比全身症状明显。

（二）临床研究

1. 跗趾外翻的西医临床研究进展

跗趾外翻主要的病理改变有以下几方面：第 1 跖骨内翻、跖骨头内侧与鞋磨擦而形成骨赘、跗趾囊炎，进而导致第 1、2 趾骨间角（intermetatarsal angle，IMA）增大，这是大多数跗趾外翻患者最重要的病理改变；跗趾外翻，拇外翻角（hallux valgus angle，HVA）加大；第 1 跖趾关节内侧关节囊松弛，外侧关节囊挛缩，跗收肌腱挛缩。通过截骨手术纠正跖骨内翻和跗收肌切断成为跗趾外翻治疗的两个基础步骤。

根据国内外文献报道，目前可将跗趾外展外翻畸形矫正术分为第 1 跖趾关节成形技术、跗囊肿切除术及软组织手术、跖骨头颈截骨术、跖骨基底截骨术、特殊手术、跗趾人工关节置换术、小切口技术治疗跗趾外翻七个基本类型。目前较公认的跗趾外翻诊断标准，主要针对症状和影像学两个方面。首先站立负重位摄片时第 1 跖骨轴线与第 1 趾近节趾骨轴线相交的锐角，即拇外翻角（hallux valgus angle，HVA）≥15°～20°，或负重位第 1 趾骨轴线与第 2 趾骨轴线相交的锐角，即第 1、2 趾骨间角（intermetatarsal angle，IMA）≥8°～10°。其次要有较明显的跗趾外翻畸形，或伴有跗囊炎表现，伴或不伴有锤状趾、胼胝体等相关病症。

对于有跗趾外翻倾向者，可采用非手术疗法：包括按摩、搬动跗趾向足内侧、在沙土地赤足行走、锻炼足肌、热敷和休息等；在两侧第 1 趾套橡皮带做左右相反方向的牵引动作，每天 4 次，每次 5～10 分钟；或将橡皮条套在所有足趾上，足趾做分离动作；也可以使用跗趾外翻矫正带（矫形器具）：跗趾外翻早期发病时，可采用一定的矫正支具，有助于减轻症状，并可减缓疾病的加重，但不能解决根本问题；对于同时患有胼胝体、扁平足或跟痛症等疾病，还可同时使用跖骨垫、平足垫或跟骨垫等。

2. 跗趾外翻的中医临床研究进展

《骨伤科 9 个病种的中医诊疗方案》中的跗趾外翻诊疗方案，结合中医骨伤理论和临床四诊表现将踇趾外翻分为以下几种。畸形在筋：属于畸形早期，畸形较轻，内侧关节囊松弛，检查可见第 1 跖趾关节过度外翻；外侧关节囊、踇收肌腱拘挛，检查第 1 跖趾关节内翻受限。负重位足部线片表现为第一跖趾关节可有半脱位，踇趾外翻角为 15°～20°，跖骨间角正常。畸形在骨：属于畸形中晚期，病情演变复杂。

（1）踇趾外翻中医证型：瘀热湿阻型，足部踇趾外翻畸形明显，足部疼痛，劳累或长距离行走后疼痛加重，足部可出现红肿，甚至影响行走，可伴有发热、口渴、大便秘结、舌红、苔黄腻、脉细数等全身表现。络瘀骨突型：踇趾内侧突出肿大，表面组织红肿、足底胼胝体形成，行走时以疼痛为主，并伴舌质红，苔白滑，脉沉。

（2）踇趾外翻中医外治法：减轻局部压力，穿宽松的鞋；辨证选择中药外用。对于已形成踇囊炎的患者，可理疗，松解足趾部肌肉软组织，理顺移位的筋络，治疗轻度踇趾外翻或延缓踇趾外翻的发展。具体操作：先行点法、按法、一指禅推法、捏法、拿法；捯筋、推挤，最后采用按揉、扳拿、抖法。或局部使用中药熥洗、抗炎镇痛药物，消肿止痛，减轻症状。

（3）踇趾外翻中医内治法：瘀热湿阻型，治法为清热利湿，化痰通络，推荐方药为四妙散或三妙丸加减，黄柏、苍术、薏苡仁、木瓜、生姜汤送服。络瘀骨突型，治法为行气活血，祛瘀通络，推荐方药为金铃子散（金铃子、延胡索等量，共为末，冲服）或大小活络丹加减。

目前以中医证候流行病学调查为基础的踇趾外翻研究很少，缺乏客观、准确的辨证分型标准。此次通过大样本流行病学调查，大量收集中医证候学资料，运用相对客观准确的统计学方法，归纳出踇趾外翻主要的中医证型，为临床提供较为客观、准确的分型标准。

当前，慢性筋骨病已成为严重威胁人们身心健康的一大类疾病，是影响国家经济社会发展的重大健康问题，慢性筋骨病虽具有可防、可控、可治的特点，但高额的经济投入和长期的医疗支出，给家庭、社会带来了沉重的经济负担。中医药是中华文明的智慧结晶，在慢性筋骨病的防治中具有适应证广、治疗手段多样、认可度高、疗效确切、价格低廉、安全性高的独特优势，与价值医疗提倡追求性价比的医疗服务理念高度契合。充分发挥中医药的优势特色，构建规范化、标准化、统一化的中医药诊疗模式，为解决好慢性筋骨病这一重大健康问题做贡献。

参 考 文 献

白子兴,曹旭含,孙承颐,等.2020.微创治疗拇外翻术后绷带外固定:有限元分析截骨端稳定性[J].中国组织工程研究,24(18):2811-2816.

白子兴,李晏乐,曹旭含,等.2019.拇外翻有限元模型：研究进展及未来方向.生物医学工程与临床[J].23（5）:607-612.

毕春强,温建民,桑志成,等.2016.踇外翻截骨矫形"裹帘"法外固定后截骨端稳定性的 X 线研究[J].中医正骨,28（3）:5-8.

毕春强,温建民,孙卫东,等.2016.微创技术"裹帘"法外固定治疗拇外翻的临床分析[J].中国医学创新,13（14）:33-37.

曹长征,侯德才.2017.从痰瘀理论探讨激素性股骨头坏死病因病机.辽宁中医药大学学报,19（9）:168-170.

陈达,陈后煌,邵翔,等.2016.乌头汤抑制骨关节炎症反应的作用机制探讨[J].风湿病与关节炎,5（8）:62-66.

陈后煌,邵翔,叶蕺芝,等.2017.独活寄生汤对脂多糖诱导的大鼠软骨细胞炎症模型 IL-1β、TNF-α 表达的影响[J].中华老年骨科与康复电子杂志,3（2）:77-84.

陈兆军,潘旭月,马占华,等.2018.Lapidus 手术结合正骨手法治疗老年足拇外翻[J].中国骨伤,31（12）:1124-1128.

丁一,张放,李巍,等.2010.儿童暂时性髋关节滑膜炎的诊断及鉴别诊断[J].中国实验诊断学,14（5）:783-784.

董英,李明,万梓鸣.2010.儿童急性髋关节一过性滑膜炎临床分期及疗效评价[J].华西医学,25（3）:547-549.

段静.2018.针灸治疗非外伤性足跟痛80例[J].中医临床研究,10(32):79-80.

冯成安,孙俊,刘宗良,等.2012.小趾展肌神经与神经源性跟痛症关系的解剖学基础[J].中国临床解剖学杂志,30(2):136-140.

冯继华,徐远坤,傅格深,等.2019.骨桥咬除联合神经内松解术治疗跟距关节骨质增生型踝管综合征[J].中医正骨,31(6):52-55.

甘迪,张长青.2013.酒精性股骨头缺血性坏死的研究进展[J].中国修复重建外科杂志,27(3):365-368.

高轩,丁幸坡,张雨,等.2015.仙方活命饮加味内服外敷治疗儿童髋关节滑膜炎临床观察.风湿病与关节炎,4(4):13-15.

谷艳超,刘世清,夏韶强,等.2016.骨关节炎发病机制和治疗的研究进展.中国骨与关节杂志,5(10):770-774.

何晓娟,林平冬,马玉环,等.2017.独活寄生汤含药血清抑制白细胞介素1β诱导的软骨细胞炎症反应的作用机制研究.中医正骨,29(8):1-7.

胡海,雷孝勇,李华,等.2018.金黄散治疗跟痛症临床研究[J].亚太传统医药,14(1):193-195.

纪安琪,邓国英,王秋根,等.2017.力学失稳态导致骨关节炎的机制研究进展[J].上海交通大学学报(医学版),37(4):561-565.

雷昱.2019.给予足跟痛患者抗骨质疏松辅助治疗的价值研究[J].中国医学创新,16(34):63-66.

李海东,杨越华,李波.2011.绝经后女性骨关节炎和骨质疏松患者血清性激素结合蛋白水平比较分析[J].上海交通大学学报(医学版),31(8):1134-1139.

李克锋,郭英,常敏,等.2014.反向Scarf截骨术结合中医三期辨证治疗踇外翻33例[J].云南中医中药杂志,35(11):27-28.

李文龙,范亚楠,张蕾蕾,等.2016.刘又文教授治疗髋关节滑膜炎经验[J].世界中西医结合杂志,11(11):1508-1510,1535.

李文龙,刘又文.2015.暂时性髋关节滑膜炎的中西医临床研究现状[J].风湿病与关节炎,4(12):73-76.

林如意,孙定炯,叶锐,等.2019.温针灸治疗膝关节骨关节炎的效果及对OPG、MMP-3水平的影响[J].中华中医药学刊,37(6):1485-1487.

刘海飞,王岩,丁雪丽,等.2015.二维高频及彩色多普勒超声在小儿髋关节暂时性滑膜炎的诊断价值[J].中国民康医学,27(11):55-56.

刘卫刚,马亮,张子景,等.2019.第1跖趾关节融合术联合跖趾关节成形术治疗老年踇外翻[J].临床骨科杂志,22(6):712-715.

刘卫刚,汪勇刚,马亮,等.2020.改良Scarf截骨术治疗踇外翻的临床疗效[J].临床骨科杂志,23(1):75-77.

刘中,刘贞,罗红梅,等.2020.肥胖和脂肪因子在骨关节炎中的研究进展[J].中南医学科学杂志,48(1):5-8.

欧阳俊锋.2017.30例儿童急性髋关节暂时性滑膜炎的诊断及治疗方法[J].世界最新医学信息文摘电子版,17(37):91-92.

邱海新.2019.中医综合疗法结合玻璃酸钠注射液治疗膝关节骨性关节炎疗效观察[J].实用中医药杂志,35(7):825-826.

石淇允,张颖,李无阴,等.2019.中医药防治创伤性股骨头坏死的研究进展[J].中国民族民间医药,28(16):70-72.

汤小君,杨仕海,陈佳,等.2016.超声与MRI在儿童暂时性髋关节滑膜炎诊断中的对比研究[J].临床超声医学杂志,18(7):500-501.

唐传其,陆强益,梁燕芳,等.2010.中医药治疗跟痛症临床研究进展[J].河北中医,32(2):302-306.

汪小敏,曹术忠,张晓刚,等.2018.激素性股骨头坏死中医"证"的三大组学研究进展.中国骨质疏松杂志,24(7):966-970.

王博,姜红江.2018.物理疗法结合运动训练治疗膝关节骨性关节炎临床研究[J].临床医药文献电子版,5(44):64-65.

王朝鲁,周玉娟,温建民.2016.中医理论在踇外翻家系基因研究中的应用[J].中医杂志,57(20):1741-1745.

王丽莎,全学模,王荞,等.2010.彩色多普勒超声评价小儿髋关节一过性滑膜炎.中国医学影像技术[J],26(1):127-129.

温建民,佟云,张帅,等.2018.中医理论指导下的中西医结合微创治疗踇外翻技术[J].北京中医药,37(11):1065-1068.

吴晗,吕浩,程文丹,等.2019.关节镜下跟骨骨刺切除联合足底跖筋膜松解治疗足跟痛的临床疗效[J].局解手术学杂志,28(6):442-445.

杨琪,杜炯,孙继高,等.2020.股骨头坏死中医证型分析[J].中医正骨,32(1):14-17.

于潼,谢利民,王文岳,等.2014.从中医证候学研究探讨股骨头坏死的病因病机[J].中国中医骨伤科杂志,22(3):74-76.

喻珮,刘璐,李志娟,等.2019.膝骨关节炎实验动物模型现状研究进展[J].中国医药导报,16(27):1673.

贠明东,熊娜,郭明阳,等.2010.小针刀松解术治疗跟痛症104例临床观察[J].中国中医药信息杂志,17(7):71-72.

张春,刘世清.2017.骨关节炎病因及小鼠模型相关研究进展[J].骨科,8(4):330-333.

张立,王培民.2014.膝骨关节炎动物模型的选择[J].世界中西医结合杂志,9(7):782-786.

张鑫.2012.高频超声对儿童髋关节滑膜炎的诊断价值.实用医技杂志,19(9):928-929.

张芷齐,王金贵,徐昭,等.2019.推拿治疗膝关节骨性关节炎研究述评[J].河南中医,39(1):146-149.

赵波,赵华.2018.中医药治疗膝骨性关节炎的临床研究进展[J].世界最新医学信息文摘(电子版),18(68):88-89.

中华医学会骨科学分会关节外科学组.2018.骨关节炎诊疗指南(2018年版)[J].中华骨科杂志,38(12):705-715.

朱述英.2016.激素性股骨头坏死的发病机制研究现状[J].中国卫生产业,13(31):186-188.

朱亚平,唐三元,杨辉.2016.跟痛症病因的研究进展.生物骨科材料与临床研究,13(1):69-72.

Bei M J，Tian F M，Xiao Y P，et al. 2020. Raloxifene retards cartilage degradation and improves subchondral bone micro-architecture in ovariectomized rats with patella Baja-induced - patellofemoral joint osteoarthritis[J]. Osteoarthritis and Cartilage, 28(3)：344-355.

Bourne D A，Moo E K，Herzog W. 2015. Cartilage and chondrocyte response to extreme muscular loading and impact loading：Can invivo pre-load decrease impact-induced cell death?. Clinical Biomechanics，30（6）：537-545.

Chen X，Li M，Yan J，et al. 2017. Alcohol induces cellular senescence and impairs osteogenic potential in bone marrow-derived mesenchymal stem cells[J]. Alcohol Alcohol，52（3）：289-297.

Harakeh S，Niedzwiecki A，Jariwalla R J. 1994. Mechanistic aspects of ascorbate inhibition of human immunodeficiency virus[J]. Chem Biol Interact，91（2-3）：207-215.

Martel-Pelletier J，Tardif G，Rousseau Trepanier J，et al. 2019. The ratio adipsin/MCP-1 is strongly associated with structural changes and CRP/MCP-1 with symptoms in obese knee osteoarthritis subjects：data from the osteoarthritis initiative[J]. Osteoarthritis Cartilage，27（8）：1163-1173.

Shi J，Zhang C J，Yi Z J，et al 2016. Explore the variation of MMP3，JNK，p38 MAPKS，and autophagy at the early stage of osteoarthritis[J]. IUBMB Life，68（4）：293-302.

Weinstein R S，Hogan E A，Borrelll M J，et al. 2017. The pathophysiological sequence of glucocorticoid-induced osteonecrosis of the femoral head in male mice. Endocri- nology，158（11）：3817-3831.

Yang WJ，Im SA，Lim GY，et al. 2016. MR imaging of transient synovitis：differentiation from septic arthritis[J]. Pediatr Radiol，36（11）：1154-1158.

第八章 全身慢性筋骨病

第一节 纤维肌痛综合征

纤维肌痛综合征（fibromyalgia syndrome）是一种以全身弥漫性疼痛及发僵为主要临床特征，并常伴有疲乏无力、睡眠障碍、情感异常和认知功能障碍等多种症状的慢性疼痛性风湿病。本病好发于 20～70 岁女性，女性发病率可达男性发病率的 8～9 倍，且发病率随着年龄的增加而升高，70～79 岁人群的患病率为 7.4%，而儿童很少见。据美国风湿病学会（ACR）资料，纤维肌痛综合征是最常见的风湿病之一，仅次于骨关节炎和类风湿关节炎，占风湿病的第三位或第四位。全球纤维肌痛综合征总体患病率为 2.7%，我国患病率为 0.8%，美国患病率为 2%，其中男女患病率分别为 0.5% 和 3.4%。纤维肌痛综合征的病因、发病机制尚未完全阐明，可继发于外伤，或各种风湿病，如骨关节炎、类风湿关节炎，或各种非风湿病（如甲状腺功能减退、恶性肿瘤）或其他内科疾病。根据是否继发其他疾病可明确诊断，其分为继发性纤维肌痛综合征和原发性纤维肌痛综合征。目前诊断多参照 1990 年美国风湿病学会提出的纤维肌痛综合征诊断标准。纤维肌痛综合征患者一生中有较高的情感、睡眠障碍发生率。据报道，30%～40% 的纤维肌痛综合征患者有暴躁情绪，高于健康正常人的预期发病率。同时纤维肌痛综合征症状也可能会被主观应激恶化或受到生理和社会心理相互作用过程的影响。

中医学无纤维肌痛综合征病名，可按照其临床发病原因及症状而定义。依据纤维肌痛综合征伴有全身多处疼痛这一重要特征，将其归属于中医学"痹证"之"周痹""肌痹"或"行痹""痛证"等范畴，较全面地反映了纤维肌痛综合征的中医疾病本质。《灵枢·周痹》曰"风寒湿气，客于外分肉之间……此内不在脏，而外未发于皮，独居分肉之间，真气不能周，故命曰周痹"，又曰"周痹者，在于血脉之中，随脉以上，随脉以下，不能左右，各当其所"。纤维肌痛综合征的临床表现既有全身范围的疼痛，又有固定不移、"不能左右"的压痛点，故属中医学"周痹"的范畴。此外，纤维肌痛综合征多因情志不遂，肝气郁结，气郁血瘀，痹阻经络而发病，与情志相关，也可将其归为"郁证"的范畴。《素问·阴阳应象大论》载"阳化气，阴成形""气伤痛，形伤肿"，也可将其归为"气病""气痹"范畴，即现代医学的功能性疾病。

一、病 因 病 机

目前，本病病因病机尚不明确，可能与中枢神经敏感化、免疫紊乱、感染、遗传学及环境因素有关。近年有研究认为,纤维肌痛综合征的主要发病机制是中枢神经系统敏感化。中枢致敏后遇到较小刺激亦可引起疼痛,当外周组织伤害性传入刺激也可引发和(或)维持中枢致敏状态。神经胶质细胞活化、各种神经递质参与自身免疫机制,尤其是细胞因子在纤维肌痛综合征发病中也起到十分重要的作用。有研究认为,纤维肌痛综合征与感染有关,尤其是 EB 病毒、细小病毒、伯氏疏螺旋体感染。也有研究表明,纤维肌痛综合征发病与遗传学相关,具有家族聚集性及候选基因等特点。

中医学认为,阴阳失调、肝脾肾亏虚是本病的重要内因,而风、寒、湿、热诸邪合而致病是痹证形成的外因,七情内伤、饮食不节为痹证的诱发因素。正如《素问·痹论》所言,"风寒湿三气杂至,合而为痹也。其风气胜者为行痹;寒气胜者为痛痹;湿气胜者为著痹也……所谓痹者,各以其时重感于风寒湿之气也"。本病病机的认识尚未趋同,大多从正虚邪实角度辨治本病。多由情志所伤,肝气郁结,或饮食失节、外感六淫等,导致人体脏腑功能失调,使气、血、痰、火、湿、食等病理产物滞塞、郁结,致经络气血不畅,气滞血瘀,不通则痛,出现肌肉关节区域的疼痛及全身的疼痛敏感症状,以实证为主,其中气、血、火郁多责之于肝,痰、湿、食郁多责之于脾;辨证分型为气郁化火、痰湿致郁、痰热致郁等型。本病病根多在肝脾,病位则在皮肤腠理筋膜处,其基本病机为经络气血运行不畅,筋脉失养,乃至不通则痛,不荣则痛,不松则痛,而发为本病。

二、临 床 表 现

纤维肌痛综合征多见于女性,最常见的发病年龄为 25～60 岁。其临床表现多种多样,但主要有下述 4 组症状。

全身广泛性肌肉疼痛和压痛:是所有纤维肌痛综合征患者都具有的主要症状。疼痛遍布全身各处,尤以中轴骨骼(颈、胸椎、下背部)及肩胛带、骨盆带等处为常见。其他常见部位依次为膝、手、肘、踝、足、上背、中背、腕、臀、股和小腿。大部分患者将这种疼痛描述为钝痛,痛得令人心烦意乱。患者常自述有关节痛,但没有关节肿。部分患者在一些特殊部位存在压痛点,这些压痛点存在于肌腱、肌肉及其他组织中,往往呈对称性分布。用一定的力量按压这些压痛点时,患者会感到疼痛,而在正常人则不会出现疼痛。

睡眠障碍、疲劳晨僵、认知功能障碍及心理异常:约 90% 的患者有睡眠障碍,表现为失眠、易醒、多梦、精神不振,但其睡眠障碍有两个重要的特点:第一是即使睡眠时间能够达到同年龄正常人的睡眠时间,但患者的精神和体力并不会得到恢复,一些患者甚至会诉说睡眠后比不睡的时候还累;另一个特点是入睡困难。50%～90% 的患者有疲劳感,约一半患者的疲劳症状较严重,这种乏力与运动量的多少没有关系。76%～91% 的患者会出现晨僵现象。大多数患者还会出现认知功能障碍,表现为记忆力减退、注意力不容易集中、说话的流利程度不如以前、计算能力下降;一些患者还会感到全身发僵。抑郁和焦虑等心理异常也比较常见,可使病情进一步加重,形成恶性循环。

关节疼痛、肿胀、头痛、肠或膀胱激惹综合征:部分患者会出现关节疼痛、肿胀,但不会看到明显的关节肿;部分患者会出现头痛、肠或膀胱激惹综合征。肠易激惹综合征的患者容易出现腹痛、腹泻与便秘交替,但胃肠道检查没有异常发现;膀胱激惹的患者会出现尿频、尿急，但尿液和膀胱及肾脏检查都没有异常。此外，患者劳动能力下降，约 1/3 的患者需改换工种，少部分人不能坚持日常工作。以上症状常因天气潮冷、精神紧张、过度劳累而加重，局部受热、精神放松、良好睡眠、适度活动可使症状减轻。

合并其他疾病症状：原发性纤维肌痛综合征很少见，大部分患者都同时患有某种风湿病。这时临床症状即为两者症状的交织与重叠。纤维肌痛综合征常使与之共存的风湿病症状显得更严重，如不能分清这种情况常会导致对后者的过度治疗和检查。

三、诊断与鉴别诊断

1. 诊断

美国风湿病学会于 1990 年、2010 年、2011 年、2016 年分别制定了纤维肌痛综合征诊断标准，每个版本均存在各自的优势与不足。1990 年版强调疼痛为核心症状，通过全身 18 个已确定的解剖位点压痛体格检查，客观评价患者疼痛症状，适用于临床研究，但未评价纤维肌痛综合征除疼痛外的特征性临床表现，如疲劳、睡眠障碍、认知改变等。2010 年版、2011 年版纳入纤维肌痛综合征除疼痛以外的其他特征性临床表现，强调了非疼痛症状的重要性，使新标准的敏感性升高，适用于流行病学研究及病情评估，但通过医生评价的方式对疼痛部位进行评价，不能很好地区分纤维肌痛综合征与"局部疼痛综合征"。2016 年版以疼痛涉及的"区域"替代疼痛"部位"，作为广泛疼痛的诊断条件，强调"全身疼痛"症状更加准确（有待临床进一步验证）。目前限于临床研究使用，有待在临床应用中进一步验证。

目前，纤维肌痛综合征的诊断大多仍参照 1990 年版 ACR 诊断标准：持续 3 个月以上的全身性疼痛，包括身体的左、右侧，腰的上、下部及中轴骨骼（颈椎或前胸或胸椎或下背部）等部位同时疼痛。全身 18 个压痛点中，至少有 11 个压痛点（＋）。方法：用拇指指腹以 4 kg 压力进行检查。这 18 个（9 对）压痛点部位是两侧枕骨下肌肉附着处；两侧第 5～7 颈椎横突间隙的前面；两侧斜方肌上缘中点；两侧肩胛提肌上方近内侧缘的起始部；两侧第 2 肋骨与软骨连接部上面；两侧肱骨外上髁远端 2cm 处；两侧臀部外上象限的臀肌前皱襞处；两侧大转子后方；两侧膝关节间隙上方脂肪垫褶皱线内侧。同时满足上述 2 个条件或以上者，可诊断为纤维肌痛综合征。

在临床中不难发现纤维肌痛综合征患者常伴有功能紊乱的表现，同时伴有慢性疾病，容易被误诊为神经症，而接受一些不必要的检查，造成患者不必要的痛苦及经济负担。纤维肌痛综合征患者中睡眠障碍、疲劳症状、晨僵症状发生率分别达 96%、98%、90%，这三项临床表现在纤维肌痛综合征中具有普遍性及特殊性。若把这些特征性临床表现纳入诊断标准中，则会降低纤维肌痛综合征的误诊率，提高诊断率。

2. 鉴别诊断

（1）慢性疲劳综合征：包括慢性活动性 EB 病毒感染和特发性慢性疲劳综合征，以持续或反复发作的慢性疲劳为主要特征，与纤维肌痛综合征的表现极为相似，但前者常突发起病，伴有上呼吸道感染或流感样症状，可出现反复低热、咽喉痛、颈或腋下淋巴结压痛，实验室检查常有抗 EB 病毒，包膜抗原抗体 IgM 阳性。

（2）**风湿性多肌痛**：为急性或亚急性起病，表现为广泛的肩胛带、颈背及骨盆带肌肉对称性疼痛、乏力或肌肉萎缩。但本病多见于 50 岁以上老年人，可有正细胞正色素性贫血，红细胞沉降率（ESR）及 C-反应蛋白（CRP）明显升高为其特征（ESR 常在 50mm/h 以上），对小剂量糖皮质激素敏感。

（3）**肌筋膜疼痛综合征**：男性多见，多与外伤和过劳有关。系由肌筋膜痛性激发点受刺激所引起的局限性肌肉疼痛，常伴有远距离牵涉痛，肌肉激发点周围常可触及痛性拉紧的带状或条索状包块，可伴有受累肌肉的运动和牵张范围受限、肌力减弱等。疲乏、晨僵少见。预后好，容易治愈。若肌筋膜痛持续存在，导致睡眠障碍，可发展为纤维肌痛综合征。

（4）**类风湿关节炎**：该病的关节肿胀是客观存在的，晨僵时间长，疼痛以关节多见，血液检查可以发现 ESR、类风湿因子、手部 X 线的异常。

（5）**精神风湿症**：出现情感障碍、认识障碍等症状，疼痛定位模糊，变化多端，且不受天气和活动的影响，而常有其他情感紊乱。

四、治　疗

　　早期明确诊断，及时治疗是本病的关键。治疗重点在于避免负重，限制活动。本病以手法治疗为主，配合适度牵引、卧床休息、中药内服、外洗等治疗，可获得满意疗效。《医宗金鉴·正骨心法要旨》曰："宜手法推按胯骨复位，将所翻之筋向前归之，其患即除。宜服加味健步虎潜丸，熏洗海桐皮汤，灸熨定痛散。"

（一）手法治疗

　　患儿取平卧位，两手交叉枕于头下，助手一手置于健侧膝部固定健肢于伸直位，另一手压住患侧髂前上棘部固定骨盆。术者立于患侧，先用拇指弹拨、理顺股内收肌群，以缓解肌肉痉挛。然后一手握患肢踝上，另一手握膝关节，先在无疼痛范围内做伸屈髋关节、膝关节运动，至患者肌肉放松并能主动配合活动时，突然将髋、膝两关节屈至最大限度，保持 1 分钟。待疼痛稍缓，对患肢假性变长者做屈髋、内收、内旋患肢的运动；患肢短缩者做屈髋、外展、外旋患肢的运动，然后在有牵引力的情况下伸直患肢，手法完毕。若双下肢等长，骨盆不倾斜，症状可立即消失。若不能恢复，仍有残留症状，可重复 1 次手法，但一般不宜反复手法复位。复位后，防止患肢外展外旋，卧床休息 2～3 日。对于陈伤患者复位后，应双下肢并拢，在膝关节上方用三角巾缠绕 3～4 圈固定，不使两腿分开，利于恢复。

（二）中药治疗

　　中药内服，应辨证论治，本病由外感邪气所致，主要分为寒湿阻络和湿热阻络两类。寒湿阻络者，用防风汤加减；湿热阻络者，用加味四妙散；因创伤所致的气滞血瘀型，以活血化瘀、通络止痛为治疗原则，方用桃红四物汤加减；体质虚弱、肝肾不足型，方用健步虎潜丸加减。中药熏洗、外敷可使药力经皮肤吸收直至病变部位，达到活血化瘀、通络止痛、驱邪外出的目的，加快病灶局部微循环，缓解软组织痉挛状态，加速关节的修复。可外贴活血止痛药膏，如奇正消痛贴；或活血止痛中药熏洗，或湿热敷于髋部，如海桐皮汤。方用海桐皮 20g，五加皮 20g，伸筋草 30g，威灵 20g，白芷 15g，炒莪术 20g，红花 10g，花椒 10g，苏木 10g，透骨草 30g，艾叶 10g，加水煮沸，40℃左右水温行熏洗治疗，每次 15～30 分钟，每日 2 次。

（三）运动治疗

疼痛缓解后行患髋屈伸、收展及轻度内外旋活动，进行功能锻炼。

（四）物理治疗

局部可适当热敷，以利滑膜炎症的消退。针灸具有舒经通络、改善微循环、止痛等功效，在儿童暂时性髋关节滑膜炎的治疗中效果显著。针刺治疗早期及中期应用泻法，后期多用平补平泻法，临床可取环跳、委中、肾俞、阳陵泉、承扶等穴位。此外，还可应用中药离子导入、磁热治疗、红外光治疗等。

（五）其他疗法

牵引卧床休息并做下肢微屈位皮肤牵引，一般 2～3 日后症状即可消失，7～10 日即可下地活动。注意控制牵引力度，力度过大引起髋关节伸展及内旋，可增加关节囊内压力，而危及股骨头血供。

五、预防与调护

本病为自愈性疾病，预后良好，很少遗留后遗症，个别患者 3～6 个月后可发生股骨头骨软骨炎。Mumme 等报道，12%的股骨头缺血性坏死患儿有髋关节滑膜炎病史。但儿童股骨头缺血性坏死与本病之间有无明确的因果关系，目前尚无定论。治疗期间应卧床休息 2～3 日，避免负重和限制活动，尤其不能做劈腿动作。患儿较小时，可以抱，但不能背，以免髋关节外展外旋，引起复发或加重病情。

（赵忠胜）

第二节　骨质疏松症

骨质疏松症（osteoporosis）是一种全身性的骨骼疾病，以骨量减少、骨的微细结构破坏为特征，可导致骨强度下降，骨脆性增加，并易发骨折。全球超过 2 亿人饱受骨质疏松症的困扰，其中以绝经后女性和老年男性为著。随着人口老龄化进程的加快，骨质疏松症的发病率还将呈上升趋势。骨质疏松症分为原发性、继发性和特发性三大类，本节主要讨论原发性骨质疏松症。原发性骨质疏松症又可分为两型：Ⅰ型为绝经后骨质疏松症，Ⅱ型为老年性骨质疏松症。

一、病 因 病 机

骨组织主要由骨基质和细胞组成。骨基质包括有机质和无机质，有机质主要为骨胶原蛋白、骨钙素、骨桥蛋白和骨粘连蛋白等，无机质主要为钙、磷组成的羟磷灰石结晶。细胞主要有成骨细胞、破骨细胞和骨细胞。骨组织在人的一生中处于不断代谢和重塑的过程，主要包括成骨细胞的骨形成作用和破骨细胞的骨吸收作用两个因素，二者作用平衡则骨量稳定，一旦平衡受到破坏，骨量就会发生变化。

骨质疏松症的发生往往是多种因素的综合作用，从而影响骨代谢平衡的结果，主要包括内分泌因素、营养因素、物理因素、免疫因素、遗传因素等。

内分泌因素：骨矿物质的动态平衡是在三种钙调节激素的精细调控下完成的：甲状旁腺激素（PTH）、降钙素（CT）和活性维生素 D_3[（1，25-OH）$_2D_3$]。（1，25-OH）$_2D_3$ 通过肾、肠和骨的作用调节血钙浓度，它对骨代谢具有双向调节作用。PTH 主要是协同（1，25-OH）$_2D_3$ 促进骨吸收，使血钙浓度升高。而 CT 的主要作用是抑制骨吸收，使血钙降低。

雌激素对骨量的维持至关重要，可直接抑制破骨细胞骨的吸收和促进成骨细胞骨的形成。同时，雌激素可提高 1α-羟化酶活性，提高（1，25-OH）$_2D_3$ 水平，从而促进肠钙磷的吸收；雌激素亦可促进降钙素的分泌，抑制甲状旁腺激素活性，从而调节血钙平衡和骨钙沉积。绝经后女性卵巢功能减退，雌激素水平下降，可通过上述途径刺激骨吸收，抑制骨形成，使骨质迅速丢失。老年人因肾功能减退，（1，25-OH）$_2D_3$ 生成减少，血钙值降低，从而刺激 PTH 分泌，使骨吸收增强，导致骨质疏松。

营养因素：蛋白质和钙磷等矿物质是骨质的基本组成成分，充足的营养是骨骼健康的必要条件。饮食中蛋白质不足会导致蛋白质代谢紊乱，破坏骨微结构，降低骨骼强度。蛋白质过度摄取则可能影响人体内环境，干扰钙磷代谢平衡，增加钙流失。钙缺乏是导致骨质疏松症的一个重要原因，钙缺乏的原因有二：其一是饮食钙摄入不足，其二是肠钙吸收不良。

物理因素：包括重力负荷、运动及日光照射等。机械应力对成骨细胞活性是重要刺激，缺乏运动或长期卧床可导致骨代谢紊乱，溶骨增强。阳光中的紫外线可促进皮肤合成（1，25-OH）$_2D_3$，促进肠钙吸收，缺乏日照可能使机体缺钙，导致骨质疏松。

免疫因素：免疫细胞和骨细胞共同来源于骨髓，它们通过许多共同的细胞因子及其受体相互作用，并存在共同的转录因子和信号转导途径等。其中 RANK-RANKL-OPG 系统对破骨细胞的分化和骨吸收功能起关键作用。此外，TNF-α、IL-1、IL-6 等也是强有力的骨吸收诱导因子。绝经后骨质疏松症女性或卵巢切除后的动物中都发现许多细胞因子产生增加，这些细胞因子相互作用形成网络，使骨吸收作用大大增强。

遗传因素：研究证实维生素 D 受体、雌激素受体、Ⅰ型胶原蛋白受体等基因的多态性与骨质疏松症相关。近年来的表观遗传学研究发现，骨质疏松人群中，一些与成骨细胞和破骨细胞的分化及功能相关的蛋白和信号分子的表达，在 DNA 甲基化、组蛋白修饰及非编码 RNA 调控等层面发生了变化。

其他相关因素：研究发现骨质疏松症患者的肠道菌群与正常人存在差异，动物实验发现无菌小鼠雌激素缺乏并不会导致骨质疏松，因此骨质疏松症可能与肠道菌群失调相关。研究人员还在骨组织中发现了一种与骨代谢存在偶联的 H 型血管，其分布与年龄相关，且在骨质疏松性骨折患者中的分布与正常人存在差异，因此骨微循环异常可能与骨质疏松的发生有关。此外，酗酒、嗜烟、过多咖啡因的摄入均是本病发生的危险因素。饮酒可减少钙的摄入，增加尿钙排泄，酒精也直接作用于成骨细胞，抑制骨的形成。吸烟可影响钙调激素的代谢及小肠的钙吸收，下调性腺激素水平，并使骨髓内淋巴细胞（主要为 B 淋巴细胞）减少，改变骨髓内环境，从而诱导骨质疏松症的发生。咖啡因摄入过多可使尿钙和内源性粪钙丢失。

古代中医学文献中无骨质疏松症之名，按骨质疏松症主要临床表现，中医学中相近的病证有"骨痿""腰痛"和"骨痹"。《灵枢·邪气脏腑病形》说："肾脉微滑为骨痿，坐不能起，起则目无所见。"《素问·痿论》说："肾气热，则腰脊不举，骨枯而髓减，发为骨痿。"骨质疏松症的病因病机，《内经》首责于肾虚，认为其发病根源皆在于肾，肾主身之骨髓。正如《中西汇通医经精义》所论："肾藏精，精生髓，髓生骨，故骨者肾之所合也；髓者精之所生也；精足则髓足，髓在骨内，髓足者则骨强。"由于各种原因导致肾（气、阴、阳）的不足，影响骨髓和血之化源，精不生髓，骨失髓血充养，发生骨骼脆弱无力之证。其病位在肾，但与肝、脾相关；其病性属本虚标实，本虚以肾（气、阴、阳）虚为主，涉及肝阴、脾气及气血不足；标实多为瘀血、气郁等。骨质疏松证的病证分型目前缺乏统一的标准，临床上分型方案有多种，以四型说最为常见，即肾精不足型、肾虚脾弱型、肝肾阴虚型和肾虚血瘀型。

二、临 床 表 现

骨质疏松症患者大多临床表现轻微，早、中期患者甚至可无任何临床症状。但随着病情的进展，骨量不断丢失，骨微结构遭到破坏，部分患者可见骨痛（以腰背部为主）、身长变短、腰酸不支、驼背、脆性骨折等。

疼痛：腰背部疼痛是患者最常见、最主要的症状。疼痛可发生在翻身起坐时，以及长时间行走后，夜间或负重活动时可加重，并可能伴有肌肉痉挛，麻木乏力，甚至活动受限，病情晚期时可引起全身骨痛。

身长缩短、驼背：为继腰背痛后出现的另一个重要临床体征之一，因椎体压缩性骨折，可出现身长缩短或驼背等脊柱畸形。此外，有的患者因为胸椎压缩性骨折可出现鸡胸等胸廓畸形。

骨折：骨质疏松症患者在日常生活中受到轻微外力即可发生骨折，称为脆性骨折。骨折发生的常见部位为胸腰段椎体，股骨、肱骨近端及桡骨远端；其他部位（如肋骨、骨盆、腓骨、跖骨等部位）亦可发生骨折。一旦发生骨质疏松性骨折，再次骨折的风险会显著增加。

其他表现：因胸椎压缩性骨折而导致胸廓畸形，影响心肺功能；腰椎严重的压缩性骨折可能会对腹部器官的功能产生影响，引起腹胀、腹痛、食欲减低、便秘等不适。与此同时，骨质疏松症及其相关骨折可能会对患者心理状态也产生危害，主要有恐惧、焦虑、抑郁、自信心丧失等。

X 线片或 CT 可见骨小梁稀疏、骨皮质变薄，或椎体楔形变。

三、诊断与鉴别诊断

1. 诊断

首先根据临床表现、病史、个人史、家族史等进行初步判断，确诊时必须进行骨密度检测。目前世界卫生组织推荐的诊断骨质疏松的金标准是双能 X 射线吸收法。骨密度值低于同性别、同种族正常成人骨峰值不足 1 个标准差（1 个标准差约等于 6% 的骨量）属正常；降低 1～2.5 个标准差为骨量低下（骨量减少）；降低程度≥2.5 个标准差为骨质疏松。符合骨质疏松诊断标准，同时伴有一处或多处骨折时则可确诊为严重骨质疏松（表 8-1）。骨密度通常用 T 值（T-Score）表示，T 值 =（测定值-骨峰值）/正常成人骨密度标准差。

表 8-1　骨质疏松症诊断标准

诊断	T 值
正常	>-1
骨量低下	-1～-2.5
骨质疏松	<-2.5
严重骨质疏松	<-2.5，同时伴有一处或多处骨折

T 值用于检测绝经后女性和 50 岁以上的男性的骨密度水平。对于儿童、绝经前女性和 50 岁以下的男性，其骨密度水平建议用 Z 值表示。Z 值 =（测定值-同龄人骨密度均值）/同龄人骨密度标准差。

常用的骨密度测量方法：骨密度测量方法较多，目前临床和科研常用的骨密度测量方法有双能 X 射线吸收法（DEXA）、定量计算机断层照相术（QCT）、外周 QCT（pQCT）和定量超声（QUS）等。DEXA 是临床和科研最常用的骨密度测量方法，对于骨质疏松症的诊断、骨折风险性预测和药物疗效评估有很好的指导作用，也是流行病学研究常用的骨骼评估方法。QCT 可分别测量松质骨和皮质骨的体积密度，可较早地反映骨质疏松早期松质骨的丢失状况，也可用于骨质疏松药物的疗效观察。pQCT 测量部位多为桡骨远端和胫骨，主要反映的是皮质骨骨密度，可用于评估绝经后女性髋部骨折的风险。另外，高分辨 pQCT 除测量骨密度外，还可显示骨微结构及计算骨力学性能参数。QUS 通常测量部位为跟骨，目前主要用于骨质疏松风险人群的筛查和骨质疏松性骨折的风险评估，但还不能用于骨质疏松症的诊断和药物疗效判断。

骨转换标志物（bone turnover markers，BTMs）：是骨组织本身的代谢（分解与合成）产物，分为骨形成标志物和骨吸收标志物（表 8-2）。前者代表成骨细胞活动和骨形成时的骨代谢产物，后者代表破骨细胞活动和骨吸收时的代谢产物，特别是骨基质降解产物。这些指标的测定有助于判断骨代谢是高转换型还是低转换型、检测骨丢失速率、进行骨折风险的评估、了解病情进展、选择干预措施及疗效监测等。

表 8-2　骨转换标志物

骨形成标志物	骨吸收标志物
血清碱性磷酸酶 （alkaline phosphatase，ALP）	空腹 2 小时尿钙/肌酐比值 （ratio of urinary calcium to creatinine，UCa/Cr）
血清骨钙素 （osteocalcin，OC）	血清抗酒石酸酸性磷酸酶 （tartrate-resistant acid phosphatase，TRACP）
血清骨特异性碱性磷酸酶 （bone alkaline phosphatase，BALP）	血清 I 型胶原 C-末端肽交联 （serum C-terminal telopeptide of type 1 collagen，S-CTX）
血清 I 型原胶原 C-端前肽 （procollagen type 1 C-peptide，P1CP）	尿吡啶啉 （urinary pyridinoline，Pyr）
血清 I 型原胶原 N-端前肽 （procollagen type 1 N-peptide，P1NP）	尿脱氧吡啶啉 （urinary deoxypyridinoline，D-Pyr）
	尿 I 型胶原 C-末端肽交联 （urinary C-terminal telopeptide of type 1 collagen，U-CTX）
	尿 I 型胶原 N-末端肽交联 （urinary N-terminal telopeptide of type 1 collagen，U-NTX）

不同年龄段及代谢性骨病的血循环或尿液中，骨转换标志物水平会发生不同程度的变化，能及时反映全身骨骼代谢的动态变化。骨转换标志物不能用于骨质疏松的诊断，但可反映骨代谢状况。原发性骨质疏松症患者的骨转换标志物水平往往正常或轻度升高。如果骨转换标志物水平明显升高，需排除高转换型继发性骨质疏松症或其他疾病的可能性，如原发性甲状旁腺功能亢进症、畸形性骨炎及某些恶性肿瘤骨转移等。

上表诸多的标志物中，空腹血清 I 型原胶原 N-端前肽和空腹血清 I 型胶原 C-末端肽交联，分别为反映骨形成和骨吸收敏感性较高的标志物。

2. 鉴别诊断

骨质疏松症可以由多种病因导致，首先应区分是原发性还是继发性。目前认为，某些内分泌疾病（甲状旁腺疾病、性腺疾病、肾上腺疾病和甲状腺疾病等）、类风湿关节炎等免疫性疾病、影响钙及维生素 D 吸收和代谢的消化系统和肾脏疾病、长期大量使用糖皮质激素、肿瘤化疗等可继发性引起骨质疏松症。其次，对于原发性骨质疏松症，还应与骨软化症相鉴别，骨活检结合形态计量学分析是比较可靠的方法。

四、治　疗

骨质疏松症的治疗以降低骨折发生率为最终目标。除了缓解症状、升高或维持骨量外，还应考虑肌力和身体平衡能力的提高，防止跌倒，以及全身功能状态的改善等。

（一）中药治疗

根据中医学"肾主骨""脾主肌肉"及"气血不通则痛"的理论，治疗骨质疏松症以补肾益精、健脾和胃、活血祛瘀为基本治法。此外，由于认识到"肝肾同源、筋骨相连"的关系，治疗也应当强调"补血柔肝以养筋，补肾填精以壮骨"。具体可根据辨证分型对症下药。

1. 肾精不足型

症见腰背酸楚隐痛，筋骨痿弱无力，耳鸣眩晕，早衰，发脱齿摇，健忘，精神恍惚。舌红，脉细弱。治宜补肾填精，强筋壮骨，方用大补阴丸合二至丸加减。

2. 肾虚脾弱型

症见腰膝酸软疼痛，动则痛甚，畏寒肢冷。双膝行走无力，头晕纳少，精神萎靡，面色㿠白，少气懒言，便溏。舌淡苔白，脉缓弱无力。治宜温脾补肾，散寒止痛，方用理中汤合金匮肾气汤加味。

3. 肝肾阴虚型

症见腰背酸痛，腿膝无力，不能久立，伴目眩发落，咽干耳鸣，甚至腿部肌肉萎缩。舌红少苔，脉细数。治宜滋肾养肝，壮骨止痛，方用六味地黄汤加味。

4. 肾虚血瘀型

此型多见于骨质疏松症伴骨折患者。症见患部肿痛，筋肉挛缩，伴四肢麻木，唇甲晦暗，肌肤甲错。舌质紫暗，脉细涩。治宜补肾壮骨，活血止痛，方用补肾活血汤加味。

（二）西药治疗

有效的抗骨质疏松症药物可以增加骨密度，改善骨质量，显著降低骨折的发生风险，目前治疗骨质疏松症的药物大致可分为四大类：骨吸收抑制药、骨形成促进药、骨矿化促进药及其他类药物。

1. 钙剂

钙是骨骼主要的矿物质成分，对于骨骼健康非常重要。应当尽可能通过饮食摄入充足的钙，饮食中钙摄入不足时，可给予钙剂补充。每日补充 500~600mg 元素钙，可以缓解疼痛，促进正钙平衡。各种钙剂中碳酸钙含钙量高，吸收率高，易溶于胃酸，常见的不良反应为上腹不适和便秘等。

2. 双膦酸盐类

双膦酸盐类是目前临床上应用最为广泛的抗骨质疏松症药物，与骨骼羟磷灰石的亲和力高，能够特异性结合到骨重建活跃的骨表面，抑制破骨细胞功能，从而抑制骨吸收。该类药物主要用于骨质疏松症和骨质疏松性骨折。其他适应证如异位骨化或钙化、高血钙症、尿路结石、肾性骨营养不良性疼痛和骨恶性肿瘤疼痛、畸形性骨炎等。常用的有阿仑膦酸钠、唑来膦酸、依替膦酸二钠等。

3. 降钙素

降钙素是由甲状腺提取的一种天然激素，能抑制破骨细胞的生物活性、减少破骨细胞数量，减少骨量丢失并增加骨量。另一突出特点是能明显缓解骨痛，对骨质疏松症及其骨折引起的骨痛有良好效果。目前临床常用的降钙素类制剂有鲑鱼降钙素和依降钙素。

4. 维生素 D

充足的维生素 D 可增加小肠对钙、磷等矿物质的吸收，促进骨骼矿化，有利于骨骼的形成，对维持血钙的正常浓度也发挥着重要作用。目前国内上市用于治疗骨质疏松症的有活性维生素 D 及其类似物 α-骨化醇和骨化三醇。

5. 雌激素

雌激素能降低骨转换速率，减少骨丢失，降低骨质疏松性骨折的风险，是防治绝经后骨质疏松症的有效药物。常用的药物有结合雌激素、戊酸雌二醇。

6. 选择性雌激素受体调节药类

此类药物并不是雌激素，而是与雌激素受体结合后，在不同靶组织导致受体空间构象发生不同改变，从而在不同组织发挥类似或拮抗雌激素的生物效应。如雷洛昔芬可发挥类雌激素的作用，抑制骨吸收，增加骨密度，降低椎体骨折发生的风险。

7. 甲状旁腺素类似物

该类药是当前促骨形成的代表性药物，间断小剂量使用能刺激成骨细胞活性，促进骨形成，增加骨密度，改善骨质量，降低椎体骨折和非椎体骨折发生的风险。常用的药物有特立帕肽注射制剂。

8. 锶盐

锶（strontium）是人体必需的微量元素之一，参与人体多种生理功能和生化效应。研究表明，雷奈酸锶可同时作用于成骨细胞和破骨细胞，具有抑制骨吸收和促进骨形成的双重作用，可降低椎体和非椎体骨折发生的风险，此类药物有雷奈酸锶干混悬剂。

9. 其他类药物

维生素 K 类（如四烯甲萘醌胶囊）能够促进骨形成，并有一定的抑制骨吸收的作用，能够轻度增加骨质疏松症患者的骨量。

RANKL 抑制药狄诺塞麦，能够抑制 RANKL 与其受体 RANK 的结合，减少破骨细胞的形成和存活，从而降低骨吸收，增加骨量，改善皮质骨或松质骨的强度。

氟制剂类的缓释氟化钠、瑞舒伐他汀等，可以增加成骨细胞活性，促进骨形成。

（三）运动疗法

世界卫生组织提出了预防骨质疏松的三大原则：补钙、运动疗法和饮食调节。运动疗法是防治骨质疏松的主要措施之一。不仅可以改善关节功能、增强肌力与肌耐力，还可以改善骨密度，维持骨结构，降低患者跌倒和脆性骨折发生的风险。运动疗法需遵循个体化、循序渐进、长期坚持的原则。通过慢跑、各种步伐练习和体操活动增加肌肉、韧带的弹性和活动的灵活性。我国传统健身方法太极拳等可增加髋部及腰椎骨密度，提高本体感觉，加强平衡能力，降低跌倒的风险。运动疗法的疗效在于持之以恒，要坚持经常性有节奏的运动，每周3～5次，每次30～40分钟，才会有明显效果。运动疗法以其有效、安全、简便、副作用少、依从性高和增进健康等特点，越来越多地被用于临床实践中。

（四）物理因子疗法

利用自然界和人工的各种物理因子作用于机体，以达到治疗疾病、提高机体整体功能的目的。此疗法可作为治疗骨质疏松症的一项辅助疗法。脉冲电磁场、全身振动、体外冲击波、紫外线等物理因子治疗可增加骨量；针灸、电刺激等治疗可增强肌力，促进神经的修复，并且改善肢体功能；微波、中频脉冲、经皮神经电刺激等治疗可减轻骨质疏松症患者的疼痛。考虑联合治疗方式与治疗剂量需根据患者的病情与自身耐受程度去选择。

（五）其他疗法

作业疗法，包括对骨质疏松症患者的健康宣教，指导其改变不良的生活习惯，提高防跌意识，减轻患者的心理负担。康复工程，对于已经发生骨质疏松性骨折的患者可佩戴矫形器，以缓解患处疼痛，矫正姿势，预防再次骨折；对于行动不便者可选用拐杖、助行架等辅助器具，以提高患者行动能力，减少跌倒的发生。

五、预后与康复

严重骨质疏松症可并发骨折，常见的有桡骨远端骨折、股骨颈骨折和椎体压缩性骨折。其中，股骨颈骨折患者可因长期卧床而出现血管栓塞，甚至因合并感染而死亡，应注意预防。适当的运动和体力劳动可以增加骨量，维持骨转换平衡。负重锻炼被认为有利于骨质疏松症的康复，可选择户外平地行走，每次10～30分钟，每天1～2次。适当的腰背肌肉锻炼，可增强脊柱功能，预防压缩性骨折。适当日光浴有助于机体合成维生素D，帮助钙吸收。建议每次日照30分钟左右，每周3～4次。

饮食应注意搭配合理，营养均衡，多食富含钙、磷、维生素和蛋白质的食物。注意保持消化功能的正常，饮食调理也能收到满意的效果。正如《灵枢·决气》所说："谷入气满，淖泽注于骨，骨属屈伸。"此外，保持良好的生活习惯也至关重要，骨质疏松高危人群应戒烟禁酒，少喝咖啡、碳酸类饮料。

（黄云梅　杨　娟）

第三节　全身性慢性筋骨病述评

全身性慢性筋骨病随着人口的老龄化，其发病率呈逐年上升的趋势，严重影响患者的生活质量，已成为医学界关注的焦点问题。查阅国内相关文献，通过分析-综合-分析的方法，从核心发病机制、基因多动态性、神经内分泌、细胞因子与免疫学异常等基础方面，以及流行病学、发病机制、诊断标准与治疗研究等临床方面，系统地阐述全身性慢性筋骨病的研究进展。

一、纤维肌痛综合征

纤维肌痛综合征（fibromyalgia syndrome），也称纤维肌痛症，是较为常见的风湿性疾病，好发于 40 岁以上的女性人群，以全身弥漫性疼痛为主要特征，常伴有疲劳、睡眠障碍、情绪紊乱和认知功能障碍等多种非特异性临床症状，严重影响患者的身心健康。但其发病机制尚不明确。一般认为其病因为多因素，如与神经递质分泌异常、免疫紊乱、睡眠障碍、心理障碍等有关。精神类疾病药物的治疗效果明显，而非甾体抗炎药效果不佳。

中医学在减轻躯体疼痛、缓解抑郁、提高生活质量方面具有明显优势。《灵枢·周痹》载"周痹者，在于血脉之中，随脉以上，随脉以下，不能左右，各当其所"，说明周痹疼痛的部位随血脉分布，全身广泛，与纤维肌痛综合征的疼痛表现相符，属于中医之情志病的范畴，即情志为痹，又肝主情志，故情志为病又与肝胆关系密切。因情志不畅，客于肝胆，少阳枢机不利，阴阳气血升降出入紊乱为病，因此肝胆致病在本病的发病机制中尤为重要。

（一）基础研究

1. 纤维肌痛综合征的西医病因病机

纤维肌痛综合征的主要病因包括情志因素、感染因素、遗传易感因素与睡眠障碍等，病机主要包括中枢神经系统、自主神经系统、神经递质、激素分泌、免疫系统、遗传学、精神病学等。

（1）**情志因素**：纤维肌痛综合征与抑郁等情志障碍关系密切，常伴有较严重的抑郁，并且比一般的慢性疼痛伴随的抑郁和焦虑状态的发生率更高。纤维肌痛综合征也曾被认为是抑郁症的一种躯体化，尽管抑郁状态不是纤维肌痛综合征的直接致病因素，但抑郁和疼痛的程度是现代医学研究对纤维肌痛综合征进行分型的两种症状。

（2）**感染因素**：纤维肌痛综合征的发病与病毒感染有关，如 EB 病毒感染、人类免疫缺陷病毒感染、柯萨奇 B2 病毒感染及细小病毒 B19 感染等；但就细小病毒 B19 感染是否为纤维肌痛综合征的致病因素这一问题，有研究得出的答案是否定的。关于感染后发生本病的报道，国内也有两例，分别为关于严重急性呼吸道综合征和带状疱疹感染的报道。

（3）**遗传易感因素**：纤维肌痛综合征的发病存在家族聚集性，患者的子女患病率为28%，显著高于正常人；有研究提示，纤维肌痛综合征患者的患病可能性普通人比一级亲属低 8 倍，以上都提示本病发病与遗传的相关性。从基因学角度来看，基因的多态性与本病的发病呈一定相关性，但是该结论尚处于争议阶段。

（4）**睡眠障碍**：在本病相关研究中有 85%～97% 的患者都伴随有不同程度的睡眠障碍，多表现为入睡较困难、易被惊醒，而且醒后精神萎靡、身体乏力。非恢复性睡眠和 α-δ 睡眠是纤维肌痛症重要的两个标志。非恢复性睡眠，也就是不能使人精神恢复的睡眠，醒来后使人仍感疲倦或比睡前更觉疲倦的睡眠。纤维肌痛综合征患者快速动眼期睡眠（特别是第3、4期）出现α节律脑电活动现象（称为α波入侵）是重要特征之一，其表现为在原有的高波幅慢波基础上，重叠出现许多α节律，因此称为α-δ睡眠。

（5）中枢神经系统的异常：中枢神经系统对刺激的反应性增强是其主要的发病机制。中枢致敏后不再需要持续的痛觉信息传入就可以导致疼痛，或肌纤维遇到较小的刺激即可导致机体疼痛，甚至无须刺激，致敏的中枢神经也会自主发出神经活动而导致疼痛。这一现象是神经可塑性（由于经验原因引起的大脑的结构改变）的表达，主要由位于脊髓背角突触后膜的 N-甲基-D-天冬氨酸受体介导，还发现纤维肌痛综合征患者调节脊髓下行抑制疼痛的途径受到损害，而这在另一方面又加重了中枢敏感化。神经胶质细胞活化在纤维肌痛综合征的发病机制中也发挥了重要作用，神经胶质细胞参与调节脊髓疼痛的传输。胶质细胞在不同的刺激下一旦活化可释放促炎因子、一氧化氮、前列腺素、活性氧合自由基等，这些物质可以刺激脊髓过度兴奋并能延长兴奋时间，从而引起慢性疼痛。

5-羟色胺（5-HT）在神经系统调控疼痛中起到重要作用，疼痛由下行 5-HT 的抑制性和易化性两种通路共同参与调控。5-HT 再摄取抑制药在纤维肌痛综合征中的广泛应用取得了良好效果，进一步说明 5-HT 在抑制性通路方面发挥了更重要的作用。同时 5-HT 也参与睡眠及情绪的调节，这能解释纤维肌痛、睡眠障碍、精神障碍之间的关系。其他神经递质（如去甲肾上腺素、多巴胺、P 物质、内啡肽、甲硫氨酸脑啡肽）也参与了纤维肌痛综合征的调节。纤维肌痛综合征患者中内源性阿片系统常是活化的，但阿片类镇痛药对此类疼痛的调节并未表现出明显的作用，加之阿片类药物的依赖性，导致在纤维肌痛综合征治疗中阿片类药物没有被广泛应用。

通过单光子发射计算机断层显影（SPECT）测定发现，纤维肌痛综合征患者丘脑及基底神经节等区域局部脑血流下降，同时也发现在应用阿米替林治疗后该区域的脑血流量增加。应用功能性磁共振成像技术对 49 例纤维肌痛综合征患者进行研究，发现了右侧丘脑、右内侧前额叶之间的功能连接增强与纤维肌痛综合征患者的疼痛程度密切相关，提示中枢疼痛处理机制的异常可能与纤维肌痛综合征的发病存在联系。

（6）遗传性相关研究：纤维肌痛综合征是多基因遗传病，其遗传学研究主要为家族聚集性、候选基因选择、候选基因等方面的研究。

HT 代谢系统 5-HT 是下行抑制系统参与镇痛作用的主要神经活性物质，5-HT 的 2A 受体（5-HT2A）可介导 5-HT 引起疼痛。5-HT 在纤维肌痛综合征患者脑脊液及血浆中含量较低，同时 5-HT 再摄取抑制药对纤维肌痛综合征患者有明确的治疗作用。由此可见，应对参与调控 5-HT 代谢的基因给予重点关注。这里包括 5-HT2A（由 5-HTR2A 编码）及 5-HT 转运体（5-HTT，它是由 SLC6A4 编码）。研究发现在 SLC6A4 基因启动区域插入或缺失多态性与慢性疼痛有关，等位基因的缺失可增加纤维肌痛综合征的风险，并且在纤维肌痛综合征患者与对照组 5-HT 基因多态性的研究分析中证实纤维肌痛综合征携带 S/S 基因型的概率较大，并且携带这种基因型的患者有更高的抑郁情绪和心理压力，这一结果在不同的人群中被证实。5-HTR2A 基因的 T102C 多态性已经得到广泛的研究，对 5-HTR2A 受体基因 rs6313 与 rs6311 的多态性进行分析，结果显示，等位基因频率及基因型与对照组差异无统计学意义。其他如 5-HT 亚基基因（HTR3AHTR3B）的多态性研究，并未得到与疾病相关的结果。

儿茶酚胺氧位甲基转移酶（COMT）是人体重要的代谢酶，主要功能是代谢儿茶酚胺类物质及降解外周系统的多巴胺。CMOT 活性对疼痛有抑制作用，其活性由 COMT 基因多态性决定，因此 COMT 基因多态性在纤维肌痛综合征的疼痛机制中很重要。CMOT 常见单倍体型可分为 3 类：低敏感型（LPS）、中敏感型（APS）、高敏感型（HPS），可相互组合形成 5 种二倍体，并且 *Met/Met* 基因型是纤维肌痛综合征的高风险基因型，患者疼痛敏感性和压痛点均增加。另有研究发现，基因变异的频率与低转移酶活性显著相关。rs4680（对于 COMT 基因多态性研究最多又最有意义的单核苷酸多态性位点）也与纤维肌痛综合征和慢性疼痛有关，且存在地区及种族差异。其他基因（如 *rs4818、rs6269、rs1042713、rs1042714*）也可能与纤维肌痛综合征有关。

β_2-肾上腺素能受体基因（*ADRB2*）、α1-抗胰蛋白酶基因（*SERPINA1*）、三磷酸鸟苷环化水解酶 Ⅰ 基因（*GCH1*）、微量胺相关受体 1 基因（*TAAR1*）、大麻素受体 1 基因（*CNR1*）、AMPA 受体亚基 GluR4 基因（*GRIA4*）、G-蛋白信号转导调节子 4 基因（*RGS4*）、HLA/MHC、微小 RNA（MicroRNA）等候选基因国外已有其研究，这些候选基因的进一步研究会让我们更深刻了解纤维肌痛综合征。

（7）细胞因子：在慢性疼痛方面备受关注，同时也给治疗带来新的进展。细胞因子与痛觉过敏密切相关，肿瘤坏死因子-α（TNF-α）、白介素-1β（IL-1β）、IL-6、IL-8 等过度表达可以诱导及加速致痛因子的产生，这些细胞因子通过级联反应能产生强大的疼痛效应。慢性疼痛的细胞因子微环境假说，内容是细胞因子微环境稳定状态被破坏可通过影响神经系统的结构和功能，如在离子通道的表达，突触可塑性，引起慢性疼痛，其作用缓慢而持久。国外一项对 25 个关于纤维肌痛综合征细胞因子方面研究的回顾分析表明，只有 IL-6 在纤维肌痛综合征患者血浆中升高得到了一致结果，其余细胞因子并没有得到一致结果。国内该方面的研究结果提示 IL-6 及 IL-8 水平在纤维肌痛综合征中均有升高，而 TNF-α 差异无统计学意义，并且 IL-8 与病情的严重程度更为相关，其主要的生物学效应是超化并激活中性粒细胞和 T 细胞，而 TNF-α、IL-1、IL-6 诱发的炎症反应在很大程度上由通过诱导产生的以 IL-8 为代表的超化因子所介导。

（8）神经内分泌（下丘脑–垂体–靶腺轴）：人体激素的分泌与调节大多通过神经内分泌轴来控制，主要包括下丘脑–垂体–肾上腺、下丘脑–垂体–甲状腺、下丘脑–垂体–性腺轴、生长激素调节轴等。纤维肌痛综合征患者皮质醇水平升高，但昼夜分泌节律是否被打乱尚无定论；血清中促肾上腺皮质素释放激素（CRH）、促甲状腺素释放激素、促性腺激素释放素均有相应升高，并发现 CRH 对纤维肌痛综合征的诊断有很好的敏感度和特异度。纤维肌痛综合征发病中受到自身免疫性疾病[如系统性红斑狼疮（SLE）、原发干燥综合征（PSS）、类风湿关节炎（RA）]影响的患者很多。在不同的研究中，与纤维肌痛综合征相关的自身抗体并没有定论，一些学者发现与抗垂体抗体（APA）可能存在关联，但结果存在争议。同时发现结缔组织病并不能增加纤维肌痛综合征风险，但早期纤维肌痛综合征可能预示某种自身免疫疾病，临床中 SLE、RA、干燥综合征等也常合并慢性肌肉疼痛症状。

（9）局部组织研究：周围组织（如皮肤、肌肉、微血管）也逐渐受到了关注，有学者提出"局部肌肉血管舒缩失调"的假说，提到增加局部灌注的治疗方案可以缓解肌肉疼痛。早期也有研究发现，纤维肌痛综合征患者夜间血氧饱和度平均在 90% 以下，这增加了 IL-1 及 P 物质在皮肤组织及肌肉中的含量。这些物质在纤维肌痛综合征的发病机制中都可能有重要意义。

（10）**心理及精神方面**：心理及精神压力、躯体创伤常可诱发纤维肌痛综合征，精神类疾病患者发病率在纤维肌痛综合征患者中明显高于其他风湿病患者，这与临床经验一致。国内对纤维肌痛综合征患者与其他风湿性疾病患者进行了比较，结果表明，纤维肌痛综合征患者不但性格内向且情绪极不稳定，同时也存在精神质倾向，与神经症患者的性格特征具有共同点，并且纤维肌痛综合征患者存在明显的心理障碍，主要表现为抑郁、焦虑、躯体化症状。同时抑郁的严重程度很多与纤维肌痛综合征的病情相关，此外抗抑郁药也一直作为纤维肌痛综合征治疗的基石在临床广泛应用。这类疾病治疗难度大，病情迁延不愈，并与肠易激综合征、紧张性头痛、原发性痛经合并出现，特点是女性多发，肌痛，缺乏异常的实验室检查和病理特征，在传统治疗效果不佳的情况下可以引入心理科治疗实现一体化治疗的现代医学理念。让患者了解纤维肌痛综合征病情特点，消除或减轻患者的恐惧心理，剖析患者的性格缺陷，以及教授改善性格缺陷的方法。教会患者如何辨明抑郁焦虑症状与肌肉疼痛症状之间的关系，使患者逐渐消除抑郁和焦虑情绪。

2. 纤维肌痛综合征的中医病因病机

（1）**七情致痹**：《灵枢》曰："百病之始生也，皆生于风雨寒暑，清湿喜怒。"此病既非外感，便可归于"喜怒"，此处"喜怒"恐为七情的概括说法。《灵枢》认为五脏皆有其所主之情志，"生病起于过用"，即情志过极则致痹。怒则气上而伤肝，肝伤则气机不畅，气血瘀滞于筋脉皮骨而为痹；喜则气缓而伤心，心血暗耗，血虚则筋肉不荣而为痹；思则气结而伤脾，脾失健运，升降失常，气血生化无源，则筋脉失荣而为痹；悲则气消而伤肺，肺气不利，气机失调，阻滞筋脉发为痹；恐则气下而伤肾，肾气不固，温煦失职，而生内寒，寒则凝滞，留滞于肌肉关节而重痛发为痹。五脏六腑皆受情志影响，五脏又互相影响，情志不畅伤及脏腑，继而伤及气血津液，留滞筋脉肌肉而致痹。七情伤脏，脏失其情，皆可致痹，从而发生全身广泛疼痛之周痹。人之大气左升右降，"肝升于左，肺降于右"。肝气畅达，则气血条达；若七情内郁，肝气不疏，肝不能升大气于左，或肝阳上亢，大气左升太过，均可致气机逆乱，气滞血瘀而发为痹。

肝胆互为表里，"肝者，将军之官，谋略出焉……胆者，中正之官，决断出焉"。肝气顺畅，则气血平和；胆气充实则行事果断，脏腑气血功能发挥正常。《素问》载"凡十一脏取决于胆也"，意指五脏六腑皆以少阳胆为升降出入之枢纽，尤其在气机与情志致病方面，亦为本病发病之关键。

（2）**少阳为枢**：横观少阳，《灵枢·周痹》中"此内不在脏，而外未发于皮，独居分肉之间，真气不能周，故命曰周痹"意即周痹的疼痛不在内不在外，而在于半表半里之间。半表半里即仲景《伤寒论》中所论述的少阳病，非浮于太阳之表，非陷于阳明之里。纤维肌痛综合征的症状表现亦外无表证，内不及骨，疼痛在于分肉筋膜之间，符合半表半里之特点，故纤维肌痛综合征其病、其证当属少阳经。纵观少阳，少阳经的生理表现在胆经、胆腑及三焦。足少阳胆经循行头身两侧，经脉与其分支的循行部位涉及目、耳、胸胁、心下，络肝属胆。经别入季胁，布胸腔，过心脏。故其纵行人体两侧，上至头目，穿胸过心入腹至足而行气通血，贯穿人体上下。少阳胆腑藏精汁，主疏泄，主决断，寄相火。调控脾胃升降、脏腑代谢和精神情志，使胆汁贮藏、排泄规律而行，阳明胃降，太阴脾升，则里气调畅。手少阳三焦经为水火气机之通道，是气化的场所，元气之别使，内寄相火。三焦通利，则上下气机、津血条达，其关键在于中焦脾胃，肝属木，脾胃属土，木旺则克土，肝胆互为表里，故中焦之通的关键在于肝胆。

《伤寒论》将少阳病的主症描述为：口苦、咽干、目眩、往来寒热、胸胁苦满、默默不欲饮食、心烦喜呕、颈项强、胁下满、支节烦疼等。其症与纤维肌痛综合征之肌肉疼痛、僵硬、感觉异常、睡眠障碍及易疲劳感症状相似。少阳之病理表现为易化火、易气郁，气机不畅，情志内伤，肝胆受之，少阳为病。胆经胆腑相继受累，"凡十一脏取决于胆也"，十一脏病可及少阳胆经，而少阳胆经之病亦可殃及十一脏及其所辖经络，二者相互影响，概纤维肌痛综合征患者情绪有异、疼痛遍及周身之表现与肝胆相系，与少阳相关。其又易牵连其他经络，继而各个脏器发生连锁反应，出现纤维肌痛综合征的临床表现。少阳肝胆不利而见其症。肝郁气滞，气滞则血行不畅，四肢百骸、经络关节失于濡养，则见全身广泛性疼痛，关节肿痛，疲劳，晨僵；少阳枢机不利，气郁则生内热，内热多生郁火，少阳郁火上扰心神则令人心烦；胆火循经上扰头目则见头痛。肝胆气郁，失于疏泄条达，气机升降无常，血行亦受牵连，进而心神失养，则见失眠多梦，精神不振等；肝木郁滞，横逆犯脾，则见肠易激综合征、腹痛、腹泻、腹胀、便秘等。总之，本病精神症状或其他症状均与少阳相关。

（3）其痛在筋：纤维肌痛综合征患者常将全身广泛性的疼痛感描述为烧灼痛、啮噬痛、酸痛或隐痛，并自觉关节肿胀，但检测结果均正常。1990年ACR纤维肌痛综合征的分类标准中明确9对压痛点对称分布于肌腱、肌肉及其他组织中。临床中肌腱压痛尤为常见，肌腱属于中医学之"筋"，在五体中均为肝所主。因此，此病因情志不畅而引发身体疼痛，即情志失调所致肝气郁结引发之筋肉疼痛，此为本病发病部位与肝胆密切相关的体现。

（二）临床研究

1. 纤维肌痛综合征的西医临床研究进展

（1）流行病学研究：据美国风湿病学会（ACR）资料，纤维肌痛综合征是最常见的风湿病之一，仅次于骨关节炎和类风湿关节炎，占风湿病的第三位或第四位。2013年对全球不同区域的26份纤维肌痛综合征患者流行病学的回顾性研究结果显示：全球纤维肌痛综合征总体患病率为2.7%，中国患病率为0.8%。美国患病率为2%，其中男女患病率分别为0.5%和3.4%。在门诊患者中，纤维肌痛综合征患病率则高达15.7%。原发性纤维肌痛综合征较少见，而继发性纤维肌痛综合征常继发于干燥综合征、骨关节炎、系统性红斑狼疮等。同时纤维肌痛综合征更易发生于女性，与年龄存在线性增加，同时与肥胖、生活水平及文化教育水平低下有关。国内研究亦发现，不同身体质量指数（BMI）与纤维肌痛综合征的疼痛程度、疲劳发生率、生活质量呈正相关，其中肥胖是纤维肌痛综合征高发的一项独立危险因素。

（2）诊断标准：目前纤维肌痛综合征的诊断率低，确诊周期延长，易漏诊、误诊。对130例原发性纤维肌痛综合征病例进行分析，其中男23例，女107例，首诊误诊有112例，误诊率高达86.15%，主要原因在于临床医师对该病症认识不足，缺少特异性的临床检查，病史采集不够全面。

在临床中不难发现纤维肌痛综合征患者常伴有功能紊乱的表现，同时伴有慢性疾病，容易被误诊为神经症，而接受一些不必要的检查，造成患者不必要的痛苦及经济负担。通过回顾性调查分析发现，纤维肌痛综合征患者中睡眠障碍、疲劳症状、晨僵症状发生率分别达96%、98%、90%，这三项临床表现在纤维肌痛综合征中具有普遍性及特殊性。强调了 ACR 对纤维肌痛综合征的诊断标准主要是与其他风湿性疾病相鉴别，而没有体现它的特征性临床表现。若把这些特征性临床表现纳入诊断标准中，则会降低纤维肌痛综合征的误诊率，提高诊断率。

2010 年 ACR 在网上招募医师对纤维肌痛综合征进行研究提出了新的诊断标准。新标准是对旧标准的细化并加入了新的辅助诊断指标，对纤维肌痛综合征进行了量化分级，内容更全面。同时临床中约25%的纤维肌痛综合征患者不满足1990年标准中的11个压痛点的诊断条件，而新标准强调了非疼痛症状的重要性，使新标准的敏感性升高，适用于流行病学研究及病情评估。纤维肌痛综合征新标准虽在多方面有所改进，但以患者的主观症状为主，没有体格检查及任何客观结果，且无法区分原发性纤维肌痛综合征和继发性纤维肌痛综合征，只能归属于临床诊断；但对于患者的认知问题及身体症状的诊断价值予以肯定。但也有学者认为，新标准并未进行组外验证，无法取代1990年诊断标准，仅是老标准的补充，无法成为真正意义上的诊断标准。

（3）治疗研究：2004 年美国疼痛学会（America Pain Society，APS）制定的纤维肌痛综合征治疗指南中指出治疗纤维肌痛综合征的药物分类，主要为抗抑郁药、抗惊厥药、镇痛药、镇静催眠药等。

多数纤维肌痛综合征患者在白天出现疲劳、乏力和疼痛的症状。研究表明，65%的患者是因为夜晚低睡眠质量所致，故给予伴有焦虑和睡眠障碍的纤维肌痛综合征患者镇静催眠药，可收到良好的治疗效果，其中对肝脏损害最小的药物为苯二氮䓬类药，已被广泛使用。

2. 纤维肌痛综合征的中医临床研究进展

（1）中药治疗：根据《伤寒论》中"湿家之为病，一身尽疼痛"之论，应用桂枝芍药知母汤治疗 34 例纤维肌痛综合征患者，总有效率为 85.29%，全方具有祛风除湿、温经散寒、滋阴清热的功效，能祛除流注于肌肉筋脉关节的风湿，使气血通行流畅，肌肉筋脉关节的疼痛消除。对于使用疏肝解郁活血通络方的研究发现，治疗组总有效率为 80.95%，对照组总有效率为 38.10%，两组比较差异有统计学意义。表明中药疗法可明显改善纤维肌痛综合征的临床症状。一些学者根据"郁证"理论从少阳枢机不利、正虚邪侵立论，分别运用柴胡桂枝汤加减、柴胡加龙骨牡蛎汤加减治疗纤维肌痛综合征，获得满意疗效。使用中药熏蒸疗法治疗该病，不仅显著改善了纤维肌痛综合征的各项症状，对压痛点也有很好的效果。治疗 4 周即可达到较好的治疗效果，延长治疗时间到 12 周时各项评分和压痛点计数虽仍有进一步改善，但经统计学处理，差异无统计学意义。以"通"字立法，使用疏肝解郁、行气活血、通络定痛为治疗大法，用越鞠汤合身痛逐瘀汤加减治疗纤维肌痛综合征，同样取得了良好疗效。

（2）针灸治疗：从纤维肌痛综合征临床特点和诊断标准、中医辨证治疗思路、针刺治疗思路与方法三个方面进行论述，指出针刺疗法能够较好地改善脏腑整体功能，提高机体免疫能力，近远期疗效均比较肯定，有着药物治疗不可比拟的优越性，值得推广应用。50 例纤维肌痛综合征患者分为俞募配穴组 26 例与普通针刺组 24 例，通过症状改善判定疗效，结果俞募配穴组治疗效果明显优于普通针刺组。通过压痛点与经络的关系论证本病，病位多在膀胱经与胆经，针刺治疗可达到调和阴阳、平和气血、疏通经络的目的。采取背部沿皮透穴法与盐酸阿米替林对照，显示背部透穴疗法优于西药，且避免了药物治疗引起的口干、咽痛、便秘等不良反应。对针刺与西药对照治疗纤维肌痛综合征进行系统评价，Meta 分析结果显示，针刺治疗纤维肌痛综合征疗效较好，优于阿米替林内服，其中两项研究提示针刺在缓解纤维肌痛综合征的疼痛方面明显优于西药。通过循证的方法寻找针刺治疗纤维肌痛综合征的临床证据，显示针灸治疗纤维肌痛综合征的疗效优于西药，若配合西药治疗可达增效之功。且经皮电刺激和电针的作用均明显优于药物治疗，镇痛作用强且复发率低，易被患者接受。

（3）推拿治疗：采用通督推拿手法治疗纤维肌痛综合征，每日 1 次，10 日为 1 个疗程，共治疗 2 个疗程，有效率达 96.8%。采用整脊疗法治疗 28 例纤维肌痛综合征患者，结果显效 9 例，有效 18 例，除 1 例无效外，其余患者均在第 1 疗程治疗后症状即有明显减轻，提示通过分筋疏理、拿点摩揉等手法对背俞穴的刺激可以激发五脏六腑的功能，协调五脏六腑某些功能的亢进与不足，起到调理脏腑、平衡阴阳的作用。

（4）综合疗法：以中医理论为指导，综合运用中药、针灸、推拿、拔罐等方法，体现了中医疗法的多样性，充分利用各个疗法的优点和特色，优势互补可以增进疗效。运用中医综合疗法治疗 396 例纤维肌痛综合征患者，结果显效 82 例（20.7%），有效 190 例（48.0%），无效 109 例（27.5%），加重 15 例（3.8%），总有效率为 68.7%；出院 6 个月后随访及复诊共 81 例，占观察病例数的 20.5%；其中持续有效者 59 例，占复诊病例的 72.8%，高于出院时疗效。有研究将符合诊断标准的 70 例纤维肌痛综合征患者随机分为治疗组 36 例和对照组 34 例，治疗组给予内服加减薏苡仁汤配合拔罐治疗，对照组口服阿米替林，疗程均为 4 周，结果治疗组疗效明显优于对照组。而按中医辨证将纤维肌痛综合征分为 5 型，观察组采用电针配合特定电磁波谱治疗器（TDP）局部照射治疗，总有效率为 91.67%，对照组采用抗抑郁药氟西汀治疗，总有效率为 57.14%，两组有效率比较差异具有统计学意义；在减少痛点个数、疼痛程度上观察组也优于对照组，治疗过程中对照组出现心悸、口干、头晕、出汗等药物不良反应，观察组无不良反应。同时，运用沿皮透刺针结合闪火罐法对照阿米替林治疗 30 例纤维肌痛综合征患者，结果总有效率及治疗时间比较，治疗组明显优于对照组，说明针罐结合要优于西药阿米替林。另有研究将 80 例纤维肌痛综合征患者按就诊单双号分为两组，治疗组采用浮针结合走罐治疗，对照组给予盐酸阿米替林片口服，结果显示，治疗组有效率为 95.00%，说明浮针结合走罐治疗纤维肌痛综合征疗效优于盐酸阿米替林片，且安全无不良反应。

（5）中西医结合疗法：将 66 例纤维肌痛综合征患者随机分为两组，治疗组（33 例）应用中药（柴胡疏肝散合身痛逐瘀汤）联合西药阿米替林治疗，对照组（33 例）单纯应用阿米替林治疗。结果治疗组疗效明显优于对照组，疼痛积分差异有统计学意义。而用身痛逐瘀汤合逍遥散结合氟哌噻吨美利曲辛片，同样显示该疗法明显优于单纯西药治疗。将 60 例纤维肌痛综合征患者随机分为灸结合药组和药物组，每组 30 例，灸结合药组采用阿米替林药物口服配合隔药灸法，药物组采用阿米替林药物口服。治疗 1 个月后，观察两组临床疗效、疼痛点数量及 VAS 评分和汉密顿抑郁量表（HAMD）指数的变化，结果灸结合药组总有效率为 93.3%，药物组总有效率为 56.7%，灸结合药组疗效优于药物组；组间比较，治疗后灸结合药组 HAMD 评分及痛点数量明显优于药物组，VAS 评分治疗后药物组和灸结合药组差异无统计学意义。

采用多中心、单盲、随机、对照研究方法，将 186 例纤维肌痛综合征患者分为针罐药组（62 例）、针罐组（64 例）和西药组（60 例），比较各组麦吉尔疼痛量表（MPQ）、压痛点数、起效时间，并采用 HAMD 评价疗效。结果针罐药组愈显率为 65.0%，优于针罐组的 15.9% 和西药组的 16.1%；3 组患者治疗后 MPQ 量表评分、HAMD 量表评分、压痛点数目与自身治疗前比较均明显减少，针罐药组较针罐组和西药组减少更为显著，针罐药组的起效时间较针罐组和西药组明显缩短。

综上所述，目前国内外对纤维肌痛综合征尚缺乏深入研究，尤其国内对于发病机制、诊断标准、实验室检查及治疗方案均认识不足，常被临床医师所忽视，易出现漏诊、误诊，耽误患者的治疗时间，同时增加患者的经济负担。纤维肌痛综合征患者明确诊断后，可设计个体化、多样化、综合化的治疗方案。应结合药物治疗及非药物治疗，重视宣教的作用，重建患者自信，消除病情加重因素，使患者病情得到控制及改善。

二、骨质疏松症

骨质疏松症是一种以骨量减低、骨组织微结构破坏，导致骨脆性增加、易发生骨折为特征的全身性骨代谢疾病，临床主要表现为疼痛、脊柱变形及易于发生脆性骨折等。骨质疏松症病变在骨，其本在肾，以肾虚骨枯髓减为核心病机。中医学"肾主骨生髓通于脑"的理论多层次系统性地构建了肾通于脑，肾主骨，以及脑对骨组织靶向调控的理论基础，而肾-脑-骨环轴的病理观揭示了骨质疏松症骨代谢紊乱的发病机制。目前将中医学"肾主骨"理论应用在骨质疏松症的治疗中，临床价值已得到证实。

（一）基础研究

1. 骨质疏松症的西医病因病机

（1）雌激素多途径调控骨吸收-骨形成的偶联：骨组织是雌激素作用的重要靶组织，α 受体和 β 受体广泛分布在骨和骨髓中，其中发挥骨代谢调节功能的主要是 α 受体，雌激素受体 α 基因甲基化水平升高会影响骨的形成与吸收的过程。雌激素与受体结合后，可通过多种途径调节成骨细胞与破骨细胞功能，参与骨代谢活动。雌激素缺乏可通过影响炎症水平而导致骨质疏松，且使衰老细胞不能正常发挥功能，并分泌炎症细胞因子和降解蛋白，JAK2/STAT3 在去卵巢大鼠骨髓间充质干细胞的炎症-衰老-衰老相关分泌表型反馈回路中起重要作用。雌激素缺乏导致小鼠骨骼组织中的氧化应激，抗氧化酶水平和活性降低，而抗氧化剂 NAC（N-乙酰半胱氨酸）几乎挽救了去卵巢引起的成骨和骨转换异常。雌激素缺乏下一系列的级联反应最终导致骨代谢的紊乱。TNF-α 激活 NF-κB 通路以促进 microRNA-705 的表达，其通过转录后起调控 FoxO1 抑制药的作用。17β-雌二醇可以通过 PI3K/Akt 信号转导途径减弱 Hcy 诱导的 Raw 264.7 细胞中的氧化应激、炎症反应和 MAPKs 的上调。

雌激素调控骨吸收-骨形成偶联的外周机制，脂肪间充质干细胞、骨细胞、血管内皮细胞、下丘脑、边缘系统等非性腺组织也能够分泌雌激素。雌激素除直接作用于骨细胞外，还可通过调节免疫细胞及细胞因子等起到间接的调节作用。雌激素减少时可通过影响细胞因子、骨基质蛋白、氧化应激因子等，从而影响成骨细胞与破骨细胞的分化、增殖与凋亡。一方面，雌激素主要通过抑制成骨细胞凋亡，减弱氧化应激反应，降低 NF-κB 活性，降低骨硬化蛋白含量等，从而促进成骨细胞生成。另一方面，雌激素对破骨细胞的抑制作用可分为直接作用和间接作用。雌激素可诱导雌激素受体 α 结合于 BCAR1 上，阻断 NF-κB 受体活化因子配体（RANKL）、巨噬细胞集落刺激因子介导的转录，抑制 RANKL 诱导的破骨细胞分化，加快破骨细胞凋亡等。同时，雌激素可通过成骨细胞与免疫细胞分泌的细胞因子，抑制破骨细胞的增殖、分化及生理活性。

雌激素调控骨吸收-骨形成偶联的中枢性，是"肾主骨生髓通于脑"理论的体现。一方面，雌激素通过与骨上的雌激素受体结合抑制破骨细胞分化、调节成骨细胞生成从而维持骨代谢平衡；另一方面，雌激素的受体也分布于海马、下丘脑的弓状核与室旁核等脑区，雌激素与雌激素受体所主导的雌激素信号通路是连接中枢和骨骼的重要通道。雌激素受体敲除小鼠表现出骨代谢紊乱。此外，雌激素、雌激素受体对下丘脑的能量调节与外周组织脂肪代谢调控相关，雌激素和选择性雌激素受体调控药巴多昔芬联合使用可以有效降低去卵巢小鼠的体重，促进下丘脑弓状核中 ER 基因的转录，调节下丘脑中 AGRP、NPY 和转移抑制基因 Kiss-1mRNA 的表达。脂肪代谢、能量的调节等与骨代谢又存在着一定的关系，而雌激素与神经肽的串扰反应，使得骨代谢的中枢性调节更具复杂性。

对于年龄、雌激素等多因素导致的一系列的级联反应，其中是否存在着一个初始的病理反应，以及通过纠正这个初始的病理反应对于骨质疏松症的防治过程的意义有多大，抑或是其中是否存在着一个节点，导致即使纠正这一个病理反应也弥补不了已经启动的级联反应网络。对于慢性、老年性、积累性的疾病，往往存在着这些问题，这也是这些疾病复杂性的问题所在，比如，骨质疏松症本身是一个全身性代谢的疾病，涉及的病理网络太大，目前已经涉及多方向的研究，但其病理机制，以及有效与彻底的治疗措施还有待进一步明确。

（2）骨内稳态的维持依赖于神经肽功能网络的复杂性与多元性：在骨髓微环境中，成骨细胞和脂肪细胞之间的双向分化平衡是维持脂-骨网络平衡的基础。骨质的流失与骨髓脂肪化是骨质疏松症的病理特征，骨髓脂肪组织通过脂肪因子、脂肪酸、炎症因子等多种分泌因子对骨髓和骨代谢产生有害的影响。如棕榈酸从自噬与凋亡两个方面对成骨细胞和破骨细胞产生毒性作用，从而干扰骨代谢。多种因子参与了骨质疏松症脂骨代谢紊乱的级联反应，其中神经肽与脂肪细胞因子之间的串扰在骨代谢紊乱的作用机制中越来越明显。PPARγ是调节脂肪分化与代谢的重要因子，NPY基因缺失通过恢复SIRT1信号转导，减弱了糖皮质激素诱导的PPARγ的过度乙酰化，从而增强成骨与骨形成。脂联素通过中枢与外周调节骨代谢，其可增加CART、5-HT2C的表达，而促进骨髓间充质干细胞的成骨分化，同时抑制骨吸收。Leptin是调节脂肪组织负反馈回路的一部分，可直接作用于骨组织，促进成骨细胞的分化和骨基质的矿化，但也可通过NPY、5-HT、CART与NMU神经肽网络间接地影响骨代谢，其对骨骼作用的复杂性体现在中枢与外周效应的整合性与平衡性方面。骨质疏松症是一种代谢性骨病，神经肽介导了骨骼与脂肪组织之间复杂的作用，脂肪细胞因子与神经肽之间的串扰关系，揭示了神经肽-内分泌网络在骨质疏松症骨重建中的作用，以及与脂代谢紊乱的相关代谢性疾病可能会对骨骼造成的影响，如何通过神经肽网络防治代谢综合征引起的骨质疏松症需要进一步探索。

骨形成-骨吸收偶联失衡是骨质疏松症的基本发病机制，神经肽直接靶向调控骨代谢的作用机制具有复杂性。首先，神经肽可通过中枢与外周双通路，并存着多受体的不同效应。NPYY6受体通过视交叉上核神经通路抑制骨吸收并刺激骨形成，Y6R的缺失可导致骨骼重塑的解偶，而下丘脑特异性Y2受体的缺失或成骨细胞特异性Y1受体缺失刺激成骨细胞的活性并增加骨矿化和形成的速率。另外，Y2受体与Y4受体在成骨活动上呈现着协同作用。成骨细胞的5-HT2B受体缺失可导致成骨细胞增殖、募集和基质矿化受损，与PGI2/PPAR-β/δ通路相关，而5-HT6受体缺失促进了骨吸收，并导致骨质流失，与RhoA GTPase信号通路相关。其次，同家族的神经肽成员，可存在着同受体效应。如PACAP与VIP可以激活cAMP反应，并通过VPAC2受体调节IL-6的释放，从而抑制成骨细胞的分化。最后，神经肽网络在骨代谢的调控中存在串扰，如CGRP可以减轻SP对BMP2信号转导的增强作用，这三个信号的转导可能会在Runx2上融合，从而调节BMP2诱导的骨分化。

除了直接靶向调控骨形成-骨吸收偶联，神经肽从血管活性、能量的平衡、炎症等方面参与调节骨重建与骨代谢的过程。骨骼组织中观察到NPY、SP、CGRP、VIP、TH的分布差异，可以由神经肽引起的多种生理作用来解释，如调节局部骨代谢、血管活性与炎症相关功能等。肽能神经主要与血管伴行，血流量的调节与骨代谢密切相关。骨形成与血管生成在骨质疏松形成与骨折愈合的过程中是相互耦合的。NPY和NE在控制骨骼血管张力中起交感神经递质的作用。CGRP是一种强促血管生成生长因子，可以通过增加VEGF与FAK的表达来增强内皮细胞的增殖和迁移从而通过促进血管生成来促进骨骼的发育和重塑。

研究表明，神经通路是控制骨量维持调节环境的重要因素，这些通路通常涉及能量稳态的调节，表明骨骼代谢的调节与能量平衡之间的联系。成骨细胞是能量稳态过程中的内分泌调节剂，成骨细胞中NPY信号除骨骼外作用，可以调控β细胞的数量和胰岛素产生、释放，以及调控葡萄糖耐量，从而介导能量的消耗和脂代谢。腹侧下丘脑的神经肽不仅调节新陈代谢，还调节骨骼重塑和能量的平衡。抑制能量消耗的AgRP和刺激能量消耗的POMC神经元对于骨吸收的调节作用存在差异性，而该过程与AP1的拮抗作用有关，并以甘丙肽作为中枢下游效应器。

神经肽通过影响多种细胞因子的合成与释放，调控成骨细胞与破骨细胞的功能，从而参与骨的修复与重建。IL-1β 是体内外骨吸收强大的刺激剂，通过上调 RANKL 促进破骨细胞的生成。骨质疏松症患者的血清 VIP 水平与 E2 水平呈正相关，而与 IL-1β 和 TRCAP-5 水平呈负相关。CGRP 可抑制 1L-1β 介导的骨吸收作用，同时通过调节成骨细胞 TNF-α 和 IL-6 的表达，进而影响成骨细胞的代谢活性。在骨骼修复炎症的阶段中，NPY 靶向骨骼、背根神经节和下丘脑，其中 Y1R 可能介导炎症阶段的外周调节，而中枢的 Y2R 信号与炎症消退并开始骨化后的调节有关。

神经肽通路的识别提出一种新的外周组织中枢调节作用，它是对内分泌调节活动的补充，也说明了骨代谢调节网络的复杂性，而通过直接靶向骨中的神经肽信号可能对防治骨质疏松症的骨代谢紊乱具有潜在的治疗意义，为治疗骨质疏松症的有效手段提供了新的分子靶点。关于神经肽对骨代谢的反馈调控和相关机制还有待进一步研究。

2. 骨质疏松症的中医病因病机

（1）《内经》奠定了肾（精）-骨（髓）-脑（髓）的功能网络基线：《内经》中"精成而生脑髓""肾精生髓，髓通于脑"，"肾主骨""肾者……其充在骨""肾生骨髓""骨者，髓之府""脑为髓海""髓者，骨之充也""诸髓者皆属于脑""五谷之精液，和合而为膏者，内渗于骨空，补益脑髓"等的论述分别从肾（精）-脑（髓）、肾-骨（髓）、脑（髓）-骨（髓）、肾（精）-骨（髓）-脑（髓）多层次系统性构建了肾通于脑、肾主骨与脑对骨组织靶向调控的理论基础，其中髓是肾、骨与脑三者联系的物质基础，肾中所藏之精是肾、骨与脑发挥正常的生理功能、维持人体生命活动的最基本物质。

（2）经络是肾-骨-脑功能网络的轴线：《难经》中"左肾右命门"与"命门为原气之所系，其气与肾通"的理论，提示"肾间动气"以三焦为使，以经络为通路，升降精气、斡旋元气，从而推动和调控脏腑的功能活动。脑为诸阳之会，足太阳膀胱经、督脉是肾-脑联系的桥梁。《难经·二十八难》中"督脉者……入属于脑"、《素问·骨空论》中"督脉者……贯脊属肾……上额交巅，上入络脑……入循脊络肾"、《灵枢·经脉》中"膀胱足太阳之脉……上额，交巅……从巅入络脑……络肾，属膀胱"，说明肾经、膀胱经、督脉是脑-肾-骨气血转输、功能主司等的渠道。

（3）"肾主骨生髓通于脑"理论的科学内涵：肾主骨理论最早记载于《内经》，肾主骨生髓是中医学肾脏生理功能的一个重要组成部分，正如《灵枢·经脉》所说"人始生，先成精，精成而脑髓生，骨为干，脉为营"。《素问·六节藏象论》载"肾者，主蛰，封藏之本，精之处也，其华在发，其充在骨"，说明肾精对骨髓的生长发育有着重要的作用。《素问·上古天真论》中之女子以"七"、男子以"八"为周期的肾气变化对骨的作用，说明骨髓的生长、发育、充盛、衰弱与肾精的盛衰密切相关，而最终导致肾精逐渐亏虚的首要原因是年龄。病理上，肾与骨在病机上的相互影响，如果肾精不足，则出现骨骼病变，当肾精充足时，则髓足骨坚，筋骨坚固有力。《素问·金匮真言论》曰"藏精于肾……是以知病之在骨也"，《灵枢·本神》曰"精伤则骨酸痿厥"，说明骨骼的病变可以伤及骨髓，累及肾。骨的发育或虚损与肾有关。古代对肾与骨的关系认识，充分说明了骨的生理病理受肾所支配，肾之精气的盛衰决定骨的强弱。按照"以药测证"的思路，采用补肾方药来干预骨代谢，从而逆向证明骨与"肾"的生理病理关系及"从肾论治"的科学内涵。

现代研究已经从许多方面证明了中医学"肾"或者解剖意义上的肾与骨之间存在密切的联系，为中医学提出的"肾主骨"理论提供了科学依据和物质基础。从组织胚胎学上讲，肾与骨的发育均来源于中胚层，说明了两者之间具有共性与相关性。随着现代分子生物学、组织学、生理病理学等的深入研究，发现骨骼的生长发育及功能的发挥与肾脏功能的正常与否有密切联系。肾脏通过 FGF-23、1，25（OH）$_2$D$_3$、BMP-7、Klotho、1α-hydroxylase、EPO 等调节磷钙的代谢，骨的发育、生长和骨折愈合等。此外，肾精的来源和功能在某种程度上与骨髓间充质干细胞（BMSC）的特性相一致，说明 BMSC 可能是肾精在细胞水平上的表现形式。

（4）**脑在肾-骨之间的功能作用**："肾主骨"是肾与骨之间的直接联系，然而脑在肾骨两者之间起着不可或缺的作用。骨质疏松症的发生是多因素过程，多与年龄增长、绝经后机体内雌激素水平下降有关，下丘脑–垂体–卵巢轴是调控雌激素分泌的内分泌轴，除了调控女性生殖以外，还与骨质疏松症的发病密切相关，中医学将其归属于肾的范畴。下丘脑通过神经–内分泌–免疫功能网络影响骨代谢，骨质疏松症模型可通过损毁弓状核来实现，而骨质疏松症的发生可引起弓状核神经的变化。神经调控在骨重建与骨代谢方面的研究日益增多，涉及神经肽、瘦素、交感神经系统、黑皮质素系统等多领域调控骨内稳态的机制研究，进一步明确骨代谢的调控不仅局限于局部，其中神经系统通过肽能神经的分泌直接靶向骨吸收–骨形成的偶联。神经肽是中枢系统调控骨代谢的重要介质。神经肽网络介导骨代谢具有复杂性与多元性，其从血管活性、能量的平衡、炎症等多方面的调节也参与了骨重建与骨代谢的过程。

（5）**天癸（雌激素）-肾-骨功能网络生理病理观**：肾精亏虚、天癸衰竭是绝经后骨质疏松症发病的根本病机，与现代医学下丘脑–垂体–性腺轴类似的是中医肾–天癸冲任–胞宫轴。《沈氏女科辑要笺正》中"癸水为肾脏真阴""谓天癸者，指肾水本体而言"，说明天癸来源于先天，藏之于肾，肾气的盛衰决定着天癸的充盈与衰竭，决定着骨的强健与衰弱，骨随着天癸的衰竭而逐渐衰弱。骨质疏松症与天癸衰竭的临床表现存在着一致性。雌激素与天癸性质相似，功能相同，实为同类。骨组织是雌激素作用的重要靶组织，雌激素与受体结合后，通过多种途径调节成骨细胞与破骨细胞功能，参与骨代谢活动。骨髓间充质干细胞也能合成和分泌雌激素。通过雌激素体外干预后，去卵巢骨质疏松症大鼠骨髓间充质干细胞成骨分化能力增强。

（6）**肾虚骨枯髓减是骨质疏松症的核心病机**：中医学认为，肾之精气是骨骼生长发育的根本，肾虚与骨质疏松症的关系非常密切。《素问·痿论》曰："肾主身之骨髓……肾气热，则腰脊不举，骨枯而髓减，故足不任身，发为骨痿。"明代张景岳亦认为"肾痿者，骨痿也"，可见骨痿与肾藏精生髓功能的下降密切相关。《临证指南医案·痿》"肾藏精，精血相生，精虚则不能灌溉诸末，血虚则不能营养筋骨"，意指骨痿源于肾虚骨枯髓减。绝经后女性由于肾虚精亏，不能主骨生髓，骨失濡养而无以作强，发为骨痿。本病的发病关键是"肾虚"，病变在骨，其本在肾。人体经历着生长壮老已，骨骼亦遵循生长、发育、成熟、衰老的规律。骨质疏松症主要由增龄因素导致，肾虚是增龄的结果，肾虚证是骨质疏松症最常见的证型，现代医学从骨细胞、激素水平、细胞因子等的变化，进行肾虚与骨质疏松症的相关研究，在治疗方面包括益肾壮骨复方及其复方制剂，单味中药涉及补肾阴、温肾阳等。

（二）临床研究

1. 骨质疏松症的西医临床研究进展

BMSCs 具有干细胞特性，其成骨-成脂分化的失衡是骨质疏松症的病因之一，其为明确骨质疏松症的病理机制和药物治疗提供了一个新方向。同时也揭示骨质疏松症是多细胞因素的结果，除了成骨细胞与破骨细胞，其与 BMSCs、脂肪细胞等关系密切，如果研究局限在各种原因引起的成骨细胞与破骨细胞失衡后如何引起骨丢失这一病理现象，那么其失衡的根本原因可能无法获知，更无法寻求到更有效的治疗方法。40 例骨质疏松性椎体压缩性骨折患者应用 PVP 联合 BMSCs 治疗，安全可靠，疗效满意。BMSCs 是骨组织工程的种子细胞，治疗骨质疏松症的方法主要有干细胞移植（直接 BMSCs 移植或基因修饰 BMSCs 移植）、诱导干细胞分化（药物、细胞因子、物理作用）。

2. 骨质疏松症的中医临床研究进展

（1）补肾疗法是治疗骨质疏松症的基本治法：补肾中药通过多环节、多途径调节骨形成与骨吸收，从而提高骨矿含量，改善骨质疏松症的症状。从肾论治骨质疏松症在于以补肾填精为原则，使骨髓生化有源，从而促进骨髓间充质干细胞的分化，关键在于对成骨分化定向性的调控。调节成骨分化的神经肽不仅源自骨骼，还源自中枢神经系统。补肾中药通过脑-髓-骨轴影响 NPY、VIP、SP 等神经肽信号的转导，是"肾本质"与"肾主骨"的体现。而 NPY、VIP、SP 等神经肽通过 Hippo、AMPK、mTOR、Wnt 等信号通路诱导骨髓间充质干细胞的成骨分化，并与自噬、氧化应激、血管的生成等相关。沈自尹院士在 1997 年提出的肾本质研究成果将补肾中药的调控点定位于下丘脑。由此可见，补肾中药的抗骨质疏松作用靶点并不是单纯通过肾起作用，与脑的作用也密切相关。目前用于促进骨再生和逆转骨质流失的治疗选择受到限制，通过把控骨髓间充质干细胞双向分化的可塑性，从神经肽调节领域出发，有助于揭示"从肾论治"骨质疏松症的科学内涵，为骨质疏松症的防治提供新思路。

（2）"从肾论治"骨质疏松症的临床研究：现代研究从生物分子水平、基因、动物实验等多维度分析，充分展示了中医药防治骨质疏松症的优势特色。补肾中药可通过调节内分泌、骨髓基质细胞增殖和成骨分化，促进骨生成及调节骨代谢免疫等多个环节，从而提高骨密度，延缓骨质疏松症的进展。同时已明确补肾中药具有类激素样作用，可通过下丘脑-垂体-性腺轴调控骨代谢与骨重建。补肾中药还能够多层面地调节神经-内分泌网络系统，改善钙磷代谢与骨代谢，防治骨质疏松症。从中医学整体着眼，骨质疏松症与"命门之火""精"等的功能相关。在补肾药物对骨质疏松症作用的研究中，多种传统补肾中药的药效已被证实，包括单味中药和经典复方。

左归丸具有填精补髓之功，来源于《景岳全书》，"治真阴肾水不足……以培左肾之元阴，而精血自充矣，宜此方主之"。左归丸具有保护氧化应激损伤的作用，可以调节下丘脑-垂体-靶腺轴功能紊乱，改善骨代谢等。左归丸能调节绝经后骨质疏松症（POMP）患者 T 细胞亚群特异性核转录因子的表达，诱导 Treg 亚群分化，逆转 Th17/Treg 亚群失衡状态，提高骨密度。其治疗机制还可能与降低血清 TRACP-5b 及 CTSK 水平有关。

六味地黄丸见于张仲景的《金匮要略》，由熟地黄、山药等六味中药材组成。《医方考》评价其"此方非但治肝肾不足，实三阴并治之剂……大开大合，三阴并治，洵补方之正鹄也……"。六味地黄丸联合鲑鱼降钙素对改善 POMP 患者疼痛症状的效果显著，其可下调 TRACP-5b、TNF-α 和 CTX-I 的表达，且患者 NRS、VAS、ODI 和 JOA 评分都有不同程度的改善。

淫羊藿是骨质疏松症药物研究的热门，具有补肾阳、祛风湿、强健筋骨的作用。现代药理研究表明，淫羊藿的主要有效成分为黄酮类化合物，淫羊藿苷是淫羊藿中含量最为丰富的黄酮类化合物，具有雌激素样结构，可替代作为类雌激素效应。淫羊藿总黄酮、淫羊藿素等也具有抗骨质疏松症的作用。相比碳酸钙 D_3 治疗，淫羊藿持续治疗 12 周后，61 例的骨质疏松症患者腰椎 $L_{2\sim4}$、股骨颈、髋关节的骨密度均显著升高，ALP、Ca^{2+} 水平显著降低，P 水平也显著升高。

骨碎补始载于唐代的《本草拾遗》，是骨伤科常用药物，其有效活性成分包括圣草酚、骨碎补苷、柚皮素等。目前已经上市的很多治疗骨质疏松症的中成药均含有骨碎补，如补肾健骨胶囊、骨疏康颗粒、骨松康合剂等。阿仑膦酸钠片联合骨碎补煎剂治疗老年骨质疏松患者可下调 MMP-9 及 TNF-α 水平，从而改善骨代谢，临床疗效显著。

"肾主骨生髓通于脑"这一理论不论是在临床研究方面还是在实验研究方面，都显示了其防治骨质疏松症的应用价值。从"肾病及骨"和"骨病及肾"理论可以看出，肾与骨有着共同的生理病理基础，而该理论中"髓充骨""诸髓者皆属于脑"等理论的内涵还有待进一步的研究。从肾-脑-骨环轴的病理特点可以看出骨质疏松症发病机制的复杂性，以及模糊可视的多因素串扰的病理网络。恰当地运用好该理论，借助现代技术发掘其实用性与科学内涵，对于骨质疏松症的防治可能起重要的指导意义。

（许云腾　许丽梅）

参 考 文 献

常胜男.2007.纤维肌痛综合征特征性临床表现的分析[J].中国疗养医学，（5）：299-300.

陈宇，周金福，金勇.2008.桂枝芍药知母汤治疗肌纤维疼痛综合征34例疗效观察[J].云南中医中药杂志，（3）：26-27.

陈志斌，何泽多，谭武.2010.浮针结合走罐治疗纤维肌痛综合征80例[J].中医研究，23（4）：72-74.

程晓春.2011.柴胡加龙骨牡蛎汤加减治疗纤维肌痛综合征42例.四川中医[J]，29（8）：103-104.

戴芳芳，岳丽.2010.肾虚与骨质疏松症的理论与临床研究进展[J].中国骨质疏松杂志，16（1）：67-70.

戴京璋，王军，郭俊海，等.2009.中医药综合治疗原发性纤维肌痛综合征396例临床观察[J].北京中医药大学学报，32（4）：278-279.

傅红卫，张蕾，裴文意.2010.疏肝解郁、活血通络法治疗纤维肌痛综合征临床观察[J].河北中医，32（2）：180-182.

葛继荣，郑洪新，万小明，等.2015.中医药防治原发性骨质疏松症专家共识（2015）[J].中国骨质疏松杂志，21（9）：1023-1028.

郭克锋，郭珊，关菊香，等.2005.纤维肌痛综合征与风湿和类风湿患者的人格特征及心理状况比较[J].中国临床康复，（28）：62-64.

郭莹.2005.背部透穴法治疗原发性纤维肌痛综合征的临床研究[D].哈尔滨：黑龙江中医药大学.

韩玉芬.2019.左归丸联合阿仑膦酸钠片治疗绝经后骨质疏松症的临床研究[J].中西医结合研究，11（2）：65-68.

冀海明，洪炎国.2007.5-羟色胺2A受体与疼痛[J].国际病理科学与临床杂志，27（5）：456-460.

贾园.2015.从新老分类标准的演变看纤维肌痛综合征诊断进展及所面临的挑战[J].中华风湿病学杂志，19（2）：73-75.

蒋振亚，李常度，邱玲，等.2010.针罐药结合治疗纤维肌痛综合征：多中心随机对照研究[J].中国针灸，30（4）：265-269.

李芳杰，孙忠人.2008.俞募配穴法治疗纤维肌痛综合征26例[J].中医药信息，25（5）：75-76.

李海英，段逸山. 2013. 天癸及其与女性发病相关性研究进展[J]. 上海中医药大学学报，27（1）：87-90.

李婉君，张丽梅. 2014. 儿茶酚胺氧位甲基转移酶基因多态性与疼痛的相关性研究[J]. 中国疼痛医学杂志，20（4）：267-269.

李微，张博，张雨薇，等. 2017. 雌激素调节骨代谢作用的研究进展[J]. 中国骨质疏松杂志，23（2）：262-266.

李永璇. 2010. 加减薏苡仁汤配合拔罐治疗纤维肌痛综合征36例临床观察[J]. 云南中医中药杂志，31（7）：38-39.

刘建忠，刘艳芳，吴江亭，等. 2010. 中药汽雾透皮疗法治疗原发性纤维肌痛综合征前瞻性临床初步研究[J]. 中华临床医师杂志（电子版），4（4）：434-437.

刘锡仪，刘浩宇. 人鼠弓状核β-内啡肽神经元数量变化与骨质疏松的相互关系. 广东医学院学报，33（1）：18-27.

柳源，刁永帅，冯奇，等. 2019. "肾主骨"理论的研究进展[J]. 辽宁中医杂志，46（7）：1558-1561.

潘心瑶，谢欣薇，周琦，等. 2019. 绝经后骨质疏松症中医药研究进展[J]. 中国中西医结合杂志，39（9）：1140-1147.

庞志强，王振华，相宜，等. 2014. 炎症介质5-羟色胺与疼痛发生机理的研究进展. 中国实验诊断学，18（12）：2077-2080.

尚奇，任辉，沈耿杨，等. 2017. 基于肾主骨生髓理论探讨老年性骨质疏松症的中医治疗[J]. 中医杂志，58（16）：1433-1435.

沈红健，赵忠新，黄流清. 2012. 纤维肌痛综合征的诊治进展. 临床内科杂志，29（3）：212-215.

施鸣飞. 2011. 针灸结合火罐治疗纤维肌痛综合征30例[J]. 浙江中医杂志，46（4）：289.

宋敏，刘宗权，宋志靖，等. 2013. 纤维肌痛综合征中医临床研究进展[J]. 中国中医药信息杂志，20（12）：106-108.

田新平，唐福林. 2004. 应重视纤维肌痛综合征的临床研究[J]. 中华医学杂志，（9）：8-9.

童伟伟，樊巧玲，谭峰. 2018. 天癸、BMSCs与PMOP的理论关系研究[J]. 中国中医基础医学杂志，24（5）：610-613.

王军，高利权，潘军英，等. 2011. 通督推拿法治疗纤维肌痛综合症的临床观察[J]. 针灸临床杂志，27（1）：50-51.

王俊玲，黄思敏，魏秋实，等. 2015. 大鼠骨髓间充质干细胞及不同组织中17β-雌二醇的表达情况[J]. 实用医学杂志，31（6）：905-907.

王庆波，周国赢. 2009. 纤维肌痛综合征的中西医结合治疗策略[J]. 辽宁中医杂志，36（9）：1550-1551.

王玺，罗志秀. 2018. 六味地黄丸联合鲑鱼降钙素对改善绝经后骨质疏松性疼痛症状的临床研究[J]. 中国骨质疏松杂志，24（11）：1485-1488.

王栩，杜元灏，熊俊. 2011. 针灸治疗纤维肌痛综合征的临床证据[J]. 针刺研究，36（3）：230-234.

徐绍俊，黄建烽，邵敏，等. 2017. 雌激素受体α基因甲基化与骨质疏松关系的研究进展[J]. 中国骨质疏松杂志，23（3）：388-391.

徐妍，高明利. 2012. 经络与纤维肌痛综合征压痛点[J]. 实用中医内科杂志，26（2）：81-82.

杨锋，杨利学，李小群，等. 2016. 左归丸、右归丸对去卵巢骨质疏松大鼠神经肽CGRP、SP、VIP、NPY的影响[J]. 中国骨质疏松杂志，22（6）：761-765.

杨桂莲，陈明. 2016. 从现代医学角度认识中医"肾主骨"之理论内涵[J]. 内蒙古中医药，35（17）：159.

叶小燕，谷欣，张燕青. 2015. 不同体质量指数的纤维肌痛综合征妇女的关节疼痛、疲劳以及生活质量的分析[J]. 解放军医药杂志，27（1）：93-96.

虞金霞，陈贵海. 2011. 纤维肌痛患者血清中三种促激素释放激素含量的改变[J]. 中华神经科杂志，44（9）：619-622.

张萌萌. 2019. 雌激素与雌激素受体骨代谢调节作用[J]. 中国骨质疏松杂志，25（5）：704-708.

朱晓峰，王廷春，杨丽，等. 2015. 补肾活血中药复方对去卵巢大鼠骨密度和骨组织神经肽Y的影响[J]. 中国老年学杂志，35（11）：2884-2886.

曾展鹏，周琦石，黄学员，等. 2011. 整脊疗法治疗纤维肌痛综合征28例疗效观察[J]. 新中医，43（9）：54-55.

Ablin J N，Buskila D. 2015. Update on the genetics of the fibromyalgia syndrome[J]. Best Pract Res Clin Rheumatol，29（1）：20-28.

Alves C J，Alencastre I S，Neto E，et al. 2016. Bone injury and repair trigger central and peripheral NPY neuronal pathways. PLoS One，11（11）：e0165465.

Arnold L M，Fan J B，Russell I J，et al. 2013. The fibromyalgia family study：a genome-wide linkage scan study[J]. Arthritis Rheum，65（4）：1122-1128.

Chabbi-Achengli Y，Launay JM，Maroteaux L，et al. 2013. Serotonin 2B receptor（5-HT2B R）signals through prostacyclin and PPAR-ß/δ in osteoblasts. PLoS One，8（9）：e75783.

Choy E H. 2015. The role of sleep in pain and fibromyalgia[J]. Nat Rev Rheumatol，11（9）：513-520.

Davies S N，Lodge D. 1987. Evidence for involvement of N-methylaspartate receptors in 'wind-up' of class 2 neurones in the dorsal horn of the rat[J]. Brain Res，424（2）：402-406.

Dimitri P，Rosen C. 2017. The central nervous system and bone metabolism：an evolving story[J]. Calcif Tissue Int，100（5）：476-485.

Fontana R，Della Torre S，Meda C，et al. 2014. Estrogen replacement therapy regulation of energy metabolism in female mouse hypothalamus[J]. Endocrinology，155（6）：2213-2221.

Geng W，Shi H，Zhang X，et al. 2019. Substance P enhances BMSC osteogenic differentiation via autophagic activation[J]. Mol Med

Rep，20（1）：664-670.

Han Y Y，Song M Y，Hwang M S，et al. 2016. Epimedium koreanum nakai and its main constituent icariin suppress lipid accumulation during adipocyte differentiation of 3T3-L1 preadipocytes[J]. Chin J Nat Med，14（9）：671-676.

Hongo T，Kotake K，Muramatsu H，et al. 2019. Loss of bone mineral density following sepsis using Hounsfield units by computed tomography[J]. Acute Med Surg，6（2）：173-179.

Idelevich A，Sato K，Nagano K，et al. 2018. Neuronal hypothalamic regulation of body metabolism and bone density is galanin dependent[J]. J Clin Invest，128（6）：2626-2641.

Karsenty G，Olson E N. 2016. Bone and muscle endocrine functions：unexpected paradigms of inter-organ communication[J]. Cell，164（6）：1248-1256.

Katz D L，Greene L，Ali A，et al. 2007. The pain of fibromyalgia syndrome is due to muscle hypoperfusion induced by regional vasomotor dysregulation[J]. Med Hypotheses，69（3）：517-525.

Kiecker C，Bates T，Bell E. 2016. Molecular specification of germ layers in vertebrate embryos[J]. Cell Mol Life Sci，73（5）：923- 947.

Kwiatek R，Barnden L，Tedman R，et al. 2000. Regional cerebral blood flow in fibromyalgia：single-photon-emission computed tomography evidence of reduction in the pontine tegmentum and thalami[J]. Arthritis Rheum，43（12）：2823-2833.

Lee N J，Nguyen A D，Enriquez R F，et al. 2011. Osteoblast specific Y1 receptor deletion enhances bone mass[J]. Bone，48（3）：461-467.

Liao L，Su X，Yang X，et al. 2016. TNF-α inhibits foxO1 by upregulating miR-705 to aggravate oxidative damage in bone marrow-derived mesenchymal stem cells during osteoporosis[J]. Stem Cells，34（4）：1054-1067.

Liu H，Xiong Y，Wang H，et al. 2018. Effects of water extract from epimedium on neuropeptide signaling in an ovariectomized osteoporosis rat model[J]. J Ethnopharmacol，221：126-136.

Marcus D A，Richards K L，Chambers J F，et al. 2013. Fibromyalgia family and relationship impact exploratory survey[J]. Musculoskeletal Care，11（3）：125-134.

Neumann L，Buskila D. 2003. Epidemiology of fibromyalgia[J]. Curr Pain Headache Rep，7（5）：362-368.

Okifuji A，Gao J，Bokat C，et al. 2016. Management of fibromyalgia syndrome in 2016[J]. Pain Manag，6（4）：383-400.

Park K R，Kim E C，Hong J T，et al. 2018. Dysregulation of 5-hydroxytryptamine 6 receptor accelerates maturation of bone-resorbing osteoclasts and induces bone loss[J]. Theranostics，8（11）：3087-3098.

Reid I R，Baldock P A，Cornish J，et al. 2018. Effects of leptin on the skeleton[J]. Endocr Rev，39（6）：938-959.

Sato S，Hanada R，Kimura A，et al. 2007. Central control of bone remodeling by neuromedin U[J]. Nat Med，13（10）：1234-1240.

Silver D S，Wallace D J. 2002. The management of fibromyalgia-associated syndromes[J]. Rheum Dis Clin North Am，28（2）：405-417.

Tammimäki A，Männistö P T. 2012. Catechol-O-methyltransferase gene polymorphism and chronic human pain：a systematic review and meta-analysis[J]. Pharmacogenet Genomics，22（9）：673-691.

Tander B，Gunes S，Boke O，et al. 2008. Polymorphisms of the serotonin-2A receptor and catechol-O-methyltransferase genes：a study on fibromyalgia susceptibility[J]. Rheumatol Int，28（7）：685-691.

Tuo Y，Guo X，Zhang X，et al. 2013. The biological effects and mechanisms of calcitonin gene-related peptide on human endothelial cell[J]. J Recept Signal Transduct Res，33（2）：114-123.

Wang F S，Lian W S，Weng W T，et al. 2016. Neuropeptide Y mediates glucocorticoid- induced osteoporosis and marrow adiposity in mice[J]. Osteoporos Int，27（9）：2777-2789.

Wang W，Wang Z P，Huang C Y，et al. 2019. The neuropeptide vasoactive intestinal peptide levels in serum are inversely related to disease severity of postmenopausal osteoporosis：a cross-sectional study[J]. Genet Test Mol Biomarkers，23（7）：480-486.

Wolfe F，Clauw D J，Fitzcharles M A，et al. 2010. The American college of rheumatology preliminary diagnostic criteria for fibromyalgia and measurement of symptom severity[J]. Arthritis Care Res（Hoboken），62（5）：600-610.

Wu W J，Fu J，Gu Y J，et al. 2020. JAK2/STAT3 regulates estrogen-related senescence of bone marrow stem cells[J]. J Endocrinol，245（1）：141-153.

Wu Y，Tu Q，Valverde P，et al. 2014. Central adiponectin administration reveals new regulatory mechanisms of bone metabolism in mice[J]. Am J Physiol Endocrinol Metab，306（12）：E1418-E1430.